肿瘤患者心身疾病诊治指南

邹韶红　任涛　主编

陕西新华出版传媒集团
陕西科学技术出版社
Shaanxi Science and Technology Press
———— 西安 ————

图书在版编目(CIP)数据

肿瘤患者心身疾病诊治指南 / 邹韶红, 任涛主编.
—西安: 陕西科学技术出版社, 2021.7 (2021.10重印)
ISBN 978-7-5369-8123-2

Ⅰ. ①肿… Ⅱ. ①邹… ②任… Ⅲ. ①肿瘤-诊疗-
指南 Ⅳ. ①R73-62

中国版本图书馆 CIP 数据核字(2021)第 105813 号

ZHONGLIU HUANZHE XINSHENJIBING ZHENZHI ZHINAN
肿瘤患者心身疾病诊治指南
邹韶红　任涛　主编

责任编辑	高　曼　刘亚梅
封面设计	徐娜娜

出　版　者	陕西新华出版传媒集团　陕西科学技术出版社
	西安市曲江新区登高路 1388 号陕西新华出版传媒产业大厦 B 座
	电话(029)81205187　传真(029)81205155　邮编 710061
	http://www.snstp.com
发　行　者	陕西新华出版传媒集团　陕西科学技术出版社
	电话(029)81205180 81206809
印　　　刷	西安五星印刷有限公司
规　　　格	787mm×1092mm　16 开本
印　　　张	13
字　　　数	320 千字
版　　　次	2021 年 7 月第 1 版
	2021 年 10 月第 2 次印刷
书　　　号	ISBN 978-7-5369-8123-2
定　　　价	98.00 元

序

随着医学对于肿瘤研究、治疗的深入，人们越来越认识到心理需求以及社会文化因素在癌症发生、发展以及转归中的作用，心身肿瘤学应运而生，作为心身医学这门新兴学科的一个重要分支，在40余年的发展过程当中日益精进，为我们打开了全新的视角。自此，人们对于恶性肿瘤的研究不再是撕裂开的了，而是一个集医疗、心理、社会、环境等多维度的整体。

癌症的起病因素是多方面的，也是综合性的，尤其随着对癌症患者更深入的研究发现，生物致病只是癌症起因的一环，社会心理因素作为病因对癌症发生的影响也是我们现阶段医疗不可忽视的。在心身肿瘤学里，C型人格特征类型的人易罹患癌症，他们表现为需要呵护、感到无助、无希望、愤懑、过度压抑、过分忍耐、焦虑、抑郁、绝望等消极负面情绪体验过多。事实上，生活事件也与癌症发生的概率有关，其中以家庭不幸等方面的事件为多，例如丧偶、近亲死亡、疾病、离婚、失业、经济状态的改变、暴力事件等。而之后的研究则进一步地发现生活事件与癌症发生的关系，取决于个体对生活事件的应对方式和认知模式。那些具有明显述情障碍、不善于宣泄负性情绪体验者，即习惯于采用克己、消极对应的人，其癌症发生率较高。

而在确诊癌症患者当中，心理社会因素对于患者病情的影响也是显而易见的。癌症患者在相当长的一段时间内，随时都面临复发和转移的威胁，许多癌症患者饱受治疗不良反应的心身上的折磨，甚至一些癌症患者在手术治疗后，会留有终身的残疾，这些无一不在刺激着癌症患者"最痛、最敏感的那根神经"。而在漫长的抗癌治疗中，患者也不得不面对家庭生活被打乱、经济水平下降、工作被迫停止、交际减少或者中断，这些生活"断崖"式的改变，提升了患病期间心身问题加剧的可能性。当然，在中国"家"文化的传统体系里，家庭成员的癌症患病情况也会直接影响到其家人心身状况，在很多针对照顾者和病人的二元关系的研究中，大部分的照顾者表示长期存在着抑郁和焦虑等不良情绪，尤其是针对在患癌症儿童的父母的调查研究，抑郁症和焦虑症的情况更是屡见不鲜。

所幸，在我们知道癌症致病中心身因素不可忽略，并且了解到心身健康对于癌症患者的重要意义时，我们在治疗上就会特别注意到这一方面。有大量的心身干预措施被运用到了癌症患者的治疗和转归的过程当中：瑜伽、冥想、音乐、锻炼、舞蹈、支持小组、电话联系、心理治疗和其他形式的心理社会支持，都在癌症治疗中起到了明显的作用。对于现代医学无法挽救的癌症患者，则启用临终关怀运动，减轻其精神上和肉体上的痛苦，使之在有限时间内，安详、舒适并有尊严地走完人生旅程的最后一站。而且，也正是因为医疗行业开始意识到心身因素对于癌症患者的影响，这推进了癌症患者医疗模式的改革，产生了更为广泛和深远的社会意义。

本书作为构建心身医学和肿瘤病学的桥梁性著作，在很多方面具有开创性的意义。它从一个整合、交叉的角度来阐述了心身与肿瘤之间的关系，给予了读者更宏大的、更贴合现代医学发展的肿瘤学观点，编者们在内容上力求"干货"，提出了很多有关于心身肿瘤学的新理念、新方法、新技术。相信这本由心身科医生和肿瘤科医生共同完成的著作能够给广大读者带来不一样的阅读体验，并带来更深层次的思考。

目 录

绪 言

心身健康与肿瘤的发生、发展、治疗疗效、预后都有密切的关系。当个体被诊断为恶性肿瘤时,会因心理遭受重创,而引发严重的心理应激反应,这种心理应激又会导致一系列体内的病理反应。研究发现,癌症患者存在明显的心理障碍,主要表现为抑郁、焦虑、躯体化等,这些负面情绪直接影响患者的治疗、康复效果和生活质量。生物—心理—社会医学模式要求护理人员为患者提供疾病护理的同时,要关注患者的心理状况,确保患者有良好的心理、社会状态。心理护理已逐步成为整体护理的主要组成部分。

一、心身与肿瘤发生之间的关系

据近年相关研究表明,肿瘤的致病因素极具多样性,其中社会心理因素占有近三成致病比例。在应激性刺激的作用下,机体免疫系统通过适当调节,从而避免肿瘤的生成和发展演变。反之,免疫机能失调则是导致肿瘤发生的一大诱因。在长期不良社会心理的作用下,中枢神经与内分泌系统功能失调,免疫系统机能不断衰退,致使患癌概率直线攀升。

肿瘤的发生与心身的发展密不可分。病前负性生活事件发生率、不良社会心理因素等都可促进肿瘤的发生。不良心身问题促进肿瘤发生发展主要是通过神经—内分泌—免疫轴系统实现的。不良心理因素通过下丘脑—垂体—肾上腺轴(HPA)和交感神经系统(SNS)来抑制免疫功能,使机体免疫功能紊乱,机体免疫监视和免疫清除功能下降,从而机体易发感染、自身免疫病和肿瘤等疾病。病前负性生活事件的发生、不良精神心理因素等能增加癌症的发生率。

肿瘤发生的社会心理致病诱因包括负性情绪、情绪受压抑的抑郁性格、人生中的突发性变故。各种不良社会因素使人体神经、内分泌及免疫功能失调导致在较长时期的物理因素、化学因素、生物因素作用下使正常细胞转化成癌细胞。性情暴躁、过度压抑、惶恐不安等不良心理反应(忧虑心理、抑郁心理、易怒心理、认知衰退、精神障碍等)均易导致细胞的突发性病变。

王青等对随机抽取的1998—2001年确诊的1862名癌症患者进行病前负性生活事件发生率的调查,发现有1561名(83.83%)患者在病前不同时期发生过负性生活事件,其中遭遇2次以上者1349例(72.45%),经常有负性情绪者1269例(68.15%),其中抑郁943例(74.31%),急躁130例(10.24%),焦虑196例(15.45%)。宋欢等对404名肺癌患者及808名健康人群进行调查,同时采用Logistic回归进行分析,结果显示不良精神心理因素,如工作强度大、睡眠质量差、性格急躁、易怒、焦虑及缺乏自我解压途径等与肺癌发病密切相关。这与Chida Y.进行的Meta分析结果一致。还有美国精神病研究所曾对51例癌前普查疑为宫颈癌的患者进行心理测定和活组织检查,发现根据半年前是否有重大社会心理刺激和绝望等心理指标,对宫颈癌的发生可做出与活组织检查显著一致的正确预测。Lovejoy等新近亦报道宫颈癌癌前病变患者与非恶性肿瘤患者相比,病前经历更多的心理不良应激和家庭功能障碍。

在免疫系统中,T 细胞及自然杀伤细胞(NK 细胞)与肿瘤的发生、发展、转移及预后密切相关。Boscolo P. 对一所大学中的 176 名员工进行研究,结果显示工作压力大和焦虑的老年男性、青年男性临时工以及从事护士工作的女性,他们体内 NK 细胞的活性降低。Gerra 等的研究亦表明,那些在亲人死后 6 个月,采取逃避并产生长期消极心境的被试者,血液淋巴细胞的有丝分裂活动、NK 细胞活动都明显减弱。王卉等检测了 60 例肺癌患者及 30 例健康人的免疫功能,其结果显示,肺癌分期越晚,免疫功能越低。伴有焦虑、抑郁患者免疫力显著低于非焦虑、抑郁患者。而且焦虑、抑郁越严重,免疫功能越低。

最近的研究表明,在癌症的背景下,慢性应激会增加 Tregs 和调节性 B 细胞(Bregs),髓样抑制细胞(MDSCs)以及与肿瘤相关的巨噬细胞的数量。众所周知,Tregs 在不同类型的癌症中增加,被招募到肿瘤微环境并抑制保护性抗肿瘤免疫反应,并与不良的预后和增加的死亡率相关。同样,已经证明 Bregs 抑制 MDSCs 代表了另一种抑制抗肿瘤免疫力的细胞类型。人们还认为它们创造了促进肿瘤侵袭和转移的条件(例如 EMT),提示预后不良。研究已证明压力水平与 MDSC 数量有关。慢性应激对 MDSCs 和其他免疫调节/抑制细胞类型也有影响。

慢性应激也会导致血液中促炎因子,例如 IL-6、IL-1β 和 C 反应蛋白(CRP)持续增加,并使细胞因子平衡从促进肿瘤保护性 CMI 的 Th1 细胞因子转变为 Th2 细胞因子。尽管 IL-6 和 IL-1β 的短期升高对于启动和维持免疫保护反应至关重要,但这些因子的长期升高会导致慢性炎症。长期慢性炎症也可以促使某些癌症发生。肿瘤附近的炎症可通过肿瘤细胞本身和免疫细胞(例如巨噬细胞)介导,2 种细胞类型均对神经内分泌应激激素敏感。后者可以上调促进肿瘤生长和降低免疫能力的因子的产生。卵巢癌患者的抑郁和慢性应激的严重程度与肿瘤相关巨噬细胞产生 MMP9 有关。这样的巨噬细胞在肿瘤的"微环境"中由外周单核细胞产生,而外周单核细胞被肿瘤的趋化因子所吸引。肿瘤"微环境"的促炎因子刺激巨噬细胞产生免疫抑制性细胞因子,例如 IL-10、TGF-β(转化生长因子-β),从而产生促进肿瘤生长的分子,例如 VEGF、MMPs 和其他细胞因子。这已经表明,社会心理因素可以影响与炎症和炎症控制相关的信号途径的转录调控。在对主观社会隔离得分较高的受试者的白细胞进行基因表达分析时,与对孤独感知之甚少的受试者相比,发现基因的过表达可控制基本的细胞转录过程、细胞周期进程和促炎性细胞因子的信号传导以及前列腺素合成过程。

社会心理压力源可以调节肿瘤的形成过程。已经发现下丘脑—垂体—肾上腺和交感肾上腺髓质轴在压力下被激活。威胁性或压力性环境和社会心理影响导致中枢神经系统下丘脑—垂体—肾上腺皮质和交感肾上腺髓质轴的激活。自主植物交感神经激活使儿茶酚胺从肾上腺髓质释放,随后导致交感神经递质的传递。已知 β-肾上腺素能受体对恶性肿瘤过程的增殖有促进作用。β-肾上腺素能受体(β-AR)的 3 个亚型,即 β1、β2 和 β3 也存在于肿瘤中,并对其进行调节。在社会心理压力下,肾上腺皮质、糖皮质激素、儿茶酚胺和其他神经内分泌因素可以调节免疫系统的监视功能,从而在癌症发生中发挥重要作用。

研究发现,应力轴 HNA 和 SAA 可以调节细胞免疫反应。免疫组织受神经支配,单核白细胞具有糖皮质激素和 β-肾上腺素受体,社会心理压力可导致神经内分泌对白细胞转运的修饰。诸如抑郁或焦虑之类的困扰可以调节免疫系统并影响癌症的发展和扩散。实验和临床研究表明,在这一过程涉及自然杀伤(NK)细胞、T细胞和抗原呈递细胞。

二、心身与肿瘤的发展之间的关系

肿瘤患者的心身状况与肿瘤的发展有较大的关系。性格外向、积极应对、主动配合治疗的患者比性格内向、深感绝望、被动接受治疗的患者存活时间长。乐观积极个性的患者对生活中的负性事件,常会努力寻找其积极的一面,用积极健康的心态去应对;而悲观消极个性的患者,常采用逃避的方式去应对,屈服应对与负性情绪正相关显著,与正性情绪负相关显著。但并不是所有的生活事件都有消极作用。Antoin等研究子宫颈上皮内癌(CIN)发展为浸润性癌的危险因素,结果发现心胸狭窄、易受创伤者生活事件与恶性肿瘤的进展显著相关,而心胸开朗者两者之间无相关;生活事件和CIN之间的关系可通过积极的态度和行为向有益的方向发展,否则则向不利的方向发展;但若生活事件过强,超出了个体控制能力则二者不再相关。由此可见恶性肿瘤的发生发展是多变量调节的过程。

如之前所述,肿瘤的发生与下丘脑—垂体—肾上腺和交感肾上腺髓质轴密切相关,因此肿瘤会在此基础上进一步发展。肿瘤细胞在压力下促进转移的形成。癌症的转移是一个复杂的过程,需要血管生成、增殖、侵袭、栓塞和逃避免疫系统监视的各个步骤。

(一)慢性心理应激影响肿瘤的神经内分泌机制

长期应激状态下应激相关激素和神经递质的持续分泌对肿瘤的发展有重要影响。下丘脑—垂体—肾上腺(HPA)轴和交感神经系统(SNS)是控制应激反应的神经内分泌系统的2个分支。HPA轴的激活主要通过糖皮质激素(glucocorticoid,GC)的释放而影响肿瘤进展。从下丘脑释放的促肾上腺皮质激素释放激素(CRH)和精氨酸加压素(AVP)可以激活垂体释放促肾上腺皮质激素(ACTH)、脑磷脂和内啡肽(END),以及肾上腺皮质释放ACTH诱导的糖皮质激素。GC-GR-CDK1信号可以介导结肠癌细胞的增殖和侵袭。GC-PD-L1-PD1途径介导NK细胞耗竭可以促进肝癌进展。在应激小鼠模型中,糖皮质激素可通过肌上皮细胞凋亡和基底膜的消失促进乳腺癌导管内原位癌向浸润性导管癌的转变。与此同时,CRH和AVP的分泌以精确的昼夜节律为特征,长期应激暴露可导致节律紊乱,昼夜节律紊乱可产生与慢性心理应激相同的有害影响。SNS主要介导分泌儿茶酚胺,包括去甲肾上腺素(norepinephrine,NE)、肾上腺素(epinephrine,E),且主要是通过作用于β-肾上腺素受体(β-ARs)来促进肿瘤生长。此外,应激激素调节肿瘤细胞的迁移和侵袭。这种情况发生在通过刺激部分肿瘤和基质细胞产生基质金属蛋白酶(MMP)。慢性应激增加了束缚应激模型小鼠血浆儿茶酚胺水平,此外还增加了移植肿瘤组织中VEGF、MMP-2、MMP-7、MMP-9以及转移相关蛋白的表达,从而显著加速胃癌细胞的增殖、侵袭和生长。ADRB2(β2-肾上腺素受体)拮抗剂通过抑制ERK1/2-JNK-MAPK途径和转录因子(例如NF-κB、AP-1、CREB和STAT3)来抑制肿瘤增殖、侵袭和转移,而慢性应激则可拮抗这些抑制作用。最新研究证实,慢性应激诱导的肾上腺素激活LDHA产生乳酸,调节pH值指导usp28介导的MYC去泛素化和稳定。然后MYC激活SLUG启动子,促进乳腺癌干细胞样性状的发育。NE可通过激活Notch 1通路抑制胰腺导管腺癌(PDAC)细胞凋亡,增强PDAC的恶性生物学行为,增强细胞活力和侵袭性,并可被β-肾上腺素能受体阻滞剂拮抗。慢性心理应激还可以通过交感-cAMP-FAK(局部黏着斑激酶)信号通路促进前列腺癌的侵袭和转移。多巴胺(DA)也是一种儿茶酚胺激素,能稳定肿瘤血管,阻断慢性应激对肿瘤血管的影响,在慢性应激条件下 DA 的耗竭为肿瘤的生长创造了一个宽松的微环境,值得注意的是,研究表明 DA 通过 5 种 DA 受体起作用;DA-1 型受体过表达与晚期乳腺癌及预后不良有关,但 DA-2 受体已被发现可抑制肿瘤生长。此外,原发肿瘤的潜在转移期通过分泌其来源的细胞因子和生长因子,能够预先确定未来转移的部位。而有研究证实,预先暴露于慢性应激可通过循环肿瘤细胞提高肺定植效率,慢性心理应激主要通过激活肺泡中的巨噬细胞,诱导肺泡中的巨噬细胞浸润,从而促进循环中的乳腺癌细胞在肺内的定植,并且儿茶酚胺可能是调节转移前生态位和肿瘤细胞肺定植的关键因素。体外实验表明,儿茶酚胺通过 β-肾上腺素能信号通路促进了肿瘤侧血管内皮生长因子(VEGF)的生成。在卵巢癌的原位动物模型中,作为应激源的慢性限制性活动导致肿瘤负荷增加和肿瘤细胞侵袭性增加。拟交感神经药去甲肾上腺素激活 β-肾上腺素能受体以增加 VEGF 水平并促进血管生成。β-受体阻滞剂普萘洛尔的使用可以逆转这种作用。最近在卵巢癌细胞中还发现,β-肾上腺素能信号传递可导致失语症的抑制和失去细胞基质接触的细胞的程序性细胞死亡,从而提升肿瘤细胞的存活率。在前列腺癌的动物模型中,应激模型通过 β-肾上腺素介导的信号路径触发了抗凋亡作用,这导致治疗敏感性降低并促进了癌症的发展。

(二)慢性心理应激抑制肿瘤免疫

慢性心理应激导致 SNS 和 HPA 轴的长时间激活,使免疫系统持续暴露于升高的应激激素水平,通过削弱机体固有免疫和适应性免疫影响癌症进展。应激激素会使 T 细胞反应受损、B 淋巴细胞生成减少、NK(自然杀伤)细胞毒性抑制、TAM(肿瘤相关巨噬细胞)肿瘤内浸润以及 DC(树突状细胞)成熟受损。慢性应激会通过降低 T 细胞介导的免疫力和减少淋巴细胞计数来影响免疫功能并促进肿瘤生长,这可能取决于 TLR9(Toll 样受体 9)和 β-抑制蛋白 2。细胞毒性 T 淋巴细胞(CTL)是驱动针对癌症的适应性免疫反应并执行肿瘤特异性免疫反应的主要因素,能够分泌细胞因子,如干扰-γ(IFN-γ)以及其他效应分子,这些分子在针对肿瘤细胞的免疫监视和根除癌症干细胞中起作用,β-肾上腺素能信号可以减少 CTL 的数量或减弱其抗肿瘤作用的功能。调节性 T 细胞(Treg)是 T 细胞的一个特化亚群,GC 可通过上调 Foxp3 的表达来增加调节性 T 细胞的免疫抑制细胞因子的产生,从而导致免疫抑制。B 淋巴细胞是产生抗体的细胞,应激诱导的 TH1/TH2 免疫应答改变可影响 B 细胞产生抗体的能力,并且会影响 B 细胞的重新分布,进而促进肿瘤进展。NK 细胞是重要的先天性免疫细胞,在癌症免疫监测中起着至关重要的作用,然而慢性应激可削弱 NK 细胞功能并抑制其活性。TAM 是最丰富的免疫细胞,是影响肿瘤细胞生物学多个方面的肿瘤微环境的重要组成部分,慢性心理应激可诱导巨噬细胞表型从 M1 向 M2 改变,促进肿瘤进展。慢性心理应激可使 MDSC(骨髓来源的抑制细胞,具有有效的免疫抑制活性的未成熟髓样细胞)动员增加,从而导致 TAMs 肿瘤内浸润,且应激激素 NE 通过 β2-AR 促进前列腺癌细胞中神经肽 Y(NPY)释放,从而激活 IL6-STAT3 信号通路,促进肿瘤生长。慢性束缚应激还可导致单核细胞趋化蛋白-1(MCP-1)表达增加,并分化成为分化簇 CD14+和 CD68+细胞。此外,外周血单核细胞和 TAMs 的升高与卵巢癌患者无进展生存期较差有关。DC 是一组异质性抗原提呈细胞,它们通过刺激 CD4+T 细胞、CD8+T 细胞和 B 细胞的激活而产生抗肿瘤免疫应答,但应激诱导的糖皮质激素增加和 Tsc22d3(一种转录调控因子)上调,能够阻断 DC 和 IFN-γ+T 细胞活化中的Ⅰ型干扰素(IFN)反应,从而破坏抗癌免疫监视。持续高水平的应激激素会导致肿瘤免疫细胞群紊乱,从而改变癌症生物学以及影响免疫治疗反应。另外,淋巴系统在免疫功能中起重要作用,同时也有助于肿瘤细胞的侵袭和转移,研究发现慢性应激可以通过重塑淋巴管系统来促进肿瘤细胞的扩散。

与癌症诊断和与治疗有关的压力可能会加剧高特质焦虑的肿瘤加重作用,进而可能导致肿瘤进展和/或转移。这些结果也凸显了在癌症诊断后和癌症治疗/生存期间立即研究与化疗相容的抗焦虑治疗的靶向使用的重要性。对不同类型的晚期癌症患者的研究表明,慢性应激可以通过儿茶酚胺和糖皮质激素介导的机制抑制与癌症相关的免疫反应。转移性乳腺癌患者的平均每日皮质醇浓度较高且出现抑郁症状,说明抑郁症还与卵巢癌患者肿瘤微环境中 NK 细胞杀伤力(NKCC)和 T 细胞因子的产生受到抑制有关。而社会支持(被认为是一种慢性压力缓冲液)与这些患者的肿瘤微环境和血液循环中较高的 NKCC 相关。在卵巢癌女性中,社交支持和活力分别与肿瘤内和外周血中 NK-T 细胞百分比升高有关,而社会隔离与更高的肿瘤去甲肾上腺素水平有关。在患有早期疾病的乳腺癌患者中,手术后几周的焦虑降低与抗 CD3(T 细胞受体)刺激后 IL-2 的产生增加有关,而积极情绪高与 IL-12 的增加和 IFN-γ 的产生有关。对早期乳腺癌患者的另一项研究表明,压力增加与较低的 NKCC,较低的 NK 细胞对 IFN-γ 刺激的反应以及较低的 T 细胞增殖对凝集素或抗 CD3 刺激的反应有关。最近对后代的纵向分析显示,在 18 个月内,压力和抑郁的减少与 NKCC 的增加平行。总之,在对处于早期和晚期的不同癌症患者的观察研究中,慢性压力/窘迫状态似乎与免疫保护反应减弱有关,而诸如社会支持等因素被认为可以缓解慢性压力的影响,与更强大的免疫保护反应有关。

(三)慢性心理应激引起肠道菌群失调

肠道菌群作为肠道微环境的重要调节因子,在肿瘤的发生发展过程中起着重要作用。肠道中最常见的细菌门包括厚壁菌门、拟杆菌门、放线菌门和变形菌门,肠道菌群的组成对慢性心理应激高度敏感。肠道菌群失调与癌症的发生、发展和治疗密切相关。在动物模型中已证实,慢性不可预测的轻度应激可引起大鼠粪便微生物组成的改变,母系分离可导致幼鼠体内微生物群落组成的改变。肠道菌群失调可刺激 CTSK(与转移相关的组织蛋白酶 K)分泌,介导 TLR4(Toll 样受体 4)依赖性巨噬细胞 M2 极化,促进结直肠癌的肿瘤转移。肠道菌群失调增加内毒素的释放,促进肿瘤细胞增殖、侵袭和转移。除了通过调节机体代谢影响肿瘤,肠道菌群还可将胆汁酸作为信使控制肝脏 NKT(自然杀伤 T)细胞从而调节肝脏肿瘤的免疫监视作用,通过调节免疫系统促进肿瘤进展。值得注意的是,饮食中的生物活性化合物和益生菌可以通过塑造功能性肠道菌群来降低结肠癌的风险,益生菌处理可减弱 HPA 轴对应激的反应。此外,常驻肠道菌群会影响患者对癌症免疫疗法的反应,保持健康的肠道菌群可以帮助患者对抗癌症。在由慢性心理应激启动 HPA 轴和 SNS 的基础上,通过引起肠道菌群失调而导致肿瘤进展,此类机制研究较少。然而现有研究已证实,慢性心理应激会引起肠道菌群失调,而肠道菌群失调会导致肿瘤进展,因此,肿瘤的发生发展与慢性心理应激引起的肠道菌群失衡之间可能存在因果关系。

（四）慢性心理应激诱发炎症反应

炎症被认为是肿瘤发展的重要组成部分。交感神经和神经内分泌对社会心理压力的反应已被证明对癌症有显著影响，部分通过调节炎症介质起作用。与癌症相关的炎症有2种主要的信号传导途径：NF-κB和STAT3信号通路，可被大多数癌症危险因素激活，包括心理应激。在应激源暴露后，HPA轴和SNS的激活导致炎症因子表达增加并引起肿瘤转移性侵袭，其特征是增加IL-6、IL-8、TNF-α、MCP-1、VEGF（血管内皮生长因子）、MMP-2和MMP-9。在CMS诱导的小鼠模型中发现，慢性心理应激可以促进肿瘤生长，同时诱导包括NF-κB1、STAT3、IL-1β、IL-6和COX2在内的炎症因子失调。作为HPA轴关键激素，CRH可以通过NF-κB/IL-6/JAK2/STAT3信号通路促进结肠癌细胞增殖和通过NF-κB/VEGF信号通路促进肿瘤血管生成。应激激素NE和E可增强IL-8的表达，从而介导应激对卵巢癌生长和转移的影响。IL-6也可能由肿瘤细胞产生，导致前血管生成因子和抗血管生成因子之间的平衡紊乱，并自身刺激血管生成。临床研究表明，卵巢癌患者不良的社会支持与血浆IL-6水平和腹水升高有关。并且肿瘤"微环境"的促炎因子刺激巨噬细胞产生免疫抑制性细胞因子，例如IL-10和TGF-β（转化生长因子-β），从而产生促进肿瘤生长的分子，例如VEGF和MMPs以及其他细胞因子，这些直接参与刺激血管生成、肿瘤增殖、侵袭、转移和适应性免疫应答失调的过程。研究还表明，炎症细胞可以通过应激作用募集到肿瘤部位，从而促进肿瘤血管的形成。因此，慢性心理应激可通过调节肿瘤相关炎症通路中的炎症介质，或调动炎症细胞，影响肿瘤发展的各个阶段。

三、心身与肿瘤治疗抵抗之间的关系

目前，化疗是恶性肿瘤的主要治疗策略之一。然而许多化疗方法由于固有或获得性耐药而失败。慢性心理应激已被证实为肿瘤耐药的关键因素。束缚应激诱导的应激激素（包括皮质醇和肾上腺素）可通过诱导DNA损伤，ATR丝氨酸/苏氨酸激酶和p21表达来降低紫杉醇在三阴性乳腺癌中的疗效。肾上腺素可以通过上调α2肾上腺素能受体的ATP结合盒亚家族B成员1基因的表达来诱导HT-29结肠腺癌细胞的化疗耐药性，以及通过激活NF-κB通路，进而诱导miR-155高表达，从而增加细胞增殖，诱导顺铂耐药。糖皮质激素可以上调与前列腺癌治疗耐药性相关的癌蛋白LEDGF/p75和CLU的表达。应激相关激素异丙肾上腺素可增加CD44、Nanog、Rex-1等干细胞相关蛋白的表达水平，诱导胃癌细胞产生耐药。已经发现心理应激会通过激活β-肾上腺素能信号传导和促进肿瘤血管生成而减弱舒尼替尼的抗血管生成功效，但是，可以通过使用β受体阻滞剂加以改善。慢性心理应激可促进EGFR（表皮生长因子受体）抑制剂TKI（酪氨酸激酶抑制剂）的耐药，应激激素激活NSCLC（非小细胞肺癌）细胞上的β2-ARs，通过LKB1/CREB/ IL-6依赖性机制促进EGFR TKI抵抗。应激激素NE还可通过CREB / PKA途径上调Cx32（连接蛋白32）的表达，从而增加癌细胞中耐药相关蛋白（MET和IGF-1R）的水平来加速阿法替尼耐药，为NSCLC中的EGFR-TKI阿法替尼耐药提供了一种有希望的治疗策略。然而，重要的是要注意化疗本身可能产生或恶化心理应激，已知这伴随着血浆应激激素的慢性升高，反过来会导致化学耐药性。慢性心理应激不仅会导致肿瘤进展，应激激素还通过加速化疗耐药严重阻碍肿瘤的治疗，因此，心理干预或许将成为除手术和放化疗以外又一重要的癌症治疗方法。

四、心理治疗对肿瘤治疗的重要性

心身与肿瘤预后有一定的关系。积极的心身状态能改善患者的预后，提高整体生存率，然而消极的心身状态对肿瘤患者的预后带来不良后果。所以心理干预对患者的生存有很大作用，其通过增强患者的免疫系统等达到提高生存率的效果。心身和肿瘤两者彼此互相影响，相互促进或者抑制，共同发展。

抑郁对恶性肿瘤全程的发生、发展、转归和预后都有着不容忽视的影响。抑郁者易患恶性肿瘤，恶性肿瘤患者高发抑郁。抑郁与恶性肿瘤共病现状普遍存在，两者相互影响，增加患者身心痛苦，加重治疗不良反应，影响治疗效果，降低患者的依从性等。大量研究认为抑郁情绪会影响肿瘤患者的预后。Schussler 等在对回顾性研究的总结中指出，心理学/病理心理学因素能够推进肿瘤的发展。随着人们对肿瘤认识的逐渐深入，肿瘤患者的心理状态成为肿瘤病因的研究热点。当患者得知自己患上恶性肿瘤后，心理影响贯穿于疾病的诊断、治疗、疾病缓解、进展直至最后死亡的整个过程。肿瘤患者的心理应对方式、社会支持及心理干预方式，在一定程度上影响着肿瘤的预后和转归。Shekelle 等的研究显示癌症的病死率和患者的心理状态有明显的相关性。冯杰等的研究表明，是否抑郁和抑郁的严重程度分别与新生肿瘤率和病死率呈正相关。抑郁作为一种心理应激，可能对机体免疫功能产生负面影响，从而影响疾病的转归。对于肿瘤患者的心理行为干预治疗，无论对于是长期带瘤生存的患者还是未能治愈、生存较为短暂的患者，在减少治疗疾病带来的生理与心理痛苦方面，都具有一定的意义与价值。在一些发达国家，心理行为干预的研究更为具体而深层次。为明确心理行为干预对肿瘤患者的影响，进行了一系列的对比研究，采取了多种的放松方法，通过干预组和对照组的比较对早期黑色素瘤患者进行研究。其结果表明，心理行为干预明显降低了心理应激反应，自然杀伤细胞数量和细胞活性都有增加，证明患者的免疫功能有一定提高。

临床研究表明，恶性肿瘤患者接受心理调节及应激干预并不能直接提高治疗缓解率，但可明显改善其心理状态，进而提高其机体免疫功能，提高对治疗的耐受性。同时，通过心理调节及应激干预，不仅缓解了患者的焦虑、抑郁状态，而且提高了患者的认知，减轻了负性情绪对躯体症状的影响，对病理生理的进展起到抑制作用，重新恢复内环境稳态，从而提高临床疗效，改善患者的生存质量。郑坚等从中医角度也阐述了恶性肿瘤抑郁程度与中医证型的关系，提出辨证施治与辨证护理的建议。本研究结果证实，观察组患者实施心理调节及应激干预护理模式，8周后采用 SCL-90、SAS 和 SDS 进行评分，观察组患者 SCL-90、SDS、SAS 与对照组比较均有显著统计学差异（P 均小于 0.01）；随访 3 年，观察组患者 3 年总生存率、无病生存率均高于对照组（P 小于 0.05），疾病进展时间均晚于对照组（P 小于 0.05），表明接受心理调节及应激干预的恶性肿瘤患者，其心理状态改善及远期预后均好于未接受心理调节的患者，与文献报道一致。综上所述，对进展期恶性肿瘤患者采取心理调节及应激干预护理模式，可有效缓解其焦虑、抑郁等心理状态，明显提高 3 年总生存率、无病生存率，推迟疾病进展时间，对改善远期预后具有重要意义。

关注肿瘤患者的心身发展能够有效控制肿瘤的进展。积极的心身状态联合药物治疗、放疗、手术等对癌症的治疗疗效有明显的正向促进作用；反之，消极的心身状态不仅不能达到理想的治疗效果,有时甚至加重肿瘤的进展。因此对于肿瘤患者进行积极的心理干预治疗能达到更好的疗效。

一项综合的早期姑息治疗干预措施,称为"情绪和症状集中参与"(EASE),用于治疗初诊急性白血病的个体的身心困扰。此干预措施结合了6～10次量身定制的心理治疗(EASE-psy),在8周内进行由硕士级别的社会工作者提供并且由姑息治疗医生和护士进行身体症状控制的干预(EASE-phys)。EASE-psy包括关系支持,情感调节以及缓解创伤性应激症状的认知行为策略。EASE-phys包括在住院期间筛查身体症状,中度至重度症状会触发转诊至姑息治疗小组以优化症状控制。在最近的急性髓细胞白血病和急性淋巴细胞白血病患者的 II 期 RCT 中,我们证明了 EASE 的可行性,并且与常规护理对照组相比,在创伤应激症状以及疼痛强度和干扰方面具有统计学上的显著改善。目前正在进行多中心 RCT,以确认这种早期综合干预措施的有效性和可推广性。

另有对 22 个 RCT(包括 4217 名癌症患者)的个体病例数据(individual patient data,IPD)的 Meta 分析表明,社会心理干预(psychosocial interventions,PSI)可显著改善治疗期间和治疗后的生活质量(quality of life,QoL)、情感功能(emotional function,EF)和社交功能(social function,SF)。目前 IPD 的 Meta 分析能够在大样本中使用交互作用测试来测试潜在的干预效果调节剂。在当前样本中,其中 50% 人口被诊断出患有乳腺癌,1/3 人口被诊断为泌尿生殖道癌,我们发现不同类型的 PSI 的疗效存在显著差异,与应对技巧训练(coping skills training,CST)相比,心理治疗的效果最大,并提供了信息。通过年龄、治疗类型和有针对性的干预措施来缓解 CST 的影响。心理疗法对 EF 的影响可能会因癌症类型而有所缓解,但这些分析是基于 2 种 RCT,且某些癌症类型的样本量较小。我们的研究发现,心理治疗对 QoL、EF 和 SF 的影响大于对 CST 的影响,这与之前的汇总数据 Meta 分析不同,后者汇总了混合癌症人群中 37 个 RCT 的结果,并且报告提供的信息之间无差异。在医学和姑息治疗范围内对改善精神状态等这些问题的识别、评估和治疗,对于提高患者的舒适度,改善癌症的治疗和依从性以及改善患者及其家庭的生活质量至关重要。这项系统的综述和 Meta 分析探讨了心理治疗对改善诊断为晚期无法治愈的癌症患者的抑郁症的有效性。总共 12 项研究为 Meta 分析提供了数据。与常规治疗相比,心理治疗与抑郁评分的统计显著降低相关,表明晚期癌症患者的临床疗效中等。

心理干预对癌症患者的抑郁情绪、躯体功能和生活质量都有积极的作用。Maric 等观察到,经过适当的治疗及心理干预,肺癌患者抑郁及焦虑发生率下降,生活质量明显改善。顾晓红观察到心理干预后患者焦虑、抑郁缓解,T 淋巴细胞亚群 CD3、CD4、CD8 及 CD4＋/CD8＋比值均得到不同程度的改善。Hsiao 等对长期存活的乳腺癌患者实施心理干预并进行随访,发现患者体内皮质醇水平能稳定地波动于正常水平,患者心理应激水平下降,生活质量水平提高。恶性肿瘤发病的社会心理因素已被众多学者认可,采取心理社会干预疗法结合现有医疗手段对恶性肿瘤患者进行综合治疗,对于患者适应能力、病程及行为方式均有影响,可改善患者生存质量。研究发现心理干预能够显著改善癌症患者生活质量,对乳腺癌患者进行心理干预后发现,心理干预组睡眠持续时间明显高于非干预组,提高了患者的睡眠质量。此外,针对性干预,也可改善恶性肿瘤的负面情绪相关生化指标,Antoni 等的研究发现行为干预可降低恶性肿瘤患者的血清皮质醇水平,升高白介素和干扰素含量。

　　心理学干预治疗可以提高患者的免疫功能。研究表明,乳腺癌放疗患者在经过一段时间的心理学干预治疗后,其自身免疫功能显著提升,特别是有助于提高 NK 细胞活性,维持放疗期间患者的白细胞水平,故在传统癌症治疗基础上,可能是一种有效的辅助治疗手段。在术前测量的社会心理因素对于确定乳腺癌治疗后发生疼痛风险具有预测价值。积极有效的心理护理干预能减轻或消除乳腺癌患者放化疗期的消极心理反应,提高生存质量,促进康复,对心理问题突出的患者辅以积极心理护理干预是极其必要的。通过心理学干预治疗,不仅可以改善老年肺癌患者的人际关系,使老年肺癌患者的负性情绪适当地得到宣泄,从而也使抑郁、焦虑等情绪有较为明显的改善。同时也增加了老年肺癌患者治愈疾病的信心与希望,提高机体的免疫力,增强患者抗肿瘤的能力,使治疗效果明显地优于对照组。心理学专家讲座式心理护理可以有效降低肺癌化疗患者的焦虑状况。

　　心理干预可以提高患者对疼痛的认识,有助于改善患者的疼痛管理态度。疼痛是癌症患者普遍存在的症状,几乎所有癌症的治疗方法都有可能引起疼痛,尤其在治疗的最初几年,约 5％～10％的癌症幸存者有慢性重型疼痛,干扰正常生活。目前癌症患者的疼痛管理方法类似于癌症相关慢性疼痛,以药物治疗为主。尽管中重度的癌性疼痛需要持续使用强阿片类药物,但大多数癌症幸存者解决疼痛问题时不再需要阿片类药物。此外,大于 40％的癌症幸存者存活时间大于 10 年,长期服用阿片类药物产生的副作用及非癌症患者对阿片类药物的滥用及药物过量的问题受到越来越多的关注,但是癌症幸存者长期服用阿片类药物的安全性和有效性尚未得到充分研究,只有微弱的证据表明阿片类药物的长期使用可明显缓解慢性疼痛。疼痛是癌症患者最难受的症状之一,49％～62％的儿童和成年癌症患者在治疗过程中经历持续的疼痛,产生消极影响,降低生活质量,并妨碍治疗进行。疼痛也是进展期癌症患者的常见症状,随着诊疗技术的发展,一些进展期癌症患者的生存期延长,同时这就意味着镇痛是非常重要的治疗手段,而对患者进行精神支持及促进患者良好情绪的表达可以帮助其缓解疼痛。慢性疼痛管理指南建议采用多学科的方法,联合多学科模式缓解患者症状,促进功能的恢复,如疼痛药物、物理治疗、定期锻炼、心理干预模式,互补及交替使用。心理干预无论是单独使用还是与药物治疗相结合,均被广泛用于疼痛治疗。一项 Meta 分析的研究参与者有 4199 人,主要是女性(66％)和白人(72％),疼痛严重程度的加权平均效应值为 0.34(95％ CI:0.23～0.46;P 小于 0.001),疼痛干扰的影响大小为 0.40(95％ CI:0.21～0.60),监测发现心理干预可以产生中等疗效的疼痛缓解效果,系统地实施有质量的心理干预,是癌症患者疼痛管理多模式方法中不可缺少的一部分。对 32 项针对 11～21 岁的癌症患者实施心理干预的研究进行分析发现,其中 22 项研究(69％)报告显示可成功预防或减轻疼痛水平,并且心理干预配合三阶梯止痛疗法控制患者的疼痛疗效更为理想。

　　心理干预可降低肿瘤治疗的副作用。放、化疗所致的恶心、呕吐已被证明会加重患者焦虑,降低生活质量,降低治疗依从性,增加医疗资源使用。尤其经历 1～2 个化疗周期的癌症患者,在下一次给予化疗药物之前所发生的预期性恶心、呕吐,难以用药物控制,焦虑、抑郁与预期性恶心、呕吐呈正相关,行为或者心理干预治疗是最好的选择。近期一项研究选取 2013 年 5 月至 2015 年 7 月初次化疗的 300 名恶性肿瘤患者为研究对象,分为观察组(n＝150)与对照组(n＝150),将化疗相关恶心、呕吐分为Ⅰ～Ⅳ级,对观察组进行心理干预,结果显示Ⅰ级 118 例,Ⅱ级

21 例,Ⅲ级 11 例,Ⅳ级 0 例;对照组不进行心理干预,结果显示Ⅰ级 70 例,Ⅱ级 45 例,Ⅲ级 34 例,Ⅳ级 1 例,观察组心理问题的改善情况明显优于对照组,差异有统计学意义(P 小于 0.05)。因此心理干预可以改善化疗患者的健康状态,提高化疗耐受性,缓解和消除负面情绪,提高化疗依从性及治疗效果。

综上所述,对恶性肿瘤患者实施心理干预是切实有效的一种治疗方法,可以提高抗癌治疗的心理适应能力,减轻心理及身体的痛苦、疲乏,降低抑郁、焦虑不良情绪的发生率,并能有效缓解症状,辅助减少药物治疗。因此,心理干预可缓解癌性疼痛,改善患者预后,提高生活质量,值得临床推广应用。目前我国临床上还未广泛开展心理干预,样本量相对较少,相关的作用机制还未明确阐明,有待更多的临床研究。

在肿瘤的发生、发展、治疗疗效、预后中,心身健康发挥着极其重要的作用,相关的研究正在如火如荼地开展,但其中详细机制仍不明确,需要我们进一步研究。相信未来相关的研究会给肿瘤病人带来新的治疗方向。

第一章　心身医学概述

心身医学是研究精神和躯体健康相互关系的一个医学分支。是研究人类同疾病斗争中一切心身相关的现象。联合国世界卫生组织（WHO）把人的健康定义为"身体、心理和社会上的完满状况"。即建立一种"生物—心理—社会医学模式"。即从生物、心理、社会角度全面系统地诊断病人个体。临床医生越来越需要掌握心身医学知识，以适应我国心身医学学科发展的需要，并不断促进在临床实践、基础研究中推广和应用"心身整体观"这一医学理念。

心身医学内容涉及医学、生物学、心理学、教育学、社会学等多学科领域，属跨学科、交叉的新兴专业，已成为当前国际上引人瞩目的新兴学科之一。

目前，我国心身医学学科建设正在稳步推进。中华医学会在 1994 年设立了心身医学分会，之后在浙江、湖南、广东等多个省份设立分会，北京、上海、温州市、宁波市、四川、陕西、甘肃及新疆等地区设有专委会。该学会在全国的学术研究氛围浓厚，中华医学会心身医学分会已经举办全国性的学术会议 20 余次。在石家庄召开的第十七次会议主题为："心身障碍，人文关怀"，重点推动心身医学在综合医院应用和普及，促进临床心身医学学科建设，为心身医学的发展奠定了学术与学科发展的基础。心身医学专委会旨在以综合医院心身医学科为主体，联合内科、外科、妇产科、肿瘤科、精神专科以及临床心理学家、社会工作者，通过开展各种学会的学术活动，将"大精神"的理念推广到临床各学科，除关注患者的"身"还关注患者的"心"，真正地做到医学科学由"生物医学模式"向"生物—心理—社会医学模式"的转变。其次，心身医学工作可以促进心身疾病的科研、教学与临床实践，不断提高医疗水平，促进医生医患沟通的能力，增加患者的满意度，减少医疗纠纷，同时广泛开展患者健康教育和心理健康的社会公益活动，服务全社会。

近年来，新疆心身医学发展迅速，于 2014 年，成立了"新疆心理卫生协会心身医学专业委员会"。2016 年 2 月"新疆维吾尔自治区心身医学质量控制中心"成立，挂牌新疆维吾尔自治区人民医院。每年定期召开心身医学质量控制中心工作会议，完善质控中心方案、细则等，在各地州开展心身医学质量控制工作，规范心身医学工作。每年举办学术年会，并先后多次邀请中华医学会心身医学专业委员会主任委员吴爱勤、候任主任委员袁勇贵来疆讲学。每年邀请全国心身医学领域知名专家授课。新疆心身医学的发展得到中华医学会心身医学专委会的认可，2018 年 9 月，新疆维吾尔自治区人民医院与石河子大学第一附属医院被批复为"中国心身医学整合诊疗中心"及"中国心身医学教育联盟基地"。2018 年 12 月，成立了新疆医学会心身医学专业委员会。

心身医学具有双重含义：首先，它是一种指导医学研究和医疗实践的学术思想或理论，即应用生物、心理、社会关联的理论，来阐明这些因素以何种方式、在多大程度上对各种疾病的形成、发展和治愈起共同作用。其次，心身医学还是一种治疗原则，它把生物医学、心理康复疗法看作一个整体医学互为补充的各个部分。心身相关障碍表现为自主神经支配的器官症状，与情绪状态有关的各器官生理变化，若变化过度或过久而致功能障碍，就成为心身症状障碍。其与心理冲突关系密切，且可有器质性变化。

2019 年 2 月，在中华医学会心身医学分会 2019 年第一次常委会上，对中国心身相关障碍进行了明确的分类，包括：①心身反应障碍；②心身症状障碍（心身障碍）（包括纤维肌痛症、肠激惹综合征、过度换气综合征、不典型胸痛等）；③心身疾病；④心理因素相关生理障碍（进食障碍、睡眠障碍、性功能障碍）；⑤应激相关心身障碍（急性应激障碍、创伤后应激障碍、适应障碍、ICU 综合征、癌症后心身障碍、尿毒症后心身障碍、职业心身耗竭）；⑥躯体症状及相关障碍；⑦与心身医学密切相关的精神障碍（抑郁障碍、焦虑障碍、强迫及相关障碍）；⑧躯体疾病所致精神障碍；⑨心身综合征。

在这一版的分类方案中，有几个新的特点：①将心身反应改为心身反应障碍，心身反应障碍、心身症状障碍和心身疾病是一个连续谱，在一定的社会心理因素下可以相互转化，因而归为心身谱系障碍；②明确心身症状障碍等同于传统的心身障碍；③单列应激相关心身障碍，将 ICU 综合征、癌症后心身障碍、尿毒症后心身障碍、职业心身耗竭等纳入；④单列躯体症状及相关障碍；⑤将与心身医学密切相关的精神障碍纳入，包括抑郁障碍、焦虑障碍、强迫及相关障碍；⑥纳入躯体疾病所致精神障碍，并将其分为 2 个亚型，躯体疾病所致的精神症状（如谵妄、卒中后抑郁症状障碍）和躯体疾病与精神障碍共病（如卒中后抑郁症）；⑦首次将 3 大类 18 个心身综合征纳入分类，它是在国际心身医学研究小组 2017 年修订的使用诊断标准的心身医学研究基础上，结合我国具体国情进行修订整合提出来的。

心身障碍与心理社会因素密切相关，一类缺乏明确器质性基础的功能性躯体症状，称为心身障碍（PSD），表现为有一种或多种主观躯体不适体验，但体检时缺乏相应的体征，现代技术手段检查无相应的阳性发现。

MUS（medically unexplained symptom）医学难以解释疾病：相当一部分患者因为身体不适来就诊，体格检查及必要的实验室检查难以找到器质性病因；或者即使有一定的器质性因素或病理改变，但不足以解释这些症状。这些患者长期就诊于综合医院，接受各种各样的检查，既增加了患者及家庭的精神和经济负担，又造成了医疗资源的浪费。医学难以解释疾病的病因和发病机制不清，可能与患者的心理因素、健康观、情感状态、潜在人格特征、自主神经兴奋程度、肌肉紧张、过度换气、失眠、长期缺乏运动及对外界刺激感受能力受损等有关。MUS 既增加患者的经济和精神负担，又造成医疗卫生资源的极大浪费。在美国，据估计每年因 MUS 消耗的卫生保健费用约为 2560 亿美元。

FSS（functional somatic syndrome）功能性躯体综合征：综合医院各科心身障碍系统分类有：①循环系统：心血管神经官能症，冠脉痉挛，X 综合征，β 受体高敏症，情绪性心律失常，情绪性低血压，心脏性偏头痛，白大衣性高血压，医源性心脏病等。②消化系统：功能性消化不良，肠易激惹综合征，习惯性便秘，功能性腹胀，功能性排便失禁，功能性肛直肠疼痛，弥漫性食管痉挛，胆囊功能障碍，Oddi 括约肌功能障碍，神经性嗳气，神经性厌食-贪食症等。③呼吸系统：神经性咳嗽，功能性呃逆，喉痉挛，过度通气综合征等。④内分泌系统：摄食障碍（神经性厌食、贪食症、神经性呕吐），单纯性肥胖，特发性水肿，心因性多饮，心因性多尿等。⑤神经系统：睡眠与觉醒障碍(失眠症、嗜睡症、睡行症),发作性嗜睡贪食综合征,偏头痛,丛集性头痛,紧张性头痛,震颤,反射性晕厥,肌张力障碍,脑外伤后综合征等。⑥运动系统:不宁腿综合征,纤维肌痛症,幻肢痛,痉挛性斜颈,书写痉挛,慢性疼痛等。⑦泌尿生殖系统:尿道综合征,前列腺炎综合征,性功能障碍(性欲减退、阳痿、早泄、性乐高潮缺乏、阴道痉挛、性交疼痛)等。⑧妇产科:功能失调性子宫出血,经前综合征,原发性闭经,心因性不孕症,原发性外阴瘙痒症等。

心身障碍的基本特征:心理社会因素是PSD的重要致病因素和病理条件;性格缺陷等易患生物素质是内在条件和基础;变形的内心冲突,欲摆不能,心身交互恶性循环;以情绪障碍为中心的多种临床表现;明确的心理病理基础和心理生理机制;表现多样、慢性反复、经常变化的躯体不适主诉。

心身疾病是指那些心理—社会因素在疾病的发生和发展中起主导作用的躯体疾病。心身疾病又称为心理生理疾病。心身疾病是一种生理上的躯体疾病,但又与一般的生理性疾病不同,而且也不同于神经症,因为神经症只具有比较模糊的躯体症状,往往找不到具体的器质性改变。

心身疾病在人群中的分布较广,在综合性医院的初诊病人中,略高于1/3为躯体疾病,不到1/3为神经官能症,其余1/3即为心身疾病。美国一个有1600名居民的社区中,曾患溃疡病者占居民总数中的7%,支气管哮喘者3%,高血压者8.6%,神经性胃病者6%,消化不良症状者8%。这个调查尚未包括冠心病和经前期紧张症等其他常见的心理生理疾病。性别分布呈现女性一般高于男性。心身疾病的分布呈现为城市高于农村,脑力劳动者高于体力劳动者,工业化的社会高于工业不发达的社会。流行病学研究还表明,近年来心身疾病的患病率有逐年增高的趋势。

心身疾病的发病机制有:①心理动力学理论:重视潜意识心理冲突在心身疾病发生中的作用,认为个体特异的潜意识特征决定了心理冲突引起特定的心身疾病。②心理生理学理论:研究侧重于心身疾病发病过程,重点说明哪些心理社会因素,通过何种生物学机制作用于何种状态的个体,导致何种疾病的发生。包括心理神经中介途径、心理神经内分泌途径及心理神经免疫学途径。③行为学习理论:认为某些社会环境刺激引发个体习得性心理和生理反应,由于个体素质上的或特殊环境因素的强化,或通过泛化作用,使得这些习得性心理和生理反应被固定下来,而演变成为症状和疾病。④综合发病机制:不再拘泥于某一学派,而是综合各种理论,互相补充,形成了综合的心身疾病发病机制理论。

有关心身疾病发病机制,是什么情绪和心理因素会引起机体各系统的疾病?现在从神经生理、神经内分泌、神经免疫等方面进行研究。

(1)神经生理机制的研究:心理社会因素的应激可传入脑内,若主观认为是恐惧的信息,就会引起惊恐、焦虑或愤怒。这种恐惧心理又对大脑功能产生不良影响,以至导致功能障碍,当心理反应时,交感神经中枢兴奋,通过网状结构向下传递,可引起总体性交感神经反应,甚至导致血压上升、全身代谢增强、胃肠道抑制等。如副交感神经活动亢进时,上述的功能活动起着相反作用。因此长期持续的心理反应能使交感和副交感的对立统一出现失调。

(2)神经内分泌机制的研究:内分泌系统具有使机体适应环境的作用,下丘脑垂体激素有调节肾上腺、甲状腺等激素的作用。心理因素能改变激素水平,因而影响所有的代谢过程,如高度紧张或抑郁状态时,血液儿茶酚胺含量增高,一旦这种因素多次反复,可引起肾上腺素和去甲肾上腺素分泌持续增高,激素水平的改变影响代谢过程。经过反馈作用,促使神经递质更新率、儿茶酚胺含量增高,增强大脑皮质的兴奋性,可使整个功能的稳定性改变,从而可导致心身疾病的产生。

(3)免疫机制的研究:中枢神经系统与免疫有密切关系。心理因素影响激素的分泌,从而可使免疫功能降低而引起疾病。例如支气管哮喘和部分癌症病人在病前多有心理因素的既往史。

按各器官和学科分类,心身疾病有:①心血管系统:冠心病、原发性高血压、心律不齐等。②消化系统:胃、十二指肠溃疡,溃疡性结肠炎、胃痉挛、精神性(心因性)厌食等。③呼吸系统:支气管哮喘、过度换气综合征、慢性胰腺炎等。④内分泌系统:糖尿病、甲状腺功能亢进症、肥胖症等。⑤神经系统:紧张性头痛、偏头痛、痉挛性斜颈、植物神经障碍等。⑥泌尿生殖系统:遗尿、阳痿、月经不调、经前紧张症等。⑦肌肉骨骼系统包括免疫机制疾病:类风湿关节炎、肌痛、颈臂综合征等。⑧皮肤科:荨麻疹、湿疹、过敏性皮炎、皮肤瘙痒症等。⑨眼科:青光眼、弱视等。⑩耳鼻科:美尼尔氏综合征、口吃、咽部异物感等。⑪妇科:功能性子宫出血、不孕症等。⑫口腔科:舌痛、口炎、口臭。此外,系统性红斑狼疮、恶性肿瘤、妊娠毒血症也归入心身疾病的范围。

心身疾病的诊断应注意哪些问题?首先要采集详细病史,进行全面的躯体、神经系统、精神状态、物理、生化检查。还要考虑有关实验室检验和心理检测。最后确定诊断,下述几条可作为参考依据:确定心理—社会因素存在;心理—社会因素与疾病的发生有密切关系;病情改变常受心理—社会因素影响;疾病的发生与患者的性格和易感性有某些关系;排除神经症,特别是癔症、疑病症、焦虑症等。

心身疾病的特征:以躯体症状为主,有明确的病理生理过程;某种个性特征是疾病发生的易患素质;疾病的发生和发展与心理社会应激和情绪反应有关;生物或躯体因素是某些心身疾病的发病基础,心理社会因素往往起"扳机"作用;心身疾病通常发生在自主神经支配的系统或器官;心身综合治疗比单用生物学治疗效果好。

心身疾病的诊断程序包括躯体诊断和心理诊断。前者的诊断方法、原则与诊断学相同,心理诊断则涉及:

(1)病史采集:对疑有心身疾病的病例,在采集临床病史的同时,应该特别注意收集病人心理社会方面的有关材料,例如个体心理发展情况、个性或行为特点、社会生活事件以及人际关系状况、家庭或社会支持资源、个体的认知评价模式等资料,分析这些心理社会因素与心身疾病发生发展的相互关系。

(2)体格检查:与临床各科体检相同,但要注意体检时病人的心理行为反应方式,有时可观察病人对待体检和治疗的特殊反应方式,恰当判断病人心理素质上的某些特点,例如是否过分敏感、拘谨等,以及不遵守医嘱或激烈的情绪反应。

(3)心理行为检查:对于初步疑为心身疾病者,应结合病史材料,采用晤谈、行为观察、心理测量或必要的心理生物学检查方法。所选取心理测验侧重评估病人的情绪障碍,常用的测验包括SDS和SAS。还可以采用适当手段评估心理应激源、应对能力、社会支持等,对病人进行较系统的医学心理学检查,确定心理社会因素的性质、内容,评价它在疾病发生、发展、恶化和好转中的作用。

（4）综合分析：根据以上程序中收集的材料，结合心身疾病基本理论，对是否心身疾病、何种心身疾病、由哪些心理社会因素起主要作用、可能的作用机制等问题做出心理诊断往往伴随心身疾病治疗的全过程。在治疗过程中，病人旧的心理问题又会出现，这就要求医生针对变化了的情况，重新评估和采取新的干预措施。

心身疾病的治疗原则：消除心理社会刺激因素；消除心理学病因；消除生物学症状。

对心身疾病实施心理治疗主要围绕消除心理社会刺激因素、矫正不良行为和消除生物学症状。主要原则是心身同治。对于急性发病而又躯体症状严重的病人，应以躯体对症治疗为主，辅之以心理治疗。对于以心理症辅以躯体症状的疾病，或虽然以躯体症状为主但已呈慢性病程表现的心身疾病，则可在实施常规躯体治疗的同时，重点安排好心理治疗。例如更年期综合征和慢性消化性溃疡病人，除了给予适当的药物治疗外，应重点做好心理和行为指导等各项工作。

心身疾病的预防：心身疾病是心理社会因素和生物因素综合作用的结果，因而心身疾病的预防也应同时兼顾心身2方面。心理社会因素大多需要相当长的时间作用才会引起心身疾病（也有例外），故心身疾病的心理学预防应及早做起。防止社会—心理因素长时期反复刺激并导致心理失衡，培养比较完整的健康心理素质，提高应付危险因素的能力是预防心身疾病的基础。不断进行自我调适，保持心理平衡，增强对社会的适应能力，不仅注意躯体健康，还应保持心身健康和社会适应能力的统一。防止社会—心理因素导致的心理失衡发展成为功能失调是预防心身疾病的重要措施，因而早期诊断、早期治疗是第二级预防的核心。针对患者在经历心理失衡、功能失调进入躯体疾病阶段情况下防止病情恶化的重要措施，不仅包括有效的药物治疗，还应充分估计心理咨询和心理治疗的作用。对那些具有明显心理素质上弱点的人，例如有易暴怒、抑郁、孤僻及多疑倾向者，应及早通过心理指导健全其人格；对于那些有明显行为问题者，如吸烟、酗酒、多食、缺少运动及A型行为等，用心理行为技术予以指导矫正；对那些工作和生活环境里存在明显应激源的人，要及时进行适当的调整，减少或消除心理刺激；对出现情绪危机的正常人，应及时进行心理疏导。至于某些具有心身疾病遗传倾向的患者（如高血压家族史）或已经有心身疾病先兆征象（如血压偏高）的患者，则更应注意加强心理预防工作。

心身疾病的治疗方法有哪些？保证解除患者的疑虑等治疗外，还应根据具体病情使用以下方法：

1.心理治疗

应在比较充分了解病人的病史及心理状态的情况下对病人进行解释、指导和鼓励等，使病人逐渐树立信心，处理好心理刺激和心理矛盾。某些人格特征（如坚韧性格）能够减轻应激性生活事件对健康的有害影响。如患早期乳腺癌而后来未复发的存活妇女中，对疾病采取否认或斗争态度的明显多于默认事实，忍受痛苦或感到无助及绝望的患者。包括：①行为治疗：是以学习原理为基础的一种治疗方法。让患者学会和适应新的反应方式，消除或克服旧的病态的反应方式，以纠正、克服或消除病态症状。主要训练患者控制自己的行为。其主要方法包括条件的消退和条件的对抗。如我国的气功疗法、瑜伽，是利用自己的意志去控制或调整内脏的活动以达到治疗强身的目的。②生物反馈治疗：指通过学习来改变自己的内脏反应，使通常人们意识不到的生理活动如血压、心率、胃肠蠕动、皮肤温度等，通过灵敏的电子仪器予以显示，如此反复进行,使患者学会在某种程度下调节这些功能,以达到预防发作和治疗的目的。③自我训练:内容有自我矫正、自我中和。自我矫正是一种自我训练的方法。以自我功能去平衡失调的方法,在治疗心身疾病时,尚有训练特定器官的方法。自我中和是解除受压抑的心身症状。治疗时采取自我释放、自我疏泄和自我言语表达的方法,在进行疏泄时,一旦在自我训练后感到有所改善,可引导患者更主动地发泄或讲出心理和躯体的症状。

2.环境治疗

对病人的社会—心理因素—家庭、邻里或工作单位作适当的调整,通过解释、指导以解除矛盾,协调关系,必要时可考虑请病人短期住院或更换环境。

3.精神药物治疗

在对患者进行心理治疗的同时,可根据病情,配合用一些抗焦虑药,如阿普唑仑片、利眠宁、丁螺环酮、枸橼酸坦度螺酮等,或抗抑郁药,如盐酸帕罗西汀片、文拉法辛缓释胶囊等药物。

心身疾病的发生有4个环节:应激源,是指能够诱发心身疾病的各种因素,主要包括社会文化因素、心理因素和躯体因素。认知评价,是第一道心理防线,受人格特征、应付策略、社会支持、生活经历等因素影响。情绪调节,是第二道心理防线。生理屏障,是第三道防线。它们使正常人具有抵抗应激源作用的影响。

根据世界卫生组织报告,全球癌症负担正在不断加重,它是全球发病和死亡的主要原因,2012年约有1400万新发癌症病例和820万例癌症患者死亡。据调查我国每分钟有6人被诊断为癌症,每天新增8550例癌症患者,每年新发癌症病例约312万例。并且肿瘤发病率逐年上升,仅在2015年,我国共有429.2万新发肿瘤病例和281.4万癌症死亡病例,肿瘤患者的生存质量成为我们关注的一大问题。癌症是一种心身疾病,20世纪50年代建立的心身医学体系已将癌症列入心身疾病的范畴。心理因素不仅可引起癌症,而且还影响着癌症的发展、预后、治疗和护理。老年心身疾病中多见于肺癌,恶性淋巴瘤,胃及食道癌等。

肿瘤疾病不仅能引起机体一系列的病理生理反应,还可引发焦虑、抑郁、失眠等心理困扰,增加患者的身心痛苦,严重影响患者的生存质量。肿瘤的发生、发展及预后均与心理因素密切有关,会给患者带来明显的身体不适,易引起抑郁、焦虑情绪,而抑郁、焦虑情绪会降低恶性肿瘤患者的治疗依从性及效果,进而影响其生活质量及预后。

近年来,对肿瘤患者身心健康状况的研究较多,但由于所调查患者的肿瘤类型、分期、病理类型、并发症以及社会文化背景、调查人群等存在很大差异,并且研究者使用的评定工具、研究方法各不相同,从而得出的抑郁、焦虑的发生率差异较大。

焦虑、抑郁等负性情绪对肿瘤患者的影响主要通过应激源长期刺激机体产生一种非特异性的应激反应,通过神经内分泌免疫轴的作用,导致机体免疫监视、杀伤细胞降低,T淋巴细胞减少,使癌症患者免疫系统功能降低,特别是细胞免疫功能,从而使肿瘤发生率增加。但是具体机制目前仍不明了。T淋巴细胞亚群、NK细胞在人体抗肿瘤免疫反应中具有极其重要的作用。IL-2、TNF均在抗癌中有重要作用,IL-2是细胞生长因子,刺激NK细胞生长,增强其溶解白细胞等作用 TNF参与调节杀伤癌细胞。而IL-6由淋巴细胞产生,可活化和促进T细胞增殖,发挥重要的免疫调节作用。

丁娜等人的研究结果显示,在恶性肿瘤患者中,较高死亡焦虑发生率为50.5%,焦虑发生率为 21.6%,抑郁发生率为 44.2%,可见,死亡焦虑评估的敏感性相对高于焦虑、抑郁的评估,相对于焦虑、抑郁来说,死亡焦虑的问题在恶性肿瘤患者中的存在更加普遍。

对恶性肿瘤患者在常规治疗和护理的基础上,实施认知行为干预措施,不仅能降低患者负性情绪发生率,还可显著缓解患者恶心、呕吐、疼痛等不良症状,提高患者躯体、认知、情绪、社会以及角色功能,最终提高患者整体生活质量。

颅内肿瘤患者在患病后有着不同程度的精神压力,面对病情、治疗方式等,患者有着不同的应对方式,从而直接影响患者的生活质量。为此,本研究将认知—心理—社会支持干预方式作为研究方法,对颅内肿瘤患者情绪、应对方式和生活质量进行比较性分析。研究结果显示,术后4 周两组患者不良情绪、应对方式和生活质量均有所好转,且观察组患者 HAMA、HAMD、CSQ和 QOL 评分改善明显,均优于对照组患者。

长期以来,人们对人格、抑郁、应激和应激性事件与不同的恶性肿瘤的发生进行了研究,但目前缺乏明确的证据证明这些因素与肿瘤的发生有直接关系,或是研究方法受到质疑,如样本量、心理的测量方法、随访时间、数据的标化等。一项对 2018 名中年男性追踪 20 人的研究表明,人格与肿瘤的发生没有联系;一项哥本哈根的研究发现感知应激水平高的妇女,其与雌激素相关的癌症如乳腺癌、子宫内膜癌、卵巢癌的患病率有下降的趋势。某些人格特质与一些行为和生活方式相关,这些不健康的行为可能增加了患肿瘤的危险性。慢性应激可能通过影响神经内分泌如 HPA 轴和交感肾上腺髓质从而增加了某些肿瘤的患病率。大量临床数据显示,90%以上的肿瘤患者与心理、情绪有直接或间接的关系。精神创伤、不良情绪都有可能成为癌细胞的促发剂。癌症的发生是一个漫长的过程,经历多次突变。当人体接触危险因素 20～30 年后,细胞发生癌变;经过 8～10 年,癌细胞增大到 1 cm 以上;再经过 2～3 年,就可发展到无法控制。从正常细胞发展成恶性肿瘤,大多经历 10～30 年的"癌前病变"阶段,"癌前病变"一般是可逆的。若是能在"癌前病变"阶段甚至更早时解除不良心理、情绪的影响,这一心身疾病就可能及时停止。"心理可以影响和改变细胞行为,可以影响 DNA 变化"。在患恶性肿瘤后,患者可能会出现以下问题需要精神科医师、心理学家或职业治疗师的同治疗:诊断恶性肿瘤后对患者的应激反应;抑郁、焦虑和精神病性症状;人际关系矛盾;酒和药物滥用;躯体症状如疼痛、乏力、日常功能障碍、淋巴水肿导致的痛苦;特殊治疗导致的痛苦。

心理因素致癌的机制:心理社会因素促进癌的发生、发展显然是通过心理生理学途径实现的,这条途径就是心理—神经—内分泌—免疫轴。大量的实验表明,电击、创伤性恶性刺激、反复而集中的条件反射实验可引起神经系统的过度或普遍应激,从而促进"自发的"肿瘤生长。去大脑皮质或使用中枢抑制药物(如巴比妥钠)可促使移植肿瘤发展和使动物提前死亡;而咖啡因及小剂量士的宁可明显延缓或阻滞肿瘤的发生。毁损下丘脑背内侧核及室旁核使甲状腺的腺样增殖退化;破坏背侧下丘脑可使移植肿瘤存活期延长;带状破坏下丘脑前部可引起抗体滴度降低和过敏反应的抑制或延缓。这些实验资料提示,下丘脑在中介心理社会因素对肿瘤的影响中起重要作用,下丘脑与免疫反应之间可能是通过植物性神经系统及神经内分泌等多种过程共同影响的。

因此,发展一种心理肿瘤学模式的照料是十分必要的。在这个模式中,肿瘤治疗医师和精神科医师、心理学家、职业治疗师等组成治疗小组对患者进行协同治疗。

　　治疗的原则包括：所有肿瘤患者均有权得到将他们的疾病、心理、社会支持、功能康复作为治疗的目标；在治疗过程中应该切实贯彻患者、家属、照料者为中心的理念；在肿瘤治疗全过程中要贯彻患者心理社会的安宁获得优先考量；在整个治疗过程中，患者的隐私需要得到有效保护；所有参加治疗的医师都应遵循心理肿瘤学模式的照料，并且为之做出努力，同时影响其他的照料者。患者在此阶段常常经历多种治疗，医师需要对这些治疗进行有效的整合。鼓励在这个领域工作的医师发展行之有效的与患者交流的技巧，并评价患者的心理社会状态，在整个治疗过程中甄别会给患者导致不良应激的因素并尽量避免；在此领域工作的医师需要进行如何进行心理社会支持的训练；在心理社会照料中要将有循证证据的方法和策略提供给患者及其家属；肿瘤患者要有机会参与到提高肿瘤治疗和照料的服务中并为提高服务做出努力。部分单臂开放研究证实 CBT 能提高患者乳癌切除术后的自信和生活质量。与文化相关的治疗方法在肿瘤患者心理社会照料中应该纳入，但应包括临床监管、干预有效性的临床评估，建立服务目标和服务操作标准。在精神科医师会诊的支持下，积极对患者相关的精神症状进行药物治疗。

第二章 肿瘤的发病因素与机制

第一节 肿瘤的发病因素

近半个世纪以来,癌症已成为国人死亡的主要原因。肿瘤的形成是多因素参与的复杂的病程,在此过程中,正常的细胞生长被多种因素相互作用所改变。大量的临床数据和实验研究表明,许多因素与肿瘤的发病密切相关。其发病因素主要包括外部环境因素和自身内部因素。外部因素又包括物理因素、化学因素、生物因素、生活方式等。内部因素包括遗传因素、免疫因素、内分泌因素等。

一、外部因素

80%～90%的恶性肿瘤是由外部环境因素导致。肿瘤的发生是一个极其复杂的过程,不同的因素在肿瘤的发生和发展中的作用方式不同。有些因素是导致肿瘤的触发因素,有些则属于促进或演变因素。有些因素同时具有启动、促进和演变的作用。研究者们通过大量研究发现致癌物主要表现出 10 个关键特征:亲电性或是可通过转化拥有亲电性;基因毒性;介导 DNA 修复或导致基因组的不稳定性;诱导表观遗传的改变;诱导氧化应激;诱导慢性炎症;产生免疫抑制;调节受体介导的效应;介导细胞的增殖、死亡或改变细胞的营养物质供应。

(一)化学因素

2019 年国际癌症研究机构 IARC 对致癌物的分类进行了修改,将不同的因素依据其对人类和哺乳动物致癌作用的不同分为三类四组:确定致癌物、可能致癌物和无法分类的致癌物这三类,其中可能致癌物又分为 2A、2B 两组。①确定致癌物:对人类有确定致癌作用的物质,如苯、砷、氡等。②可能致癌物:对人类的致癌作用不明确,如汽油、六氯环己烷、甲基汞化合物等。③无法分类的致癌物:对人类和动物致癌的证据都不足,如仲山梨酸、三乙醇胺等。

此外,根据不同致癌物质在人类和哺乳动物体内的致癌方式的不同,又可分为直接致癌物、间接致癌物和促癌剂。①直接致癌物:化学致癌物直接有致癌作用,在机体内不经过生物转化即可致癌。其化学性质活泼,如甲醛、芥子气、环氧乙烷等。甲醛可以与 DNA 结合,形成单 DNA 加合物或 DNA 和 DNA 的相互交联或 DNA 和蛋白质的交联,进而导致细胞毒性。②间接致癌物:化学致癌物本身并不直接致癌,在体内经过生物转化,所形成的衍生物具有致癌作用。已知化学致癌物大多是间接致癌物,如多环芳烃(PAHs)。多环芳烃是常见的间接致癌物,存在于家庭生活和各种工业活动中。多环芳烃分子通过 CYP1A1/1B1/EH 途径、CYP 酶途径、AKR 途径等代谢形成致癌物质,如:阳离子自由基、邻醌类化合物等,这些活性代谢物产生 DNA 加合物,导致 DNA 突变、基因表达谱的改变从而导致肿瘤的发生。③促癌剂:化学物质单独不致癌,却可以促进致癌物质与机体的反应,具有促癌作用。例如佛波醇-12-十四烷酰-13-乙酸酯(12-O-Tetradecanoylphorbol-13-acetate,TPA)是一种较强的促癌剂,在小鼠的模型中诱导小鼠皮肤癌的发生。

(二)物理因素

(1)电离辐射:宇宙射线、X 射线和其他放射性物质的辐射。所有电离辐射的类型都属于 1 类致癌物。辐射致癌是一个渐进的过程,不同电离辐射的致癌作用与其种类、放射源的物理性质、受照射剂量的大小以及个人的耐受剂量等有关。如我们平常生活中的 X 线、CT 检查等,每人每年所受的放射诊断剂量都有一定的阈值。辐射主要通过 DNA 的损伤启动癌变,辐射导致的基因突变并不一定发生在受照射的细胞中,而可能发生在受照射细胞的分裂的子代细胞中。辐射导致的基因突变可能激活原癌基因或者抑制了抑癌基因。电离辐射又可分为天然辐射和人造辐射。人们主要受到来自自然界的天然辐射,例如地壳中的自然放射性核素等。而人造辐射则广泛应用于医学、工业等领域。电离辐射造成的 DNA 突变是人们最大的担忧,正确认识电离辐射有利于我们做好防护。

(2)非电离辐射:包括紫外线、无线电波、微波等。其中紫外线是确定的能致癌的物质。紫外线(Ultraviolet,UV):UV 辐射可再分为 UV-A、UV-B 和 UV-C。到达地面的太阳光主要由 UV-A(90%)和 UV-B(10%)组成。UV-C 射线大部分被大气吸收。UV-A 和 UV-B 都有助于致癌,UV-A 的波长较长(320~400nm),能穿透真皮导致自由基的形成。UV-B 波长较 UV-A 短(290~320nm),能穿透表皮底层,引起胸腺嘧啶二聚体的形成。紫外线辐射会导致细胞损伤、凋亡,并破坏 DNA 修复机制,导致 DNA 突变。大多数(90%)皮肤鳞状细胞癌由于 UV 诱导的 p53 基因突变导致角质形成细胞不受抑制地增殖。有研究指出暴露于太阳紫外线辐射与乳腺癌风险之间存在相关性,并且在 40 岁以上的女性中,紫外线下暴露的剂量与乳腺癌风险之间存在线性关系。

(三)生物因素

人们以前认为肿瘤是一种遗传性疾病,然而在 1908 年 Vilnelm Ellermann 和 Oluf Bang 在健康鸡身上接种患有白血病的鸡的无细胞滤液后引发健康鸡患有白血病的研究后,科学家们纷纷发现了致癌的病毒。除了病毒之外,生物致癌因素还包括了细菌和寄生虫。

(1)病毒:病毒是生物致癌因素中最常见的。病毒可通过机械性损伤或者通过感染人的细胞,将自己的基因与人类基因整合成为癌基因而诱发细胞的癌变。有些病毒自身含有特殊的基因即病毒癌基因或是一些编码转化的蛋白导致细胞的恶变。病毒根据自身遗传物质的种类,可分为 RNA 病毒和 DNA 病毒,其中,RNA 病毒最为常见。

DNA 病毒:常见的与肿瘤形成相关的 DNA 病毒有乙肝病毒、EB 病毒和 HPV 病毒,分别与肝癌、鼻咽癌和宫颈癌的形成相关。

RNA 病毒:RNA 病毒较复杂,其有单链 RNA 病毒也有双链 RNA 病毒。单链 RNA 病毒在翻译的时候又可根据其翻译方式分为正译、负译和双译。因此相比于 DNA 病毒,RNA 病毒更容易突变。目前与人类相关的比较明确致癌的病毒有人类 T 细胞白血病病毒（Human T cell leukemia virus,HTLV）和丙肝病毒。HTLV 是第一个发现的人类逆转录病毒,可分为 HTLV-I 型和 HTLV-II 型。其中 HTLV-I 型与成人 T 淋巴细胞白血病（Adult T-cell leukemia/lymphoma,ATLL）相关。ATLL 的细胞增殖依赖于 BATF3 和 IRF4,这 2 种基因协同驱动 ATLL 特异性基因的表达。HBZ 是 HTLV-I 编码的转录因子,它与 ATLL 特异性的 BATF3 增强子结合,从而调节 BATF3 及其下游目标（包括 MYC）的表达。

（2）细菌：已知的确定能致癌的细菌为幽门螺旋杆菌。感染者与非感染者相比,发生胃癌概率显著增高。幽门螺旋杆菌的根除治疗不能将胃癌发生风险降低为零,但有助于降低患者胃癌发生的概率。幽门螺旋杆菌感染后通过浸润巨噬细胞、中性粒细胞、自然杀伤细胞等诱导多种炎症反应,显著影响胃内微环境,干扰了胃上皮细胞增殖与凋亡的平衡,这可能与 NFκB 介导的信号通路有关。同时炎症浸润细胞释放的炎症介质如细胞因子、趋化因子和金属蛋白酶等促进胃细胞内上皮间充质转化（epithelial-mesenchymal transition,EMT）过程。此外,大量的幽门螺旋杆菌毒力因子也能通过促进胃细胞内的 EMT,从而导致肿瘤和恶性转化。

（3）寄生虫：华支睾吸虫和泰国肝吸虫是确定可以致癌的物质（1 类）,并且都能诱导胆管细胞癌的发生。华支睾吸虫主要分布于越南、中国、韩国、朝鲜和俄罗斯远东地区,而泰国肝吸虫在东南亚流行,包括泰国、老挝、柬埔寨等。2 种寄生虫导致癌症的发生是一个多步骤的过程,其寄居在人类的胆道系统中反复感染形成慢性炎症,细胞反应性增殖,从而导致一系列基因或者表观遗传的改变形成肿瘤。其中慢性炎症和氧化应激可能对诱导胆管癌的发生起到了很大的作用。日本血吸虫被列为可能致癌的物质（2B 类）,可能导致人类肝细胞肝癌的发生。血吸虫尾蚴、童虫和虫卵对宿主产生机械性损伤,并引起复杂的免疫病理反应,其致病主要由于虫卵沉着于组织中所引起的虫卵结节,病变部位主要在结肠及肝脏,较多见的异位损害则在肺及脑。其致肝细胞肝癌的机制暂不清楚。

（四）生活方式

生活方式已经成为许多常见恶性肿瘤的发生风险并且与其预后相关。据世界卫生组织估计,约 1/3 的癌症可归因于与癌症相关的生活方式行为,如吸烟、缺乏体育活动、缺乏营养、酗酒和在没有适当保护的情况下晒太阳等。在一项荟萃分析和前瞻性研究结合的研究中,通过建立胃癌的遗传风险模型发现在不同生活方式的人群中,生活方式不适宜的人群发生胃癌的风险高于生活方式适宜的人群。其中高遗传风险和良好生活方式的参与者发生胃癌的风险比高遗传风险和不良生活方式的参与者低。不健康的生活方式大大增加胃癌发生风险,相反不吸烟、从不饮酒、较少食用腌制食品以及经常摄入新鲜水果和蔬菜可以减少高遗传风险胃癌患者发生胃癌的概率。高脂饮食与结直肠癌、前列腺癌等相关,在对鼠类前列腺癌模型的分析中,推测高脂饮食通过有利于 MYC 基因启动子区域的组蛋白 H4K20 低甲基化来增强 MYC 的转录,从而导致细胞增殖和肿瘤负担增加。此外,超重和肥胖会增加患食道癌、结肠癌、胰腺癌、子宫内膜癌、肾癌以及更年期后乳腺癌的风险；无论主动还是被动吸烟与肺癌、口腔癌的发生相关；不洁的性生活可能导致女性宫颈癌的发生；喜食高热食物与食管癌相关等。

二、内部因素

(一)遗传因素

肿瘤的发病存在种族和群体的差异,有些肿瘤具有家族聚集的现象。二次突变学说认为,具有家族遗传的患者,在子代的一对等位基因上已经有一个等位基因突变,若另一等位基因也发生突变将导致肿瘤的发生,所以这些具有遗传因素的患者的发病率大大高于常人。视网膜母细胞瘤被认为是一种具有常染色体显性遗传的肿瘤,与视网膜母细胞瘤基因(retinoblastoma susceptibility gene,RB)的突变相关。家族性腺瘤性息肉病或家族性息肉病是一种常染色体显性的遗传性疾病,APC 基因的突变是潜在遗传缺陷。息肉通常发生在青少年早期,不及时治疗几乎 100% 的人都有患结肠直肠癌的风险。BRCA1 和 BRCA2 突变的妇女患乳腺癌和卵巢癌的风险将比没有突变的妇女增加 5~20 倍。

(二)免疫因素

免疫是人体的一种生理功能,人体通过免疫功能来识别"自我"和"非我"维持身体健康。免疫系统具有免疫防御、免疫自稳和免疫监视的作用。肿瘤免疫研究的历史悠久,直到 2002 年 Dunn 等人第一次提出"癌症免疫编辑"的假说,系统地阐述了肿瘤的免疫机制。肿瘤免疫编辑理论,将肿瘤免疫分为免疫清除、免疫平衡、免疫逃逸 3 个阶段来解释肿瘤的发生。肿瘤细胞本身十分狡猾,可以通过自身细胞的修饰及肿瘤的微环境来逃避人体的免疫系统。如在多发性骨髓细胞瘤中,CD226 和 NKG2D 通过影响 NK 细胞和 CD8+T 细胞的功能促进多发性骨髓细胞瘤的免疫逃逸。

(三)内分泌因素

内分泌的紊乱对于一些肿瘤的发生或发展起着一定的作用。持续暴露于外源性雌激素是各种癌症公认的危险因素,长期高水平雌激素的刺激可导致子宫内膜癌等。孕激素在 IARC 所列举的清单中属于 2B 类致癌物,可能与促进乳腺癌的发展相关。此外有大量流行病学数据表明生长激素通过胰岛素样生长因子-1 调节细胞的生长,可能与癌症形成之间存在联系。

第二节　肿瘤的发病机制

肿瘤的产生是一个渐进的过程,涉及许多复杂的改变。以往人们认为肿瘤的发生仅是细胞遗传物质的改变的结果。随着分子诊断技术的进步和人类基因组计划的完成,各种结构蛋白、酶类等被发现与肿瘤密切相关。肿瘤的发生不仅仅存在遗传物质的改变,表观遗传在其中也发挥了很大的作用。

一、原癌基因和抑癌基因

原癌基因和抑癌基因是一对功能相反的基因,都对细胞的生长增殖分化起着重要的调控作用。原癌基因正常情况下在生物细胞内部处于低表达或者不表达的状态,但是在某些作用刺激下,如病毒、辐射、化学致癌物等作用下,原癌基因可被激活转变为癌基因导致细胞生长失控。然而抑癌基因恰恰是牵制原癌基因的,其在正常组织中表达并且在细胞生长增殖分化中起着负性调控的作用,当抑癌基因突变或者失活时,细胞也将不受控制从而导致细胞的恶性转变。

（一）原癌基因

原癌基因的激活有 4 种机制：点突变、基因扩增、染色体重排、获得外源性的启动子。突变通过原癌基因编码蛋白的结构改变激活原癌基因。这些变化通常涉及关键的蛋白质调控区域或直接的催化区域,往往导致突变蛋白不受控制地持续作用。各种类型的突变,如碱基替换、缺失和插入,都能激活原癌基因。RAS 基因是人类癌症中最常见的致癌基因,在 RAS 原癌基因家族(KRAS、HRAS 和 NRAS)中经常检测到点突变。RAS 的 3 种亚型在它们的结构域上共享 90% 的一致性,具有保守的结构和生化特性,编码由 188 到 189 个氨基酸链组成的极其相似的蛋白质。但 KRAS 明显比 HRAS、NRAS 更活跃。RAS 基因编码的 G 蛋白,称为 p21 蛋白(RAS 蛋白),在信号转导通路中起到分子开关作用,调控哺乳动物细胞的增殖、分化和存活,具有 GTP 酶活性。当 RAS 蛋白被激活时,可激活下游的 RAF/MEK/ERK1/2 和 PI3K/PIP3/AKT 信号通路,这种效应往往是短暂的。RAS 蛋白的持续激活导致信号通路持续传递,从而使细胞恶性转化。KRAS 是 RAS 家族中最重要的基因,KRAS 基因突变主要发生在源自内胚层肿瘤的肿瘤中,包括胰腺癌、结直肠癌和肺癌等,其突变常常发生在 12、13 或 61 号密码子上。在大多数胰腺导管腺癌病例中,密码子 12(外显子 2)上 KRAS 致癌基因的点突变是起始事件(70%～95%)。KRAS 的点突变破坏了 RAS 固有的 GTP 酶活性,阻止了 GTP 酶激活蛋白促进 GTP 向 GDP 的转化,持续激活下游信号通路,导致细胞持续增殖。针对 KRAS 突变的靶向药,一直是研究的热点,但暂未有有效的药物。

BRAF 基因是另一个点突变的例子,在 MAPK/ERK 信号通路中起着关键作用。BRAF 突变导致 MAPK 信号通路的组成性激活,促进细胞生长和增殖。人类肿瘤中已经发现了大约 200 个 BRAF 突变等位基因。BRAF 的突变可以分为 3 类：1 类突变是 V600 突变激酶激活性单体,2 类突变是激酶激活性二聚体,3 类突变是 RAS 依赖激酶失活异质二聚体。其中前 2 类突变是非 RAS 依赖型突变。最常见的致癌 BRAF 突变是 V600E BRAF 的突变,其 15 外显子的 1799 位核苷酸的突变,导致密码子 600 处缬氨酸取代了谷氨酸,导致 BRAF 蛋白一直都处于激活状态,致使下游的 MEK/ERK 基因突变活化或过表达。

MYC 也是常见的原癌基因,大约 30%～50% 的高级别乳腺癌显示出 MYC 基因扩增。MYC 家族包括 3 种类型：MYC、MYCN 和 MYCL,都编码转录因子。MYCN 是致癌基因中基因扩增的前 10 位基因之一,N-myc 是 MYCN 基因编码的一个转录因子,并且在胶质母细胞瘤(glioblastomas,GBMs)中被发现大量扩增。EGFR 扩增在 GBMs 中也很常见,EGFR 表达于正常上皮细胞表面,而肿瘤细胞中常过表达并且与肿瘤细胞的转移、浸润、预后差有关。EGFR 下游的信号转导通路主要有 2 条：RAS/RAF/MEK/ERK 和 PI3K/AKT/mTOR。研究者认为大部分 GBMs 与 EGFR 介导的 MAPK 信号通路有关,EGFR 的高表达引起下游信号传导的增强,导致异常信号通路的激活。EGFR 是 Erb B 家族中的一员,也称为 Erb-B1(HER1)。该家族还包括 Erb-B2(HER2)、Erb-B3(HER3)和 Erb-B4(HER4),其中 HER2 的扩增与乳腺癌存在相关。

染色体重排在血液恶性肿瘤和一些实体肿瘤中常被检测到。染色体的重排常导致融合癌基因的形成。1960 年 Nowell 及 Hungerford 在慢性粒细胞白血病(chronic myeloid leukemia, CML)发现第一个基因融合的例子。CML 中的 t(9;22)(q34;qll)易位将通常位于 9q34 的 ABL 基因与位于 22qll 的 BCR 基因融合。在染色体上产生 BCR/ABL 的融合基因,编码一个 210kD 的嵌合蛋白,该蛋白具有酪氨酸激酶活性,能导致细胞不受控制地增殖。间变性大细胞淋巴瘤的 t(2;5)(p23;q35)易位将位于 5q35 的 NPM 基因与 2p23 的 ALK 基因融合。ALK 编码一种跨膜酪氨酸激酶,类似于胰岛素生长因子受体家族。NPM 编码参与核糖体组装的核仁蛋白,NPM/ALK 融合产生一种嵌合癌蛋白,其中 ALK 酪氨酸激酶活性可能构成性地被激活。此外,在一些髓系、淋巴系的急性白血病发现都与 11 号染色体长臂的 11q23 的重排有关。

(二)抑癌基因

1969 年,Knudson 首次在遗传性视网膜母细胞瘤中预测了肿瘤抑制基因的存在。1971 年,他提出了致癌的"二次突变"理论,即抑癌基因的失活是一对等位基因同时突变后的结果,并最终在 1986 年成功克隆了视网膜母细胞瘤基因。RB 基因的产物是一种染色质相关蛋白,可调控基因转录。其主要通过调控 E2F 转录因子限制细胞周期基因的转录。TP53 基因的突变是癌症中最常见的基因改变。由 TP53 基因编码的 p53 蛋白,涉及调控 DNA 损伤修复、细胞周期阻滞、凋亡和衰老的细胞内代谢途径等。p53 蛋白的重要作用之一是调控细胞分裂和增殖。在细胞周期中,p53 的调节功能主要体现在 G1 和 G2/M 期校正点的监测,与转录激活作用密切相关。p53 下游基因 p21 编码蛋白是一个依赖细胞周期蛋白的蛋白激酶抑制剂,在遗传性视网膜母细胞瘤发生中,p21 和细胞周期蛋白依赖性激酶复合物结合,导致细胞周期蛋白依赖性激酶无法磷酸化,导致 E2F 这一转录调节因子不能活化。当细胞生长失控时,p53 诱导下游的细胞周期素依赖性激酶抑制因子 p21 表达,p21 与 p53 共同作用导致细胞周期阻滞,未经修复的 DNA 无法通过细胞周期,减少了受损 DNA 的复制和积累,当损伤无法修复时,p53 通过触发凋亡相关基因(包括 BAX,BCL-2 家族的促凋亡成员)触发程序性细胞死亡,从而发挥抑癌作用。现在大部分的靶向治疗药是癌基因的抑制剂。

(三)凋亡调节相关原癌或抑癌基因

BCL-2 基因是研究最深入最广泛的凋亡调控基因。BCL-2 基因最初是在非霍奇金滤泡状 B 细胞淋巴瘤中分离出来的,主要位于控制关键决策点细胞色素 c 释放的线粒体上。在结构上,该家族具有进化保守的 BCL-2 同源(BH)结构域。BCL-2 家族主要分为 2 大类:抗凋亡蛋白和促凋亡蛋白。抗凋亡蛋白(如 BCL-2、BCL-XL、MCL-1、BCL-W)通过抑制促凋亡成员来保持线粒体外膜的完整性。促凋亡蛋白又可以分为 2 类,可以是具有多个 BH 结构域的效应蛋白(如 BAK、BAX 和 BOK),也可以是大量仅含 BH3 的蛋白,这些蛋白因其单一的 BH3 保守结构域而得名(如 BIM、PUMA、NOXA、BID 等)。细胞的命运取决于 BCL-2 家族蛋白水平的动态平衡过程,细胞信号通路可以调节促凋亡蛋白或抗凋亡蛋白的表达,从而使平衡向生存或死亡一方倾斜。BCL-2 可与促凋亡 BAX 形成二聚体,如果 BAX 相对量高于 BCL-2,则 BAX 同二聚体的数量增多,从而促进细胞死亡;而如果 BCL-2 相对量高于 BAX,则促进形成 BCL-2/BAX 异二聚体,并使 BCL-2 同二聚体的量增多,从而抑制细胞死亡;而促凋亡分子则竞争结合细胞死亡抑制分子如 BCL-XL 或 BCL-2,由此替换了 BAX 并促进 BAX 同二聚体形成,诱导凋亡。

当天平倾向死亡时,线粒体外膜上促凋亡效应蛋白聚集导致线粒体外膜通透性提高以及细胞色素 c 的释放,触发蛋白水解酶即半胱氨酸蛋白酶(cysteine aspartic acid specific protease, Caspases)的级联激活,它可以裂解下游的底物,导致细胞死亡。在体外研究中发现,BCL-2 家族中的各个成员在细胞的发育生长的各个阶段含量并不相同,通过有效抑制多种不同类型细胞中的不同凋亡刺激因子诱导的细胞凋亡,对细胞周期的进程并不发生大的影响。这说明它在细胞凋亡调控机制是许多因子作用的共同分子基础。Survivin 是 BIRC5 基因的蛋白产物,在人类中位于染色体 17q25 的端粒位置,其在胚胎发育过程中表达,但大部分在终末分化的成人组织中不表达。Survivin 被认为是迄今鉴定出的最具癌症特异性的蛋白之一,在几乎所有恶性肿瘤中都过表达,有研究表明其也可抑制凋亡分子 BAX 的表达。Survivin 参与了 2 个关键的癌变过程:第一作为凋亡抑制蛋白家族成员,抑制细胞死亡;第二是作为染色体乘客复合物的一部分,促进细胞增殖。Survivin 可抑制细胞色素 c 和 caspases3、7 和 9,诱导的凋亡信号通路。其中 survivin 不能直接与 caspases 结合,但起着保护 X 染色体连锁凋亡抑制蛋白(x-linked inhibitor of apoptosis protein,XIAP)的作用。XIAP 是由 BIRC4 基因编码的蛋白抑制细胞凋亡,可被促凋亡的 Smac/DIABLO 复合体拮抗。为了抑制上述 caspases 的凋亡作用,survivin 和 XIAP 相辅相成形成复合体。在 XIAP 发挥功能的过程中,survivin 与诱导线粒体释放的 Smac/DIABLO 结合,从而降低 Smac/DIABLO 对 XIAP 的拮抗作用。

二、端粒与端粒酶

端粒是存在于真核细胞染色体末端的一段 DNA 和蛋白质的片段,人类的端粒是由端粒 DNA 和 6 种蛋白复合物组成的端粒蛋白复合体,保护染色体末端不被非法连接和切除。端粒在维持真核生物基因组完整性方面扮演着重要角色,它确保染色体的自然末端不会被误认为是双链 DNA 断裂并进入 DNA 修复途径进行修复。在肿瘤发生过程中,细胞必须获得端粒 DNA 维护机制,以对抗端粒缩短,保护端粒免受 DNA 损伤修复系统的损害,避免端粒介导的衰老或凋亡。

在人类染色体末端发现的高度保守的端粒重复序列由串联重复序列(TTAGGG)n 组成,重复序列折叠成一个环状结构,由端粒环和端粒相关蛋白组成,其中端粒相关蛋白又称为端粒蛋白复合体 Shelterin(TRF1,TRF2,POT1,TIN2,RAP1 和 TPP1)。保护蛋白 TRF1 和 TRF2 为双链端粒 DNA 提供了紧密结合和特异性结合,而 POT1-TPP1 保护蛋白质复合物包裹着我们所有染色体末端所特有的单链富 G 端粒的尾端。通过覆盖染色体末端,端粒蛋白复合体保护端粒 DNA,以防止核溶解降解、端粒间融合、不规则重组和染色体不稳定(染色体拷贝数、结构的扩增或者缺失)。端粒的缩短会使端粒失去覆盖功能,缺乏端粒酶活性的细胞分裂时都会发生端粒酶的缩短。端粒在癌症中具有双重作用:端粒缩短可诱导染色体不稳定,导致肿瘤的发生,而发生肿瘤则需要重新激活端粒酶,以稳定染色体,获得不朽的生长能力。在人类中,端粒过长和过短都与癌症发病率的增加有关。端粒长度过长可以延长细胞的复制寿命,延长转化发生的窗口期。在亚洲人群中,很少有研究调查白细胞端粒长度与癌症发病率和全因死亡率风险之间的关系,较长的端粒总体上与癌症发展风险的增加有关,包括乳腺癌、直肠癌、前列腺癌、胰腺癌和肺腺癌等几种常见癌症类型。另一方面,过短的端粒可能会导致细胞周期阻滞或触发细胞凋亡,大量衰老细胞通过获得一种衰老相关的分泌表型(senescence-associated secretory phenotype,SASP)对组织微环境有进一步的有害影响,SASP可以通过促炎信号促进肿瘤进展。此外随着端粒缩短到一个临界阈值,标志着危机的开始。端粒危机发生在肿瘤发生期间,耗尽端粒储备导致频繁的端粒融合。由此产生的双中心染色体被认为是导致基因组不稳定性的原因。双中心染色体在有丝分裂中断裂,并经历断裂—融合—桥。断裂—融合—桥循环是一种染色体畸变的过程,它由染色单体的断裂开始,两姐妹染色单体端粒缺失后染色体融合在一起,形成双着丝粒染色体,在有丝分裂后期,染色体的两个着丝粒迁移到两端的,融合染色单体开始分离,每个子代细胞接收到一个丢失了端粒的染色体,然后这个过程周而复始就形成了"断裂—融合—桥循环"。随着这一过程的重复,它可以导致扩增的快速积累和重排,从而促进向恶性转变。

随着危机的进展,生长可能完全停止,并无限期地保持这种状态,或者直到所有细胞都死亡。因此,只有通过端粒酶的重新激活,或通过端粒替代延长通路(alternative lengthening of telomeres,ALT)途径,才能摆脱危机。大多数人类肿瘤维持其端粒表达通过激活端粒酶活性,少部分肿瘤通过ALT途径。

端粒酶是一种特殊的核糖核酸酶蛋白质聚合物,通过合成端粒DNA来对抗端粒的缩短。在后随链DNA复制过程中,最末端的RNA引物被移除,留下一个DNA聚合酶无法合成的缺口,这导致在每一个复制周期的染色体最末端的DNA丢失。端粒酶通过在染色体末端合成新的端粒重复序列来抵消DNA的磨损。癌症的特征之一在于肿瘤细胞具有无限分裂的能力,并能在激活特定端粒维持机制的过程中保持稳定的端粒长度。在正常人体中,一般监测不到端粒酶的活性,只有在造血细胞、干细胞和生殖细胞中能检测到,在85%~90%左右的肿瘤细胞中能检测到激活的端粒酶。端粒酶复合物由催化端粒酶逆转录酶(telomerase reverse transcriptase,TERT)亚基和端粒酶RNA(telomerase RNA,TERC)组成。人类端粒酶逆转录酶基因近端启动子的体细胞突变目前被认为是癌症中最常见的非编码突变。TERT可以从端粒酶RNA模板中主动地将端粒重复序列添加到染色体末端。当TERC广泛表达时,TERT在体细胞中的表达下调,导致端粒渐进性缩短。在大多数细胞中,极短的端粒会导致衰老和细胞周期阻滞。在人类中,这被认为是一种基本的肿瘤抑制机制,它限制了细胞的增殖能力,同时也防止了可能由于端粒功能障碍而引起的基因组不稳定。大部分肿瘤的发生与TERT相关,近期有研究表明TERC与肿瘤也有相关性。端粒酶阳性的肿瘤包括卵巢癌、淋巴瘤、乳腺癌、结肠癌、肺癌等。

癌症的发生不一定需要有端粒酶的参与,但维持端粒的长度是晚期肿瘤持续生长所必需的。突发性癌细胞的永生化,都是通过端粒酶的重新激活或上调发生的。然而,另一种机制也可以逆转端粒的消耗,这种机制即被称为ALT。聚合酶POLδ和蛋白质PCNA、RFC1-5组成的复合物,可能是ALT细胞中端粒合成的主要途径。此外,在各种ALT活性增高的肿瘤中,学者发现其他与x连锁α地中海贫血/精神发育迟滞综合征蛋白(ATRX)和死亡结构域相关蛋白(DAXX)的功能缺失突变有关。

然而,在同一癌症人群的体内和体外细胞模型中都发现了关于ALT和端粒酶共存的证据,这使得端粒酶阳性和ALT阳性肿瘤之间的区别难以区分。到目前为止,端粒酶和ALT在同一细胞或群体中可能转换或共存的机制尚未完全了解，可能涉及不同的因素。

三、转录因子

转录因子是指能与基因特定序列结合，调节下游基因表达的蛋白质分子。一些学者发现有33种转录因子的失调在各种类型的癌症中起着关键作用。NF-κB蛋白是先天和适应性免疫应答的关键调节因子，可加速细胞增殖、抑制细胞凋亡、促进细胞迁移和侵袭、刺激血管生成和转移。过去人们主要研究NF-κB通路在炎症状态诱导和维持中的关键作用，但其实早在19世纪就有科学家对炎症和肿瘤的关系有了猜想。在引起肿瘤的发病因素的生物因素中，幽门螺旋杆菌与胃癌，乙肝病毒和肝癌等等，逐渐从炎症发展为肿瘤。当然也不是所有的慢性炎症都会发展成肿瘤。胃癌和结直肠癌是典型的炎症依赖性癌症，炎症产生的活性氧物质及炎症因子等导致DNA的损伤，其中NF-κB通过抑制p53诱导的凋亡增加了积累致癌突变的DNA损伤细胞的数量，此外NF-κB错配修复基因增强基因组的不稳定性，导致关键的肿瘤抑制基因失活，如编码TGFβ受体II型（TGFR2）、胰岛素样生长因子2受体（IGF2R；也被称为M6PR）或凋亡调控因子BAX。NF-κB刺激肿瘤启动的另一个机制是通过诱导突变体酶活化诱导的胞嘧啶脱氨酶（activation-induced cytidine deaminase，AID），该酶引起胞嘧啶到胸腺嘧啶的转变。AID属于载脂蛋白B mRNA编辑酶催化多肽（apolipoprotein B mRNA-editing enzyme catalytic polypeptide-like，APOBEC）家族，已被认为与人类癌症相关的突变有关。NF-κB诱导APOBEC3的表达，APOBEC3是该家族的主要诱变成员。一些编码转录因子本质上是原癌基因或抑癌基因，例如我们在前文提到的MYC基因家族。还有一些暂不能明确是抑癌或者是促癌的转录因子，如转录因子FOXK、Nrf2等。FOXK广泛表达于各种组织和器官中，在哺乳动物中FOXK家族包括2个成员，即FOXK1和FOXK2。FOXK1基因位于人类染色体7p22.1上，FOXK2基因位于人类染色体17q25.3上，分别编码DNA结合蛋白FOXK1和FOXK2。FOXK1的致癌作用与促进细胞增殖和抑制细胞凋亡相关，FOXK1通过靶向p21的表达，促进卵巢癌细胞的G1期向S期转化，然而FOXK2在肝细胞肝癌中通过PI3K/AKT信号通路促进肝癌细胞增殖，在透明细胞肾细胞癌中通过抑制其下游靶点EGFR的表达抑制肾癌细胞增殖，诱导癌细胞凋亡。FOXK2作为一种肿瘤蛋白或肿瘤抑制因子的功能取决于上游调控及其在癌细胞中的功能多样性。因此，我们需要对更多类型的癌症进行进一步的研究。原癌基因KRAS、BRAF和MYC在对小鼠细胞实验中发现，实际上这些原癌基因会导致活性氧（reactive oxygen species，ROS）水平的降低，可能是诱导转录因子Nrf2，该因子的作用是使ROS失去毒性，Nrf2的丢失影响KRAS诱导的胰腺肿瘤的形成，然而Nrf2的过度激活又导致胰腺癌、肝细胞癌的进展。Nrf2的双向作用也使得其成为治疗癌症的新的靶点。

四、表观遗传

1942年Conrad H. Waddington首次提出"Epigenetics"的概念。表观遗传指基因组DNA序列不发生改变的情况下，基因的表达水平和功能发生改变。癌症中常见的表观遗传改变包括异常的DNA甲基化、异常的组蛋白修饰以及各种非编码RNA表达水平的改变。

（一）DNA 甲基化

癌症研究中最广泛的表观遗传改变是异常的 DNA 甲基化，人类基因组中大部分的 CpG 二核苷酸是甲基化的，然而，有一种 CpG 富序列称为 CpG 岛，在正常健康细胞中通常是未甲基化的。CpG 岛存在于约 40%～60% 的肿瘤抑制基因的启动子区。与同类型组织的正常细胞相比，肿瘤中出现的 DNA 甲基化有 2 种一般变化：基因启动子区域去甲基化与选择性 CpG 岛的新生甲基化。RB 基因作为已知的肿瘤抑制基因，可以通过异常的 DNA 甲基化而沉默，为肿瘤发生中因表观遗传改变发挥的致癌作用提供支持。这一里程碑式的发现之后，又发现了癌症中其他高甲基化的肿瘤抑制基因，包括 CDKN2A、MLH1 和 CDH1。广泛去甲基化激活原癌基因，在结肠息肉中甲基化基因的鉴定已经使其成为结直肠癌早期检测的生物标志物。虽然肿瘤发生过程的第一步是由肿瘤抑制因子缺失引起的，但扩展到腺瘤，则需要 DNA 甲基化形成甲基化 CpG 结合蛋白，基因启动子上的甲基化 CpG 结合蛋白阻碍了激活基因转录所需的调控蛋白的进入。最近有研究发现 UHRF1 通过作用于 DNA 甲基化转移酶，对介导 DNA 甲基化的遗传至关重要。UHRF1 是一种表观遗传修饰因子，包含多个结构域。其中 SRA 结构域能够特异性地识别半甲基化的 CpG 位点并与之结合，通过将 DNA 甲基化转移酶招募至 DNA 上，确保 DNA 甲基化的稳定遗传。在对结肠癌患者的研究中发现，UHRF1 的高表达和肿瘤抑制基因的低表达与结直肠癌进展和降低患者生存率呈负相关。此外，病毒细胞的 DNA 甲基化也是肿瘤发生的一大机制，在 EB 病毒的 C 启动子的高甲基化可能与 EB 病毒逃避免疫监视相关，盲刷法检测 EBV DNA 甲基化在鼻咽癌诊断中显示出巨大的潜力。

（二）组蛋白修饰

组蛋白是已知蛋白质中最保守的。染色体的主要化学成分是 DNA 和蛋白质，其最基本单位为核小体。每一核小体包括 1 个核心组蛋白八聚体（H2A、H2B、H3、H4 各 2 个单体）和 1 个单体组蛋白 H1，H1 的作用是与线形 DNA 结合以帮助后者形成高级结构。组蛋白对基因的翻译后修饰是调节基因表达的表观遗传机制。多种组蛋白修饰酶可以催化组蛋白乙酰化、甲基化、磷酸化、泛素化等。除了这些经典的组蛋白修饰外，其他新的修饰也被发现，包括甲酰化、丙酰化、丁基化、2-羟基异丁基化、琥珀酰化、丙二酰化、戊二酰化、苯甲酰化等。组蛋白的甲基化和乙酰化是最多的组蛋白修饰，可以发生在 H3 和 H4 的多个位点，H3 和 H4 是常见的突变。在人类肿瘤中发现的所有 H3.3 突变都发生在 H3F3A 基因上，导致 H3.3 蛋白 N-端尾部的单密码子变化。在神经上皮肿瘤中，最初的研究发现了 H3 的 27 号赖氨酸的单甲基化（H3K27M），此外 H3K27、H3K36、H4K20 的三甲基化可能与卵巢癌、乳腺癌等相关。研究发现 KDM4B，一种 H3K9me3/me2 的去甲基化酶，在 N-MYC 扩增的神经母细胞瘤中高度表达预示肿瘤的预后不佳。组蛋白乙酰化与染色质开放和活跃的构象有关，而组蛋白去乙酰化通常与染色质浓缩和不活跃的构象有关。当高乙酰化发生时，特别是涉及原癌基因，基因表达可能被激活，而肿瘤抑制子的低乙酰化通常定位于启动子，与 DNA 甲基化共同发生，导致基因沉默。组蛋白乙酰化转移酶（histone acetyltransferase，HATs）可分为几个家族，如其中 p300/CBP 的基因突变就与多种肿瘤的发生有关。研究者观察到组蛋白去乙酰化酶（histone deacety-lase，HDACs）在肿瘤中的改变。HDACs 主要有 4 大类，Ⅰ、Ⅱ 和 Ⅳ 类依赖于 Zn^{2+}，而 Ⅲ 类 HDAC 称为 Sirtuins，参与调节肿瘤代谢的关键蛋白，是 NAD(＋) 依赖性酶的高度保守家族。

由于它与沉默调节因子有高度同源性，所以也成为一类沉默信息调节因子，简称"SIRT"。至今为止，Sirtuins 家族由 7 个主要成员组成（SIRT1-7）。HDACs 抑制了与癌变过程有关的基因的表达，p53 是第一个发现的 SIRT1 的非组蛋白底物，也是 SIRT1 在肿瘤发生中作用的第一个证据。SIRT1 在 p53 的 Lys382 残基去乙酰化可抑制 p53 依赖的细胞凋亡，从而促进细胞存活。研究表明，SIRT1 可能在不同类型的乳腺癌中发挥不同的作用。在胰腺癌中，学者发现 SIRT4 是 UHRF1 的下游靶标，并负向调节胰腺癌细胞有氧糖酵解和细胞增殖。UHRF1 可识别并结合 SIRT4 启动子区域半甲基化的 CpG 位点，进而抑制 SIRT4 的启动子活性，沉默 SIRT4 的转录从而进一步抑制 HIF-1α 负向调节胰腺癌细胞糖酵解导致细胞恶性增殖。IIDACs 的突变很罕见，但在癌症患者中 HDACs 的过表达却很常见，与 HATs 一样，HDACs 在癌症中的作用可能并不局限于组蛋白。越来越多报道的去乙酰化 HDAC 靶点包括 α-微管蛋白、HSP90 和皮质蛋白等。

（三）非编码 RNA 的表达

各种非编码 RNA 表达水平的改变也与肿瘤的发生发展相关。非编码 RNA 指不编码蛋白质的 RNA，主要包括 miRNAs、lncRNAs 和 circRNAs。它们调节细胞分化、血管生成、免疫反应、炎症反应，包括调节某些肿瘤细胞的增殖、浸润和转移等。我们近期的研究首次揭示了 Lnc34a 表观遗传调控肝细胞癌骨转移中的分子机制。Lnc34a 通过 PHB2 招募 DNMT3a 使 miR-34a 启动子甲基化，从而表观抑制 miR-34a 的表达。另一方面，miR-34a 通过 TGFβ 途径靶向调控 Smad4，然后改变与骨转移相关的下游基因的转录。RNA 的各种修饰途径也与肿瘤相关，已知的 RNA 的修饰有百种，甲基化修饰是研究最彻底的。m6A 甲基化是最常见的 RNA 修饰之一。在弥漫性大 B 细胞淋巴瘤，PIWI 相互作用的 RNA-30473（PIWI-interacting RNAs-30473，piRNAs-30473）通过上调 m6A mRNA 甲基化酶 WTAP，导致编码靶基因 HK2 的富 m6A 化从而提高了 HK2 的表达，促进弥漫性大 B 细胞淋巴瘤的进展。

肿瘤的产生是一个多阶段、多步骤的过程，通常是上述的因素综合作用的结果，比如 RAS 突变和 C-MYC 扩增在触发增殖信号时导致端粒缩短及端粒酶的激活等。

第三章　肿瘤病理

一、基本术语

新生物(neoplasia):新出现的不可逆的肿物。

肿瘤(tumor):包括良性肿瘤或恶性肿瘤。

癌症(cancer):泛指所有恶性肿瘤。

新生物(neoplasia)一词强调新出现的肿物。新生物(neo＝新的,plasia＝组织或细胞)或赘生物在希腊语中都指新组织,这表明肿瘤实际上是体内细胞的新发生的生长状态。

癌症(cancer)一词源自拉丁语(最初为希腊语)中的螃蟹一词,因为癌症会以一种顽固的方式黏附在其抓住的组织上,就像螃蟹一样。希波克拉底最初将癌症描述为具有中间躯干,并有着"螃蟹腿"一样向外扩散的结构的东西。

癌症的另一个术语是"恶性肿瘤(malignant tumor)"。肿瘤(tumor)的字面意思是"肿胀"或"肿块"。在这种情况下,它是指大量的失去正常结构的新生细胞,它们在正常人体生理功能上并无正常的生理作用。肿瘤既包括良性肿瘤,又包括恶性肿瘤。

二、概论

肿瘤病理的定义:肿瘤是指机体细胞在体内外致瘤因素的作用下,基因水平的分化和调控障碍,从而导致异常、过度的细胞增殖及分化异常而形成的新生物。具体来说,新出现的由变异细胞组成的异常组织被称为肿瘤。肿瘤通常表现出自发性、进展性、侵袭性和过度增殖性的特征。肿瘤广义上既包括良性肿瘤,也包括恶性肿瘤。

病理学一直是肿瘤诊断的金标准,即指在肿瘤的诊治过程中,肿瘤的良恶性判断、肿瘤的鉴别诊断以及肿瘤的病理预后因素,对于后续的临床诊治起着至关重要的作用。随着近年来分子技术的发展,病理诊断也从传统的显微镜显像时代进入到精准的分子时代。病理的发展和临床的发展相辅相成,诊断和治疗的技术互相推动,共同促进了肿瘤诊治水平的进展,肿瘤病理已迈入集形态、免疫组化、分子病理诊断于一体的新时代。

三、肿瘤的发生

机体的可再生组织内,细胞的死亡不断地发生,新的细胞也不断地形成,周而复始地进行着细胞的正常分裂。但在这一过程中,如果 DNA 复制出现错误,导致基因突变,细胞不断地异常增殖,失去正常的控制,也就形成了肿瘤。从正常细胞发展到肿瘤细胞,往往需要经历一个细胞增殖的异常状态的过程,以上皮组织来源的恶性肿瘤为例,包括:正常细胞—增生—非典型增生—原位癌—浸润癌。

增生是指细胞数量的异常增加，但细胞仍处于该组织的正常位置，并且以正常方式排列。例如甲状腺增生，甲状腺肿大是由位于滤泡内的上皮细胞异常快速生长引起的。病理学还有一个名词是化生，是指一种成熟细胞类型替换为另一种成熟细胞类型的过程。化生常发生在性质相似的组织，如上皮组织的互相转化和间叶组织的互相转化。例如，呼吸柱状上皮的鳞状化生引起吸烟者的化生性咳嗽。

不典型增生（dysplasia）：通常指上皮细胞异乎常态的增生，从良性改变到恶性改变的中间站，轻中度的不典型增生是可逆的，如果病变持续发展则可转变为癌。是指一种较不成熟的细胞类型替代一种成熟的细胞类型，例如子宫颈上皮的不典型增生。根据细胞的异型性程度和（或）其累及范围，可将不典型增生分为轻、中、重度 3 级：

①轻度不典型增生：仅在上皮层下部的 1/3 处观察到组织紊乱；②中度异常增生：组织形成紊乱到达上皮层下部的 2/3 处；③严重不典型增生：累及整个上皮（包括表面）。

增生、化生和不典型增生是可逆的，因为它们是受到外界刺激后形成的结果。但肿瘤形成是不可逆的，因为它是自主形成的。不典型增生的下一个阶段称为原位癌，指局限于上皮内但未向下浸润穿透基底膜。原位癌进一步发展，则形成浸润癌，再通过淋巴管和血管发生远处的转移。

四、肿瘤的转移

肿瘤从其原发部位以外的扩散称为转移。转移通过淋巴管/淋巴结和（或）血管扩散浸润到邻近的健康组织中而发生。当肿瘤以浸润方式生长时，它可以进入淋巴和血管系统。蛋白酶和透明质酸酶可促进入侵。通过淋巴和血管运输的恶性细胞可以附着在身体的远处。根据传播方式，适当的术语是淋巴转移或血源转移。

在血液循环系统中，恶性细胞与免疫系统相互作用，形成肿瘤细胞团，其可附着于血管的基底膜。细胞通过外渗侵入其他组织和器官。它们可刺激血管生成，血管将向转移方向生长并输送营养，这样可以促进肿瘤的不断增大。

根据部位和血流的不同，不同类型的原发性肿瘤具有不同的独特转移途径。原发性肺癌通过全身循环转移。原发性肝癌通过肝静脉和下腔静脉扩散到肺部。同样，腔静脉引流区域的肿瘤将通过心脏转移到肺部。肿瘤可能首先通过门静脉扩散到肝脏，最后扩散到肺。

五、肿瘤的命名

人体任何部位、任何组织、任何器官几乎都可发生肿瘤，因此肿瘤的种类繁多，同一脏器可能发生多种肿瘤，也可能转移至全身各处。肿瘤一般根据其组织来源来命名。良性肿瘤的命名原则为其来源组织名称后加上"瘤"，例如来源于纤维结缔组织的良性瘤称为纤维瘤，来源于腺上皮的良性瘤称为腺瘤等。有时还结合肿瘤的形态特点命名，如腺瘤呈乳头状生长并有囊腔形成者称为乳状头状囊腺瘤。

恶性肿瘤的命名主要分为 2 大类，即上皮来源和间叶来源。通常也根据其组织来源来命名。来源于上皮组织的统称为癌，命名原则为其来源组织名称之后加上"癌"，例如，来源于鳞状上皮的恶性肿瘤称为鳞状细胞癌,来源于腺上皮呈腺样结构的恶性肿瘤称为腺癌等。来源于间叶组织(包括纤维结缔组织、脂肪、肌肉、脉管、骨、软骨组织等)的恶性肿瘤统称为肉瘤,其命名原则是在来源组织名称之后加上"肉瘤",例如纤维肉瘤、横纹肌肉瘤、骨肉瘤等。当一个肿瘤中同时存在癌的组织和肉瘤的组织时,则称为癌肉瘤。在病理学上,癌是指上皮组织来源的恶性肿瘤。但一般人所说的"癌症",习惯上常泛指所有恶性肿瘤。

有少数恶性肿瘤并不按上述原则命名,例如有些来源于幼稚组织及神经组织的恶性肿瘤称为母细胞瘤,如神经母细胞瘤、髓母细胞瘤、肾母细胞瘤等;有些恶性肿瘤成分复杂或由于习惯沿袭,则在肿瘤的名称前加"恶性",如恶性畸胎瘤、恶性淋巴瘤、恶性黑色素瘤等。有些恶性肿瘤冠以人名,如尤文氏肉瘤、霍奇金病;或按肿瘤细胞的形态命名,如骨巨细胞瘤、肺燕麦细胞癌。至于白血病、精原细胞瘤则是少数采用习惯名称的恶性肿瘤,虽称为"瘤"或"病",实际上都是恶性肿瘤。

六、肿瘤的大体形态和组织结构

肿瘤病理学包括宏观的大体病理和微观的组织病理。

从大体病理学看,大体描述包括肿瘤的形状、颜色、结构等。肿瘤数目可为单个,也可为多个,转移性肿瘤甚至弥漫性地占据整个器官。肿瘤大小同样差别显著,小到只能在显微镜下才能发现的细胞簇,如原位癌(carcinoma in situ);大到直径数十厘米,重达数十公斤。肿瘤的大小可能与多种影响因素有关,包括肿瘤的性质(良、恶性)、肿瘤的生长时间以及肿瘤的发生部位等。例如肿瘤生长于体表或大的体腔(如腹腔)内,则有可能生长得较大;反之如果肿瘤生长于狭小腔道(如颅腔、椎管)内,可能在肿瘤较小时则会产生症状得以发现。良性的肿瘤通常生长缓慢,生长的时间较长。而恶性肿瘤则生长迅速,短期内便可能产生显著的临床症状促使患者就诊,因此恶性肿瘤往往不会长得特别巨大。肿瘤的形状多种多样,包括乳头状、菜花状、息肉状、结节状、分叶状、溃疡状和囊状等,有的呈浸润性生长,有的呈弥漫性生长。肿瘤形状往往与其发生的部位、组织来源、生长方式和肿瘤的良恶性均相关。

肿瘤的组织病理诊断是肿瘤病理诊断的基石,镜下不同于正常组织细胞的形态学异常是肿瘤的主要判定原则。肿瘤组织通常由实质和间质2部分组成。肿瘤实质主要是指全体的肿瘤细胞。肿瘤的实质决定了肿瘤的生物学行为特点以及肿瘤的特性。人体内几乎所有的组织都可以发生肿瘤,病理学则根据肿瘤的实质的形态学来判定肿瘤的组织来源,并进行肿瘤的分类、命名和组织学诊断;例如,肾脏原发的透明细胞癌起源于肾小管上皮,归为肾细胞癌的范畴,即使后期转移到肺脏,通过手术或活检病理镜下发现了透明细胞,依然诊断为肾脏透明细胞癌肺转移。通过对肿瘤实质中肿瘤细胞的分化成熟程度和异型大小的判定还可以明确肿瘤的良恶性。

肿瘤除了肿瘤细胞组成的实质之外,还包括非肿瘤细胞构成的间质。肿瘤间质不具有组织特异性,主要起着支持和营养肿瘤实质的作用,通常由结缔组织和血管组成,有时还可有淋巴管。生长迅速的肿瘤,往往间质血管成分较多而结缔组织较少;生长缓慢的肿瘤,其间质血管成分则较少。此外,肿瘤间质内往往可见或多或少的淋巴细胞等单个核细胞浸润,这是机体对肿瘤组织的免疫反应。近年来随着免疫治疗的发展,临床上对肿瘤微环境中淋巴细胞的浸润关注越来越多,对病理科医师也提出了更多的要求。

七、良性肿瘤与恶性肿瘤的区别

良恶性肿瘤由于预后差别极大,对患者而言可谓性命攸关,对医生而言影响治疗的决策,因此病理对于良恶性肿瘤的鉴别尤为重要。肿瘤的良性与恶性鉴别通常从以下几个方面来考虑:

(1)肿瘤的组织结构。良性肿瘤的形态结构与其来源的成熟组织相似,组织排列正常,细胞核保持正常极向;而恶性肿瘤与其来源的成熟组织相差很远,组织排列紊乱,细胞核失去正常极向。

(2)肿瘤细胞形态。良性肿瘤的细胞计数较低,具有同质的单形核,DNA含量、染色质和细胞核正常,没有细胞异常和低有丝分裂指数也提示良性肿瘤。相反,恶性肿瘤显示出高细胞计数和不同大小的细胞核,核与血浆的大小比增加,核仁突出并且聚集在一起。非典型的有丝分裂指数、异色症(嗜酸性粒细胞和嗜碱性粒细胞颗粒同时存在)和非整倍性(染色体畸变、染色体数目异常)是恶性肿瘤细胞的典型特征。细胞的间变是恶性肿瘤的主要形态学特征,而良性肿瘤无间变。所谓间变,是指细胞大小不等,细胞核增大,染色加深,核浆比例倒置(即核多浆少,正常细胞浆多核少)。良性肿瘤细胞核分裂少见,而恶性肿瘤细胞核分裂较多,特别是不典型分裂(即不对称分裂、多极核分裂等)对诊断恶性肿瘤具有重要意义。

(3)肿瘤的生长方式。良性肿瘤一般呈膨胀性生长,多有完整包膜,恶性肿瘤呈浸润性生长,多无完整包膜。

(4)肿瘤的生长速度。大多数良性肿瘤生长缓慢,病程长达数年至数十年,而恶性肿瘤生长迅速,有时几周或几个月便形成明显肿块,产生相应的临床症状甚至发生转移。

(5)肿瘤的转移。良性肿瘤不转移,而恶性肿瘤常会发生转移。

需要指出的是,良性肿瘤与恶性肿瘤有时并无绝对界限,有些肿瘤的表现可以介乎两者之间,称为交界性肿瘤(如卵巢交界性浆液性乳头状囊腺瘤和黏液性囊腺瘤)。这一类肿瘤有恶变倾向,在一定的条件下可逐渐向恶性发展。在恶性肿瘤中,其恶性程度也不尽相同,有的较早发生转移,如鼻咽癌;有的转移发生较晚,如子宫体腺癌;有的则很少发生转移,如基底细胞癌。此外,肿瘤的良恶性也并非一成不变,有些良性肿瘤如不及时治疗,有时可转变为恶性肿瘤,称为恶性变(malignant change),如结肠腺瘤性息肉可恶变为腺癌。而个别的恶性肿瘤如黑色素瘤,有时由于机体免疫力加强等原因,可以停止生长甚至完全自然消退。还有常见于儿童的神经母细胞瘤(neuroblastoma)的瘤细胞有时能发育成为成熟的神经细胞,有时甚至转移灶的瘤细胞也能继续分化成熟,使肿瘤停止生长而自愈。但这种情况相对罕见,绝大多数恶性肿瘤能否逆转为良性,还需要进一步的研究验证。

八、肿瘤的病理分级、分期

(一)肿瘤的病理性分级

肿瘤的病理分级是按肿瘤的分化程度进行区分的。分化是指从受精卵开始的个体发育过程中,胚胎时的缺乏特异性幼稚细胞逐步向成熟的具有特异性正常细胞发育的过程。肿瘤细胞分化分级从形态学上看,反映的是肿瘤组织在组织结构和细胞形态上与其来源的正常组织细胞间不同程度的形态差异,亦称为异型性,是恶性肿瘤的重要组织学特征。基于镜下细胞的形态差异,肿瘤组织异型性的程度可用肿瘤的病理分级来体现,用 G(Grade)来表示。通常分为4级:

Ⅰ级(G1),分化良好者称为高分化,肿瘤细胞接近相应的正常发源组织,恶性程度较低;

Ⅲ级(G3),分化较低的细胞称为低分化,肿瘤细胞与相应的正常发源组织区别大、分化差,为高度恶性;

Ⅱ级(G2),组织异型性介于Ⅰ级和Ⅲ级之间者,恶性程度亦居中;

Ⅳ级(G4),完全未分化的恶性肿瘤,称为未分化肿瘤,属于高度恶性。

肿瘤的病理分级可以体现肿瘤生长和扩散的速度,分级越高,生长速度越快。这种分级方式主要应用于分化性恶性肿瘤,如腺癌、鳞癌等的分级。在实际操作中,肿瘤的分级主要是根据显微镜下 HE 染色切片中肿瘤组织结构和细胞异型性的大小、核分裂象或增殖指数的多少、坏死范围、侵袭状况等参数确定的,并以分化最好的区域来确定肿瘤的组织学来源(分型),而以分化最差的区域来确定肿瘤的级别。医生会根据肿瘤分级和其他因素(例如癌症分期,患者的年龄和一般情况)来制订治疗计划并判定患者的预后(疾病的可能结果或病程;恢复或复发的机会)。通常情况下,较低的等级提示预后较好。较高级别的癌症可能会更快地生长和扩散,可能需要立即或更积极的治疗。对于某些类型的癌症,例如软组织肉瘤、原发性脑肿瘤、乳腺癌和前列腺癌,肿瘤分级在计划治疗和确定患者预后方面的重要性更高。

(二)肿瘤的病理性分期

肿瘤的分期是根据原发肿瘤的大小、浸润的深度、范围以及是否累及邻近器官、有无局部和远处淋巴结的转移、有无血源性或其他远处转移等参数来确定的,其实质是反映肿瘤的侵袭转移程度,是评价恶性肿瘤侵袭转移范围、病程进展程度、转归和预后的重要指标。

目前国际上较为常用的是 TNM 分期。T(Tumor)是指原发肿瘤,T 后面的数字反映了原发肿瘤的大小和深度。N(Nodes)是区域淋巴结受累的个数或程度,M(Metastasis)代表远处转移,意味着癌症已经从原发性肿瘤扩散到身体的其他部位,通常分为 M0(无转移)和 M1(存在远处转移)。不同肿瘤 TNM 分期中 T、N、M 后数字代表的意思不尽相同,通常情况下数字越大,病情越晚,预后越差。pTNM 表示手术后分期,cTNM 表示临床分期。

TNM 系统有助于详细地描述癌症,TNM 的组合可进一步分为 4 个分期。对于普通人而言,对这种Ⅰ~Ⅳ期的分类法更为熟悉:

第Ⅰ期,表示肿瘤仍局限于原发部位,尚未扩散;

第Ⅱ期,指肿瘤开始增长,但尚未发生扩散;

第Ⅲ期,指肿瘤增长较大,可能已扩散到周围组织和(或)淋巴结;

第Ⅳ期,肿瘤已从原发部位扩散到至少一个其他身体器官;也称为"继发性"或"转移性"肿瘤。

肿瘤的病理分级和癌症的分期不同。病理分级是微观镜下的肿瘤细胞异型性的体现,通常认为分化越差,恶性程度越高。而癌症分期体现的是癌症不同发展阶段的累及范围,涉及多种因素,例如原发肿瘤的位置,肿瘤的大小,局部淋巴结受累(癌扩散到附近的淋巴结)以及转移病灶的数量大小。

九、肿瘤切除等级

肿瘤通常可通过手术切除,可能与化学疗法或放射疗法相结合。为了判断切除的结果,建立了以下分类(见表 3-1)。

表 3-1 肿瘤切除等级

切除等级	定义
R0	切除组织的边缘经病理证实不含肿瘤组织
R1	显微镜下可见肿瘤组织存在于切除边缘
R2	切除边缘可见肉眼可见的肿瘤组织

十、肿瘤的危险因素

寻找癌症原因已经进行了数百年。早期的研究人员说,癌症是衰老的自然结果。随着细胞的衰老,一些细胞会发生恶变。有的学者认为癌症可能是遗传导致的,因此开始了对遗传学的研究。还有一些学者认为癌症可能与某些化学物质有关,而另一些人则质疑病毒或细菌是否导致了癌症。最终,"刺激"理论开始流行,研究人员开始尝试寻找会导致实验动物发生癌症的刺激物,例如烟草和煤焦油。尽管做了许多尝试,癌症专家不得不面对这样一个事实,即所有这些因素可能都跟癌症有一定关系,但没有任何一个因素会百分之百地导致癌症的发生。在实验室中,不是每一个暴露于刺激物或特定化学物质的动物或人都会患癌症,也不是所有的老年人或有癌症家族史的每个人都会患癌症。结果,科学家不得不放弃癌症是单一原因的理论。

尽管尚未就真正致癌的原因达成绝对共识,但科学家们确信许多因素都可能与癌症有关。这些因素被认为是"肿瘤的危险因素"。这些风险因素包括饮食习惯,生活方式,生活或工作环境,遗传因素以及许多其他因素。以下是研究人员在科学统计的支持下确定的一些主要癌症风险因素:抽烟,饮食,遗传学,职业与环境,传染媒介。

(一)抽烟

无论是男性还是女性,吸烟是肺癌的最重要原因,也是肺癌死亡的主要原因。吸烟也是导致喉癌、口腔癌和食道癌的主要原因。另外,它与膀胱癌、肾癌、胰腺癌和子宫颈癌的发生和死亡高度相关。烟草烟雾包含数千种化学物质,其中包括 60 种已知会导致癌症的物质。吸烟对健康的危害不仅限于吸烟者。暴露于环境烟草烟雾中会显著增加非吸烟者患肺癌的风险。环境烟草烟雾指非吸烟者与吸烟者在同一空气空间时所暴露的烟雾。

(二)饮食

饮食是近年来最受关注的生活方式因素。其中包括食物的类型、制备方法、分量、种类和总热量平衡。高脂饮食与前列腺癌、子宫内膜癌、结肠癌和直肠癌的风险增加有关。人们认为,高脂饮食是癌症的促进剂,有很多理论可以解释过量脂肪的影响。例如,多余的脂肪似乎与自由基的产生有关,自由基在许多类型的癌症中起作用。高脂饮食还会增加胆汁酸进入肠道的流量,从而促进结肠癌的发生。

研究结果表明,某些食品添加剂及其制备方法可导致或促进癌症。即使是某些所谓的自然食品保存方法也不被认为是安全的。例如,腌制和熏制的产品似乎会促进胃癌,这可能是由于腌制中使用的亚硝酸盐以及在熏制和腌制过程中产生的其他化合物所致。胃癌发病率的下降主要归因于现代冷藏技术以及腌制和熏制食品的减少。

(三)遗传学

根据定义,癌症实际上是基因疾病。基因是我们细胞中的非常小的分子,几乎决定着我们体内的一切。控制每个细胞遗传和遗传的基因沿着细胞核中的细胞 DNA 像项链上的珠子一样串在一起。在良性或恶性肿瘤中,调节这些过程的一些基因是异常的(突变的)。异常基因可能被致癌物、病毒、细胞分裂错误以及未知因素所继承或破坏。许多最常见的癌症,包括乳腺癌、结肠癌、卵巢癌和子宫癌,在某些家庭中一代又一代复发。另外,某些遗传因素可能会使那些易患特定癌症的因素易感。一些罕见的癌症,例如眼癌、视网膜母细胞瘤和一种结肠癌,与可以在家庭中追踪的特定基因有关。

尽管了解我们的遗传遗产可能会导致癌症的作用是有帮助的,但科学家们认为,环境影响和我们的行为可能会超过我们遗传所固有的风险。

十一、肿瘤的病理学检查方法

病理学是肿瘤诊断的重要技术手段,并被誉为肿瘤诊断的"金标准",病理学检查可以判断肿瘤的良恶性,明确肿瘤的组织来源、性质以及范围等,为进一步的临床治疗提供重要的依据。传统的病理学诊断主要依赖于光镜下的肿瘤细胞形态学异常,随着诊断技术的发展,肿瘤的病理学检查方法也在不断进步,免疫组化已广泛应用,分子诊断也伴随着靶向药物的涌现备受关注。

(一)病理形态学检查

(1)脱落细胞学检查:是指采集机体各部位的脱落细胞,经过染色后用显微镜观察其形态的检查方法。常用的脱落细胞学检查包括:①剥脱性细胞学:评估脱细胞(例如体液中)或机械收获的细胞(例如用刷子或刮刀);②拭子:例如妇科医学检查期间的宫颈涂片;③灌洗:例如支气管肺泡灌洗(BAL);④痰细胞学检查:查找肺癌细胞;⑤浆膜腔积液细胞学检查:例如,用于胸膜积液或腹水的鉴别诊断;⑥尿液细胞学检查:例如,在疑似尿路上皮细胞癌的情况下。

(2)活体组织检查:是指从患者身体的病变部位取出小块组织(根据不同情况可采用钳取、切除或穿刺吸取等方法)或手术切除标本制成病理切片,观察细胞和组织的形态结构变化,以确定病变性质,做出病理诊断,称为活体组织检查(biopsy),简称活检。这是诊断肿瘤常用的而且较为准确的方法。近年来由于各种内窥镜(如纤维胃镜、纤维结肠镜、纤维支气管镜等)和影像诊断技术的不断改进,不但可以直接观察某些内肿瘤的外观形态,还可在其指引下准确地取材,进一步提高了早期诊断的阳性率。但病理活检存在局限性,只能局部地反映当时送检样本的病变情况,首先,如果存在取材不当(如癌旁或非癌区或非病变区),则可能会造成"漏诊"或"误诊";此外,肿瘤的发展具有多阶段性,在病变的不同阶段活检,可能会获得不同的诊断结果,因此,定期随访,必要时进行多次活检有助于获得准确的诊断。

(二)病理诊断的其他技术

(1)免疫组织化学检查:免疫组化是应用了抗原抗体反应及抗原与抗体特性结合的原理,来确定肿瘤组织细胞内的未知抗原或抗体,主要是肿瘤相关抗原(肿瘤分化抗原和肿瘤胚胎抗原),进而判断肿瘤的来源和分化程度,协助肿瘤的病理诊断和鉴别诊断。免疫组化技术早在1941年便已确定,现已被广泛运用于肿瘤的诊断和研究当中。目前常用的染色方法有过氧化物酶－抗过氧化物酶法,即 PAP 法(peroxidaseantiperoxidase technique)和卵白素－生物素－过氧化物酶复合物法,即 ABC 法(avidin-biotin-peroxidase complex technique)。首先,利用免疫组织化学方法已经可以对许多常规方法难以判断其来源的肿瘤加以鉴别。例如,甲状腺转录因子-1(TTF-1)主要表达在甲状腺滤泡细胞中和甲状旁腺的主细胞中,在正常甲状腺和良性腺瘤中表达较多,甲状腺乳头状癌与滤泡癌中表达较少,未分化癌中不表达。而 TTF-1 在 75% 的非小细胞肺癌中阳性表达,且腺癌明显高于鳞癌,因此可用来鉴别肺腺癌与鳞癌,并有助于肺转移性腺癌的鉴别。此外,TTF-1 被发现在少数卵巢(3%～39%)、子宫内膜(2%～23%)和宫颈腺癌(4%)中亦有表达。其次,免疫组化对于预后的判断及临床策略也有一定的作用。MMR(mismatch repair)基因是 DNA 错配修复基因,这一类基因的表达缺失可能引起 DNA 复制过程中错配的累积,导致微卫星不稳定(MSI)的发生。临床上可通过免疫组化的办法检测 MMR相关蛋白的表达,包括 MLH1、PMS2、MSH2 及 MSH6。这 4 种蛋白中任一蛋白完全缺失,则判读为 dMMR(mismatch repair deficient,表达缺失),若无蛋白缺失,则判读为 pMMR(proficient DNA mismatch repair,表达正常)。对于 pMMR 的 II 期术后结肠癌患者,后续可考虑行氟尿嘧啶单药辅助化疗。

对于肿瘤的病理诊断,结合临床病史、组织形态学和免疫组化共同判定,才有助于获得准确的结果。

(2)电子显微镜检查:与光镜相比电子显微镜用电子束代替了可见光,用电磁透镜代替了光学透镜,并使用荧光屏成像。电子显微镜比光镜的分辨率提高了 1000 倍。但由于目前尚未发现肿瘤和恶性肿瘤的特异性的超微结构改变,因此对肿瘤的判定和肿瘤的良恶性鉴别仍主要依靠光镜观察。电镜在确定肿瘤细胞的分化程度,鉴别肿瘤的类型和组织发生中仍可起重要作用。在电镜下,癌细胞之间常见较多的桥粒连接或桥粒样连接,利用这一特性可在电镜下对癌和肉瘤进行鉴别区别。例如,小圆细胞恶性肿瘤是一类以镜下小圆细胞为特征的恶性肿瘤,光镜下不易区分,组织来源难以明确判定。但在电镜下,这一类肿瘤也有着不同的超微结构特点。例如神经母细胞瘤常见大量树状细胞突,在瘤细胞体及胞突中均可查见微管和神经分泌颗粒;尤文肉瘤的瘤细胞往往分化较差,胞浆内细胞器很少,但具有大量糖原沉积的特点;胚胎性横纹肌肉瘤可见由肌原纤维和 Z 带构成的发育不良的肌节;小细胞癌常可见细胞间连接和胞浆内神经分泌颗粒;恶性淋巴瘤则可见发育不同阶段淋巴细胞的超微结构特点。通过上述超微结构的差异,可通过电镜对以上小圆细胞肿瘤进行鉴别。

(3)流式细胞术(flow cytometry):流式细胞术是以激光为激发光源,利用荧光染料与单克隆抗体结合的标记技术,通过计算机系统对流动的单个细胞或微粒的多个参数信号进行数据资料处理的分析技术。收集的数据可以绘制为直方图(一种变量)或散点图(两种变量),目前已广泛用于肿瘤研究、诊断及治疗的各个领域,可对肿瘤细胞的 DNA、RNA、蛋白质、抗原等进行检测。正常体细胞具有恒定的 DNA 二倍体,而恶性肿瘤的 DNA 倍体大多为非整倍体或多倍体。因此通过检测细胞 DNA 含量,可以判定肿瘤的良恶性,指导药物的选择。此外,流式细胞术还可以检测肿瘤细胞表面表达的分子,已在肿瘤免疫领域广泛应用,包括肿瘤微环境的检测、免疫检查点的研究以及 CART 的细胞鉴定。

(4)图像分析技术:病理形态学的诊断主要是一种定性诊断,缺乏精确且客观的定量标准。图像分析技术(image analysis)的出现弥补了传统病理的这一缺点。随着病理扫描仪等先进设备的出现,存储/云功能的飞跃发展,现在已经非常容易以数字载玻片的形式将显微载玻片存储在计算机上进行处理。新的图像分析技术有助于远程诊断的实现、更快的分析以及病理信息的系统和安全存储。人工智能与病理图片识别的结合也逐渐走向临床,人工智能与病理医生的协作也将有助于提高病理的诊断率。

(5)分子生物学技术:病理学研究和诊断已经深入到基因水平,从遗传学的角度探索肿瘤的本质。重组 DNA 技术、荧光原位杂交技术(fluorescence in situ hybridization,FISH)、聚合酶链反应(polymerase chain reaction,PCR)和 DNA 测序等新技术在肿瘤的基因分析和基因诊断上已经开始应用。例如在乳腺癌患者中,需要检测人类表皮生长因子受体 2(Her-2)的表达,Her-2 是预测乳腺癌病人预后的独立危险因素。Her-2 受体过度表达导致肿瘤细胞异常增殖且侵袭性增加,转移的危险性也随之增加。约有 1/3 的乳腺癌患者伴有 HER2 蛋白过度表达。而针对 Her-2 受体过度表达的乳腺癌患者,临床上可采用人源化抗 Her-2 单克隆抗体-Herceptin(赫赛汀)进行治疗,因此,精准地对 Her-2 表达进行检测至关重要。Her-2 的过表达可经免疫组化法进行初筛,但 FISH 方法才被认为是判断 HER-2 扩增结果的"金指标"。近年来,Her-2 的检测在胃癌、尿路上皮癌中的检测也逐渐开展。

第四章　肿瘤影像诊断

第一节　影像学在临床肿瘤精确诊疗中的应用概述

一、前言

近年来,随着医学影像学相关交叉学科的飞速发展,无论是影像硬件设备、成像技术还是软件开发均取得了前所未有的发展。当前,各种影像新技术日新月异,医学影像学已从常规的形态学成像发展为功能性成像、从定性评估转为定量评价,能够从代谢、功能、结构及分子水平多维度评估疾病的发生发展以及转归。尤其是,多模态医学成像与医学大数据融合,结合人工智能分析技术,促使医学影像学在精准医学方面发挥着不可或缺的作用。恶性肿瘤的发病率逐年上升,已经成为全球疾病死亡主要原因之一,医学影像学被广泛用于肿瘤的早期检出、定性、病理分型、临床分期、疗效评价及生存预测等方面,为诊疗决策提供了重要的参考依据。

常规影像学方法包括超声、CT、MRI 和核医学等已成为临床上肿瘤诊疗常规的重要部分,这些常规影像学是基于组织回声、密度、信号强度或强化程度再结合病灶大小等形态学特征进行肿瘤的诊断或鉴别诊断。比如原发性肝细胞肝癌的临床确诊标准是基于影像学的综合判断,并不一定需要组织病理学依据。除了肿瘤诊断方面,常规影像学在肿瘤分型和术前分期中也发挥了重要作用,比如脑胶质瘤的分型、胃癌 CT 术前分期、直肠癌 MR 术前分期等诊疗规范已经写入相关指南,可指导临床医生制订个性化的治疗方案以及准确判断患者预后。同时,术后影像学评估可以帮助临床医生判断病灶有无残余、复发和转移等。传统化疗药物主要是指细胞毒性药物,它直接作用于肿瘤细胞导致肿瘤坏死、体积缩小。常规影像学能够准确提供肿瘤形态学特征如病灶大小、体积以及强化程度等,因此结合实体瘤疗效评价标准(response evaluation criteria in solid tumor,RECIST)对肿瘤常规化疗疗效进行评估一定程度上是可行的。

当前,一些非手术的新兴治疗手段不断推出,如抗血管生成药物、新型分子靶向治疗、免疫治疗等对影像学在肿瘤疗效评估中提出了更高的要求。RECIST 是基于肿瘤治疗前后大小的变化,并不能评估肿瘤坏死或血管变化。通常肿瘤体积变化需要经历较长时间,而功能性改变明显早于形态学变化,如肿瘤对分子靶向治疗或抗血管生成药物的早期反应并不是病灶形态大小的变化。因此基于肿瘤大小体积的影像学评价相对滞后。随着功能性影像学的不断发展,基于肿瘤功能变化的多模态影像学技术在肿瘤全流程管理中将发挥越来越重要的作用,尤其是灌注成像、扩散加权成像、磁共振波谱等功能性影像学技术可以为临床准确提供肿瘤血流灌注特征、肿瘤微环境与内部异质性以及代谢产物变化等定量信息,从而全面深入反映肿瘤的生物学信息。

二、灌注成像(perfusion imaging)

CT灌注成像(CT perfusion imaging,CTP)是通过静脉团注碘对比剂后快速同层动态采集靶器官,获取时间-密度曲线后采用预设的数字模型计算获得反映组织血流灌注定量信息的功能性CT成像技术。通常根据靶器官本身的血供特征,预设对应的"房室"模型,CTP主要数学模型分为去卷积法和非去卷积法。CTP定量参数包括血流量(blood flow,BF)、血容量(blood volume,BV)、灌注通过时间(mean transit time,MTT)、达峰时间(time to peak,TTP),血管通透性(permeability surface,PS)等。其中非去卷积法中的Patlak分析双室模型更适用于肿瘤的灌注测量,它可以很好模拟对比剂通过扩散和毛细血管通透性作用从血管扩散到间质组织的动态特征。

肿瘤新生血管在形态、结构和功能上均存在显著的异质性。形态上,肿瘤血管排列紊乱、管径大小粗细不一,并形成广泛吻合交通网,同时内皮细胞间连接不紧密,基底膜缺如或断裂,这时候肿瘤细胞很容易通过基底膜发生浸润和转移,相应的功能上表现为肿瘤新生血管的通透性明显增加。这种血管形态结构异质性和功能上的通透性在肿瘤演进过程中越来越显著。通过CTP可以很好地反映肿瘤新生血管的形态结构功能特征,能够监测早期肿瘤内部微血管变化情况。同时,随着肿瘤恶性程度的增加,在VEGF的作用下,形成大量的肿瘤新生微血管,从而导致肿瘤血流动力学信息的变化。因此,利用CTP定量参数能够全面无创性在体评估肿瘤组织的血流动力学信息,在肿瘤诊断、病理分级、治疗反应监测以及疗效评估方面均具有重要价值。

磁共振灌注成像(MR perfusion-weighted imaging,MR-PWI)采用外源性对比剂(静脉团注钆对比剂)或内源性示踪剂(如动脉血内氢质子),通过不同时间点快速连续采集图像,经不同的药代动力学模型获得反映组织血流动力学信息的量化参数。基于外源性对比剂的MR-PWI主要包括动态对比增强磁共振成像(dynamic contrast enhanced MRI,DCE MRI)和动态磁敏感对比磁共振成像(dynamic susceptibility contrast MRI,DSC MRI)。非对比剂MR-PWI主要指动脉自旋标记(arterial spin labeling,ASL)技术。临床上,MR灌注成像在肿瘤的研究与应用主要为基于外源性对比剂的MR-PWI,尤其是动态增强(dynamic contrast-enhanced,DCE)MRI在评估肿瘤组织血流灌注方面已较为成熟。

DCE-MRI采用药代动力学模型模拟对比剂在血管和细胞内外间隙的交换进出的过程,主要的评价指标包括半定量和定量参数。半定量参数计算相对简单,根据时间-信号强度曲线获得曲线下面积(area under the area concentration-time curve,AUC)、达峰时间(time to peak,TP)、峰值(peak)、廓清速率(washout rate,WR)等。定量参数包括对比剂容积转运常数(Ktrans)、组织间隙-血浆速率常数(Kep)和细胞外容积分数(Ve)等。肿瘤的发生、发展、演进和转移均与肿瘤新生血管形成高度相关,肿瘤新生血管的经典评价指标主要是血管内皮生长因子(vascular endothelial growth factor,VEGF)和微血管密度(microvascular density,MVD),这些指标均是基于离体活检标本的免疫组织化学检测。通过 DCE-MRI 可以无创性活体定量评估肿瘤血管生成和微循环灌注状态,MR-PWI 定量参数如 Ktran、Ve 等与肿瘤的病理分级、微血管密度以及 VEGFR 表达显著相关,可用于预测肿瘤的恶性程度、侵袭性及转移等生物学行为,并监测和指导肿瘤抗血管生成治疗疗效。

临床应用上,相对于 MR 灌注成像,CT 灌注成像采集速度快,时间分辨率高,组织密度与对比剂浓度呈线性关系,模型的拟合优度和定量参数重复性相对高。然而,CT 灌注成像主要存在辐射剂量较大的问题,临床应用与推广受到一定限制。随着超宽探测器的发展以及低剂量后处理算法的改进,CTP 可以实现低剂量微辐射全器官或全肿瘤容积采集,大大促进了临床转化与应用。尽管 MR 灌注扫描时间相对较长,但是具有无电离辐射以及软组织分辨力高等特点,在肿瘤疗效评估和随访监测应用中具有优势。总体上,无论是基于 CT 还是 MRI 的灌注成像,运动矫正与配准、技术标准化、药代动力学模型以及定量参数与病理学特征间关联等方面有待进一步优化和探讨,未来基于 CT 或 MRI 的灌注定量参数有望成为一种评估肿瘤血管生成特征可替代的无创性定量生物学标志物。

三、磁共振扩散加权成像(diffusion weighted imaging,DWI)

DWI 是一种能够无创性反映生物组织内水分子扩散特征的磁共振技术。常规 DWI 最大的优势在于病灶检出率高,尤其是早期肿瘤的检出。相对于正常组织,肿瘤组织中细胞异常增生并且存在显著的结构异型性,增生的细胞密集、排列紊乱,细胞外间隙狭窄,因此导致水分子扩散运动受到限制,DWI 图上表现为高信号(图 4-1)。临床上,常规应用最广的单指数 DWI 模型可以获得定量反映水分子扩散运动程度的 ADC 值,尤其是恶性程度越高的肿瘤,水分子扩散受限程度越明显,ADC 值下降就越明显。前期研究已经证实可以通过肿瘤 ADC 值量化反映肿瘤细胞的密集性、增殖水平、分化程度和间质成分等病理特征。尽管这种常规单指数模型 DWI 扫描方案临床接受度高,并且已成为多个脏器常规 MR 扫描方案中的必选项,但是它假设的前提条件是组织内水分子运动呈理想的高斯分布,然而生物组织内的微环境复杂,水分子扩散运动受诸多因素影响,如细胞膜完整性、通透性、排列关系以及微循环灌注情况等。

近年来,DWI 研究进展主要集中于不同范围 b 值的信号衰减曲线数学拟合模型的开发与后处理优化,这些模型都是基于不同的设想去解释组织水分子扩散特征,已开发的模型主要有单指数模型、双指数模型、多指数模型、峰度模型以及拉伸指数模型等,这些模型可以从组织异质性、复杂性以及微循环状态等多层面为肿瘤的诊断、鉴别诊断、随访监测以及判断疗效提供更多的量化特征。双指数模型(double exponential model)也称体素内不相关运动(intravoxel incoherent motion,IVIM)扩散加权成像,它可以获得能够区分组织内的纯水分子扩散和微循环灌注信息,获得真性扩散系数、灌注相关假性扩散系数以及灌注分数 3 个定量指标,最大的优势在于无须对比剂情况下能够反映肿瘤组织的血流微循环灌注信息,对于不能使用注射对比剂的患者如肾功能受损和过敏者更有意义。拉伸指数模型 DWI 采用 2 个定量指标拉伸因子 a 和分布扩散系数 DDC 去描述 DWI 信号衰减曲线。因为 DWI 信号衰减除了受灌注效应影响外,其他形式的运动亦是影响因素如腺体分泌等,针对生物组织内水分子运动微环境的复杂性和异质性,该模型可更好地描述这种不同微环境区间水分子扩散相关信号衰减。此外,研究发现高 b

值条件下水分子扩散非高斯扩散特征显著,DWI信号衰减曲线更加复杂,峰度模型扩散加权成像可以更好地拟合这种复杂的衰减曲线,从而更加敏感地反映复杂的水分子扩散特征和组织微观结构,有利于肿瘤的早期检出和准确诊断,通过峰度模型可以获取两个常规定量指标包括峰度(kurtosis,K)和扩散系数(D),其中,峰度K主要反映组织结构的复杂性,尤其对微观结构变化和复杂的异质性更敏感,目前已经用于各种肿瘤的诊断与鉴别诊断以及预测病理分级和疗效判断等研究。

当前,DWI技术上面临一些挑战,比如采集参数和扫描技术尚缺乏一致性和标准,b值的数量和大小的设置尚不统一,后处理拟合模型的可靠性和稳定性还需要进一步优化。此外,常规DWI采用的是单次激发平面回波成像(SS-EPI),尽管该序列采集速度快,但是易受磁敏感伪影和运动影像影响,图像容易变形和模糊,图像质量下降。新一代解剖弥散成像技术即读出方向分段采样EPI序列(RESOLVE序列)可以有效提高信噪比,最大限度消除了伪影干扰,获得超高清的高分辨率解剖级图像,显著提高了微小病变的检出能力,同时结合当前最令人振奋的磁共振快速采集技术同时多层采集(simultaneous multi-slice,SMS),可以实现保证临床时效性前提下获得多b值DWI,同时显著提高了图像的空间和时间分辨力,并且一站式生成多模型扩散定量图谱,再结合纹理分析等图像挖掘技术,可以获得多维度影像标记物,从而全方位定量评价肿瘤。总之,磁共振扩散加权成像是近年来发展最为迅速的功能成像之一,它在肿瘤患者全流程管理中扮演着非常重要的角色。

四、其他高级影像技术和方法

磁共振波谱成像(magnetic resonance spectroscopy,MRS)是根据原子核频率差异,利用化学位移原理计算体内组织的代谢物质成分与含量的一种功能性成像技术,它是目前唯一能够无创性检测活体组织代谢与生化变化的定量方法。理论上具有奇数质子的原子核均可以产生化学位移,比如1H、13C、23N、31P等。由于氢质子含量丰富,通常临床上最常选择的是氢质子波谱(1H-MRS)成像。MRS包括2种采集技术,分别是单体素和多体素波谱。相对于单体素采集,多体素波谱可以一次性测量多个体素并生成代谢物图。1H-MRS能够检测的常见代谢物包括胆碱(Cho)、肌酸(Cr)、N-乙酰门冬氨酸(NAA)、乳酸盐(Lac)、谷氨酰胺(Glx)、枸橼酸盐(Cit)、肌醇(Ins)、脂肪(Lip)等。根据肿瘤组织和非肿瘤病变或正常组织间、不同类型肿瘤之间、不同级别肿瘤之间的代谢物存在差异,利用MRS可以对肿瘤类型、鉴别以及级别进行无创性诊断。比如典型脑胶质瘤的1H-MRS表现为代表正常神经组织功能的标志物NAN明显下降、而代表细胞膜合成及细胞增殖活性的Cho升高。前列腺癌的1H-MRS表现为Cit减低而ChO增加,其主要诊断指标为Cho+Cr/Cit。此外,MRS还可以评估术后有无残余和肿瘤复发,以及放化疗后反应。如果肿瘤发生坏死或细胞死亡,肿瘤细胞的成分和代谢产物包括细胞膜合成、细胞增殖、能量代谢以及正常组织标志物均会发生变化,利用MRS直接产生这些组织代谢物和生化成分指导临床早期评估治疗疗效并及时个性化调整方案。

磁共振肝胆特异性对比剂:钆塞酸二钠(Gd-EOB-DTPA)是一种肝胆特异性MRI对比剂,通过在Gd-DTPA分子结构上添加脂溶性乙氧基苯甲基(ethoxybenzyl,EOB),Gd-EOB-DTPA通过肝细胞膜窦面的有机阴离子转运多肽1B3进入肝细胞内,再通过主要位于肝细胞膜胆系面上多药耐药蛋白 2 排泄入胆系，比例高达约 50%，它除了可以用于常规多期增强扫描外，还可以获得反映肝细胞功能的肝胆期，可以显著提高对肝脏局灶性病变的检出及定性诊断能力，尤其对微小病灶(直接小于 1cm)的监测和鉴别诊断具有优势，对于胆系疾病及评价肝脏功能状况也具有一定的应用前景。Gd-EOB-DTPA 国内专家应用共识推荐用于常规影像上表现为不典型的 HCC、肝硬化相关结节鉴别诊断、影像上典型 HCC 患者根治性治疗术前评估、HCC 局部治疗后评估以及肝转移瘤患者治疗方案制订的优秀影像检查。

　　人工智能(artificial intelligence,AI)是当今科技发展最前沿的方向之一，医学影像学未来发展的重要方向就是依托 AI 构建智能化的辅助诊断系统和高通量的定量分析系统。AI 在成像环节、诊断环节、病情监控等多方面赋能影像科的工作，基于 AI 的智能化辅助诊断系统几乎覆盖了全身各个系统，尤其在肺结节、乳腺癌等疾病的辅助诊断系统已经应用于多种临床场景。此外，相比常规影像学的形态学信息，影像数据挖掘分析提供了更为丰富的肉眼无法观察到的定量参数，包含了一阶、二阶甚至更高阶的数据特征，例如图像中感兴趣区的大小、形状、位置、灰度直方图等低级别信息以纹理、小波分析、拉普拉斯变换以及分形维度等高级别特征。这些图像纹理信息能够客观评价感兴趣内图像信号强度的不均质性和灰度信息整体分布特征，它可以更为客观地反映早期病理显微改变。以深度学习(deep learning,DL)为代表的 AI 算法擅长定量化获取和处理复杂图像信息，借助人工智能方法可以高通量提取大量的图像特征和定量分析，有助于建立精确的影像组学标签和模型，在肿瘤的诊断、分级、疗效和预后方面表现出巨大的潜力，为精准医疗和个性化治疗提供了新的视角和诊断依据。

五、小结

　　随着医学影像学的飞速发展，各种影像技术在肿瘤患者全流程管理中扮演着非常重要的角色，为肿瘤的诊断、鉴别诊断、分级分期、疗效评估以及预后判断提供多维度的诊断信息。除了各种功能性技术的开发，基于人工智能的辅助诊断系统以及图像特征挖掘已成为肿瘤影像学研究的热点，结合大数据分析和影像组学，为临床肿瘤的诊断、评估和个体化治疗提供更为客观、全面和精准的影像学依据。

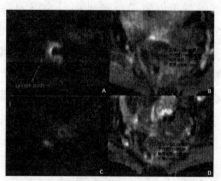

图 4-1　直肠癌新辅助化疗前后 DWI 评估

A、B 分别为新辅助化疗前 DWI(b=1500 s/mm²)和 ADC 图,C、D 分别为新辅助治疗后 DWI(b=1500 s/mm²)和 ADC 图,治疗后可见肿瘤体积明显退缩、代表水分子扩散特征的 ADC 值升高,此外直肠系膜淋巴结亦缩小。

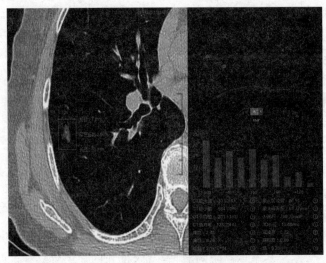

图 4-2　基于人工智能的 CT 肺结节辅助诊断系统

AI 系统自动完成肺结节检出、定位定量分析以及风险评估。

第二节　影像组学在肿瘤中应用概述

精准医疗时代以来,基因组学、蛋白质组学和代谢组学信息已经成为肿瘤个性化治疗的焦点。然而,由于恶性肿瘤组织中广泛存在因基因表达、血管化程度等不同引起的肿瘤内异质性,局部取样组织的信息不能代表整个肿瘤组织的异质性。影像学能宏观观察、评估整个肿瘤组织,但传统影像学分析高度依赖于医师对图像的主观判断,无法捕捉到病灶更深层次的信息,无法满足精准医疗和个体化治疗的要求。受其他组学研究启发,荷兰学者 Lambin 于 2012 年提出影像组学的概念,即从医学影像(CT、MRI、PET 等)中高通量地提取大量影像信息,并对海量影像数据信息进行更深层次的挖掘以辅助医师做出最准确的诊断。影像组学可直观地理解为将主观视觉影像信息转化为深层次客观的影像组学特征以进行量化研究,通过影像组学手段对肿瘤病灶影像组学特征进行定量研究能体现肿瘤整体的异质性,能提高对肿瘤患者管理精准程度,影像组学亦称为"通向精准医疗的桥梁"。影像组学研究主要分为以下几个步骤:病例数据选择、医学影像获取、特征提取、探索性分析和模型建立。①图像获取:通过 PACS 系统获得患者高分辨率的医学影像图像;②感兴趣区分割:使用软件(IBEX、ITK、3Dslicer 等)绘制 2D 感兴趣区,重叠不同层面 2D 感兴趣区获得 3D 感兴趣区;③特征提取:使用商用/开放软件(3Dslicer、Mazda、IBEX 等)计算影像组学特征如灰度直方图的熵、灰度游程矩阵等;④特征降维:使用 Lasso 回归、主成分分析等,从海量的影像组学特征中找出有意义的影像组学特征,避免过度拟合;⑤统计分析/模型建立(R、python 等):通过对降维后的影像组学特征与肿瘤临床特征如分级、预后、治疗效果等相关联,探索相关关系、建立预测模型,实现对肿瘤病变信息的无创预测(图 4-3)。

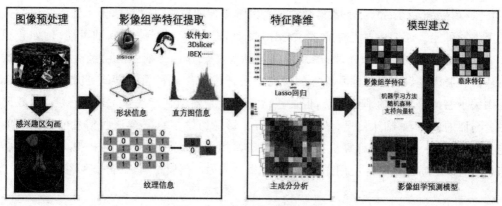

图 4-3 影像组学流程示意图

影像组学使用影像组学特征作为无创获得的定量生物标志物,将肿瘤根据不同特征如是否发生血管侵犯、特定基因突变、转移等,将传统意义上同一肿瘤患者分类为不同的亚型,并根据分类推断患者的预后、选择合适的治疗手段。例如,肝血管侵犯是肝癌早期复发和不良预后的危险因素,适合采用解剖亚段切除术或切除边缘较宽的部分肝切除术,且肝移植不适合于该类患者,因此在术前预测肝血管侵犯与否有助于治疗决策,Li 等开发并验证了用于肝细胞癌微血管侵犯术前预测的影像组学列线图模型,在验证梯队中,C 指数(C-index)达到了 0.864,证明了影像组学预测肝癌微血管侵犯的能力。部分靶向药物对特异基因突变的肿瘤治疗效果好,通过影像组学预测肿瘤基因突变能指导此类药物使用,表皮生长因子受体(EGFR)突变的肺癌患者对酪氨酸激酶抑制剂治疗反应良好,因此通过影像组学无创预测 EGFR 突变情况可以更好地指导酪氨酸激酶抑制剂在肺癌患者中的使用,刘等探讨了周围型肺腺癌的 CT 影像组学特征与 EGFR 突变状态之间的关系,逻辑回归模型曲线下的最高面积(AUC)为 0.709,通过影像组学方法,能更好地指导肺癌患者药物选择。淋巴结转移是肿瘤患者预后的重要影响因素之一,直肠癌患者淋巴结转移与否将影响手术和辅助治疗手段的选择,黄丽等开发并验证一个影像组学列线图预测模型,用于结直肠癌患者淋巴结转移的术前预测,在 200 名患者的外部验证梯队中 C 指数(C-index)达到了 0.75,通过对肿瘤淋巴结转移与否的预测,优化了患者手术范围、辅助治疗手段的选择。上述介绍的研究只是影像组学研究中的沧海一粟,影像组学研究在各个系统肿瘤的诊断、治疗、预后中进行了大量的研究,带来了丰硕的成果。总而言之,影像组学具有以下优势:第一,影像组学可以减少侵入性的,具有高相关风险和成本的活检;第二,通过影像组学方法识别患者不同个体差异,能选择合适的治疗手段,避免不必要的治疗和药物副作用;第三,鉴于大多数肿瘤患已经进行过影像学检查,或通过影像学检查随访,影像组学研究成本较低。

影像组学研究现在主要面临缺乏标准、数据量小等问题。数据收集、研究过程、研究评价的标准化是影像组学发展为一门成熟学科所必需的,IBSI(image biomarker standardisation initiative)文件规范了影像组学研究术语及定义,Lambin 等提出的 RQS(radiomics quality score)评分,该文件对影像组学各个流程提出了建议和评分标准,可以对研究进行打分,判断研究质量,研究的规范和标准的提出提高了影像组学研究的质量及研究间可比性。大规模的数据共享对于充分发挥影像组学的潜力是必要的,由部分研究机构牵头倡导的公共癌症数据库如 TCIA (the cancer imaging archive)等收集肿瘤患者医学影像图像、临床信息,为影像组学研究提高数据量提供了可能。近年来人工智能、大数据的发展为影像组学带来了新的可能,例如卷积神经网络(CNN)能消除对图像预处理、感兴趣区勾画和特征筛选的依赖。已经有研究证明这种方法在从磁共振成像识别三阴性乳腺癌的研究中表现优于传统影像组学研究方法。影像组学特征提供关于癌症异质性的部分信息,但这些信息并不是辅助临床决策的唯一参考,大数据能提供患者全面的信息,如临床信息、基因组信息等。影像组学信息联合这些信息能提高辅助诊断的能力(图 4-4)。相信随着计算机技术和医学影像技术的发展,在不久的未来,影像组学会作为临床患者管理中重要的一环应用于临床,同时将会成为一门影像科医师的"必修课"。

传统肿瘤患者管理流程

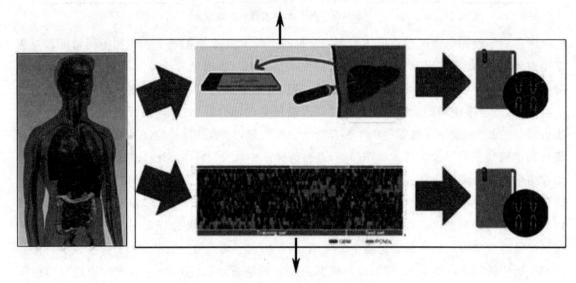

影像组学肿瘤患者管理流程

图 4-4　从基于活检的组织病理学分析到影像组学判断预测病理特征

第五章　肿瘤分子标志物

一、肿瘤分子标志物的定义

肿瘤分子标志物(tumor marker)是指在肿瘤发生发展的过程中,由肿瘤细胞合成、分泌或者机体对肿瘤细胞反应而产生的一类物质。它可能是仅存在于某种特定肿瘤细胞,也可能是在正常组织中也有所表达,但在肿瘤细胞中表达升高。临床上肿瘤分子标志物主要用于肿瘤病人的筛查、肿瘤治疗效果的评价及肿瘤进展、复发的判断等。理想的肿瘤标志物,应具备以下特点:

(1)具有较高的特异性,在特定肿瘤中表达升高。

(2)浓度与瘤负荷的大小有关,能作为疗效判断及是否复发、转移的依据。

(3)敏感性强,在早期就能筛查出恶性肿瘤。

(4)在非肿瘤病人中表达很低或没有表达。

目前临床上应用的肿瘤标志物通常不能达到以上所有要求,即使不同病人的病理类型及分期相同,但肿瘤标志物的升高往往存在差异,但对同一个病人来说,重点监测特定肿瘤标志物对于肿瘤疾病的诊断与鉴别诊断、病情的评估、疗效、进展及预后的判断有很大的指导意义。

二、蛋白类肿瘤标志物

(一)甲胎蛋白及其异质体

甲胎蛋白(AFP)最早是 1956 年由 Bergstrandh 和 Czar 在人胎儿血清中首先发现的糖蛋白,由胚胎的卵黄囊、肝细胞及胃肠道细胞合成。在妊娠 4 周左右胚胎即可分泌,在 12～16 周时达到高峰,之后逐渐下降,在 1 岁左右降至正常成人水平。1964 年,Tatarinov 在肝癌患者血清中发现其明显升高,是目前发现的作为肝细胞肝癌筛查及早期诊断最有特异性、灵敏性的肿瘤标志物。

原发性肝癌患者中 AFP 的阳性率在 70% 以上。目前研究显示,AFP 的表达水平与肝癌的分化程度有关,中分化的肝癌细胞合成 AFP 较多,而高分化及低分化的肝癌细胞合成则较少。当 AFP 大于等于 200 $\mu g/L$,持续 8 周,或 AFP 大于等于 400 $\mu g/L$,持续 4 周,并能排除妊娠、活动性肝病、生殖胚胎性肿瘤及转移性肝癌等,即可临床诊断为肝癌。血清甲胎蛋白含量正常参考值为小于 25 $\mu g/L$。

近年来研究发现,AFP 存在与其糖链结构不同的异质体,两者对植物凝集素的亲和力不同,为此临床上常用小扁豆凝集素(LCA)、豌豆凝集素(PSA)来进行鉴别诊断。临床上约 30% 的肝癌病人 AFP 为阴性,如果同时检测 AFP 异质体,可使阳性率明显提高,进一步提高了

AFP 的敏感性及特异性。

（二）血清铁蛋白

血清铁蛋白（Serum Ferritin，SF）是一种水溶性的含铁大分子糖蛋白，是体内铁的重要储存方式，在人体内参与细胞代谢、免疫调节等生物过程。血清铁蛋白一方面可以判断患者体内铁的贮备情况，另一方面还可作为某些恶性肿瘤的标志物，如在肝癌、胰腺癌、乳腺癌、肺癌等恶性肿瘤中表达升高。研究表明，原发性肝癌患者在治疗有效时 SF 下降，而在疾病进展或复发时会再次升高，因而可以作为肝癌患者监测的肿瘤标志物，特别是对 AFP 阴性的患者更有意义。

SF 特异性较差，在某些良性疾病，如肝炎、肝硬化、急慢性感染、慢性肾病、血色素沉着症、心肌梗死等 SF 也会有不同程度的升高。SF 的正常参考范围是：男性 $15\sim200\ \mu g/L$，女性 $12\sim150\ \mu g/L$。

（三）癌胚抗原

癌胚抗原（carcinoembryonic antigen，CEA）是 Freedman 和 Gold 于 1965 年从胚胎和结肠癌组织中提取出的酸性糖蛋白。在胚胎早期由内胚层细胞分化而来的胃肠道、肝脏及胰腺组织合成及分泌，是一种非器官特异性肿瘤相关抗原，正常值参考范围为小于 $15\mu g/L$。

研究显示，CEA 对结直肠癌具有较高的特异性，临床上常用来监测结直肠癌患者的病情是否稳定，手术后患者 CEA 常常恢复正常，如仍有升高则考虑肿瘤切除不完全，化疗有效，CEA 常常下降，如有升高考虑化疗药物耐药，因此对于疗效的观察有较大的临床意义。由于 CEA 是一种广谱肿瘤标志物，在胰腺癌、胃癌、乳腺癌、肝癌、肺癌、卵巢癌、膀胱癌、甲状腺髓样癌等多种恶性肿瘤中也常常升高。但在吸烟、糖尿病、心血管疾病、结肠炎、肝硬化、肺气肿等情况下亦有升高。CEA 在细胞浆中合成，通过细胞膜分泌到细胞外，然后进入体液。因此，可从血清、胸腹水、乳汁、脑脊液、胃液、胰液、胆汁及尿液等多种体液中检出。

（四）细胞角蛋白 19 片段

细胞角蛋白（Cytokeratins，CK）是上皮细胞的结构蛋白，是构成细胞骨架中间丝的亚单位，分成酸性角蛋白（Ⅰ型）和碱性角蛋白（Ⅱ型）2 个亚群。根据分子量大小及双向电泳可将 CK 分为 20 种类型：CK 1～20，在肿瘤细胞中表达量最高的是 CK19，即细胞角蛋白 19 片段（Cytokeratin-19-fragment，CYFRA21-1），是Ⅰ型酸性角蛋白，分子量为 40000，在 CK 中分子量最小，主要分布于单层上皮细胞胞浆中，如支气管肺泡、食管、子宫内膜、输尿管、胆囊、肠上皮。在健康人群血清中的参考值小于 3.3ng/mL。当细胞发生癌变时，癌细胞坏死导致较多的 CYFRA21-1 释放到血液中，可被 KS19.1 及 BMI9.21 单克隆抗体特异地识别，从而检测血清 CYFRA21-1 时有明显的升高，尤其在肺癌患者中尤为突出，在肺癌不同病理类型中其表达水平也各不相同，在肺鳞癌中阳性率最高，可达 79%，腺癌为 56%，小细胞肺癌为 36%。CYFRA21-1 在Ⅰ期、Ⅱ期非小细胞肺癌患者中的表达水平要低于Ⅲ、Ⅳ期的患者，因此可以指导临床分期，当手术切除或放化疗、靶向治疗有效时 CYFRA21-1 常有明显下降，甚至降至正常范围，但出现药物耐药或复发转移时 CYFRA21-1 多有进行性升高，因此可以作为非小细胞肺癌临床诊断、疗效判断、随访的重要检测指标。CYFRA21-1 在食管癌、鼻咽癌、宫颈癌、甲状腺乳头状癌中也有一定的阳性率，也可以辅助用于筛查及预后判断。

（五）β2-微球蛋白

β2-微球蛋白（β2-microglobulin，β2-MG）是由 100 个氨基酸单链多肽组成的小分子球蛋白，因电泳时显示在 β2 区带，所以命名为 β2-MG，存在于淋巴细胞、单核细胞等几乎所有有核细胞的细胞膜上。正常人群 β2-MG 的合成及释放入血的量较为固定，所以健康人群中血清 β2-MG 浓度也相对恒定，为 1～2 mg/L。细胞膜血清中 β2-MG 容易透过肾小球滤过膜，滤过的 β2-MG 几乎全部在近曲小管重吸收并被分解为氨基酸。健康人群中尿中 β2-MG 浓度非常低，为小于 0.20 mg/g Cr。

由于淋巴系统是 β2-MG 的主要合成部位，因而当淋巴细胞增殖改变时会伴有血清浓度的变化。而恶性肿瘤伴有淋巴细胞增殖尤其是血液系统恶性肿瘤会使 β2-MG 产生增加，从而导致血清中 β2-MG 明显升高，因而是白血病、淋巴瘤、多发性骨髓瘤的敏感指标，常用来评价患者的治疗效果及预后。而在肺癌、结直肠癌、胃癌、肝癌、乳腺癌等肿瘤中也多有升高。β2-MG 在多种体液中均有分布，在当脑脊液中浓度升高时，多提示中枢神经系统有严重的病理损伤，如中枢神经系统白血病、脑膜炎、脑梗死、脑炎等。在干燥综合征中，唾液中 β2-MG 可明显升高。β2-MG 是反映肾脏功能的敏感指标，当机体出现原发性肾小球或肾小管病变、糖尿病及高血压肾功能损伤、泌尿系统感染时，β2-MG 多有改变。还可用于系统性红斑狼疮、类风湿性关节炎等免疫系统疾病的病情判断及疗效观察。

（六）本周氏蛋白

本周氏蛋白（Bence-Jones Proteins，BJP）是一种游离的免疫球蛋白轻链，可以自由通过肾小球滤过膜，正常情况下被肾小管重吸收回血液循环中，当滤过增加超过近曲小管重吸收的最大范围时，BJP 就会从尿液中排出，这时尿中 BJP 就会检测为阳性。BJP 在 pH 4.9±0.1 的酸性环境中加热到 40～60℃ 时发生凝固，当继续加热到 90～100℃ 时再次溶解，温度降至 56℃ 左右时又可重新凝固，故又称凝溶蛋白。

免疫球蛋白的轻链分为 κ（Kappa）、λ（Lambda）2 种类型，多克隆免疫球蛋白中 κ/λ 恒定在 2:1，而单克隆免疫球蛋白仅为一种类型的轻链，即 κ 或 λ 型。当单克隆浆细胞异常增殖时，正常的多克隆浆细胞增殖受到抑制，从而导致正常多克隆免疫球蛋白减少，因此是多发性骨髓瘤等浆细胞病的敏感指标。BJP 阳性也常见于恶性淋巴瘤、骨肉瘤、淋巴细胞性白血病、淀粉样变、良性单克隆免疫球蛋白血症、巨球蛋白血症、慢性肾炎等疾病。

三、糖类肿瘤标志物

（一）前列腺特异性抗原

前列腺特异性抗原（prostate specific antigen，PSA）是仅分布在前列腺组织的丝氨酸蛋白酶。PSA 具有组织特异性，只存在于前列腺腺泡及导管上皮细胞胞浆中，正常男性血清中 PSA 含量低于 4 ng/mL。但 PSA 无肿瘤特异性，前列腺炎、前列腺增生也可导致 PSA 的升高。但 PSA 大于 10 ng/mL 时，诊为前列腺癌的概率大大提高。

人体血清中存在游离态及结合态 2 种形式的 PSA，其中大部分会迅速与 α1-抗糜蛋白酶（ACT）或 α2-巨球蛋白（α2-MG）等蛋白水解酶抑制物结合，而另一部分则不被结合为游离态 PSA（fPSA），血清总 PSA 以 tPSA 表示。正常情况下，fPSA/tPSA 大于等于 0.1。当血清

tPSA 为 4～10 ng/mL 时,难于鉴别前列腺癌及良性前列腺增生,研究显示,fPSA 浓度与前列腺癌的发生率呈负相关,fPSA/tPSA 小于 0.16 时,患有前列腺癌的概率明显增大。

（二）糖类抗原 125

糖类抗原 125(carbohydrate antigen 125,CA125)是从卵巢浆液性囊腺癌中提取出的抗原在小鼠中形成的单克隆抗体 OC125 所能识别的肿瘤相关抗原。正常参考范围:血清小于 35U/mL。上皮浆液性卵巢肿瘤患者的血清中常常升高,其诊断的敏感性较高,但特异性较差。80% 的上皮浆液性卵巢癌患者 CA125 升高,90% 以上患者 CA125 的改变与病情有关,敏感性高,甚至早于影像学检查,故在随访中 CA125 的监测非常重要。在临床工作中,如经过治疗卵巢癌得到控制,CA125 会有明显下降,但当 CA125 出现进行性上升时,即使影像学上未见肿瘤增大,也可开始进行抗癌治疗。乳腺癌、胃癌、胰腺癌、结直肠癌、肺癌及其余妇科恶性肿瘤(子宫内膜癌、输卵管癌、宫颈癌)中也可见到 CA125 的升高,而在妊娠及一些良性疾病如子宫内膜异位症、盆腔炎、卵巢囊肿、肝硬化中有所升高,但多小于 100 U/mL。

（三）糖类抗原 153

糖类抗原 153(carbohydrate antigen 153,CA153)是用人乳脂肪颗粒外膜的小鼠单克隆抗体 115D8 及人转移性乳腺癌中提取的富含膜成分的单克隆抗体 DF3 所制备的肿瘤特异性大分子糖类抗原。正常健康者血清中 CA153 小于 30U/mL。CA153 是乳腺癌的主要分子标志物,在早期乳腺癌中的阳性率不高,为 60%,在晚期乳腺癌中阳性率为 80%,是观察疗效及监测复发、转移的较好指标。CA153 水平较高的乳腺癌患者更容易发生转移,可比影像学检查提前 1～3 个月发现病情进展。CA153 在卵巢癌、宫颈癌、肺癌、结肠癌、肝癌等中也有一定的阳性率,但表达水平通常不高。

（四）糖类抗原 199

糖类抗原 199(carbohydrate antigen 199,CA199)是人结肠癌细胞免疫小鼠形成的单克隆抗体 1116-NS-199 所能识别的肿瘤抗原。研究显示 CA199 是一种含有唾液酸的酸性鞘糖脂(sphingolipid),称为神经节苷脂(ganglioside)。是由 Lewis 抗原的前体物质在唾液酸转移酶和岩藻糖转移酶的双重作用下产生的。在血清中以类黏蛋白形式存在。CA199 并非肿瘤特异性抗原,分布于人体各组织的腺上皮细胞中,健康人群正常值小于 37 U/mL。

在胰腺炎、胆道炎症、肝硬化时常有轻度升高,大多小于 120 U/mL,但在胰腺癌时升高明显,大部分会超过 240 U/mL,因此 CA199 常作为胰腺癌的特异性肿瘤标志物,早期特异性为 95%,灵敏度可达 80%～90%。临床上给予胰腺癌肿瘤切除手术或放化疗有效时,CA199 会有明显下降,甚至降至正常范围,但胰腺癌恶性程度较大,在密切随访过程中,CA199 作为最重要的肿瘤标志物,如有升高,则高度怀疑有复发转移的风险,比临床表现常常提前 2～9 个月。近年来研究显示,CA199 还具有促进胰腺癌细胞侵袭跟转移的生物学特性,因此在 CA199 维持高水平的患者中,预后往往较差。因此 CA199 在胰腺癌的治疗后随访及疗效观察、预后判断方面具有重要的价值。CA199 在胆囊癌、胆管癌的阳性率可以达到 85%,可以作为肿瘤的辅助诊断,结直肠癌、胃癌及原发性肝癌中也有一定的阳性率,常常联合其他肿瘤标志物来提高诊断率。

（五）糖类抗原724

糖类抗原724（carbohydrate antigen 724，CA724）是一种由 cc49 和 B72.3 两种单克隆抗体识别的肿瘤相关抗原，为黏蛋白类的大分子糖蛋白。健康人群血清中含量小于 6U/mL，CA724 为非特异性肿瘤标志物，在卵巢黏液性囊腺癌中的阳性率可达 67％，在胃癌中特异性较高，阳性率可达 45％，另外在结直肠癌、非小细胞肺癌、胰腺癌中也可升高。

（六）鳞状上皮细胞癌抗原

鳞状上皮细胞癌抗原（squamous cell careinoma antigen，SCCA）是从子宫颈鳞状上皮细胞中提取出的肿瘤相关抗原 TA-4，是一种丝氨酸蛋白抑制剂，在人休主要分布于宫颈、食管、头颈、肺等鳞状上皮细胞癌的胞浆中。健康人群中 SCCA 的含量小于 2.5 μg/L。SCCA 在宫颈癌中有较高的价值，其敏感性为 50％～83％，且其表达水平的高低与临床分期、侵犯范围、淋巴结转移密切相关。为此临床上常常通过定期检测 SCCA 表达水平来监控宫颈癌患者的病情变化。我国食管癌最常见的病理类型为鳞状细胞癌，在 30％的Ⅰ期食管癌和 89％的Ⅱ期食管癌中有升高，在食管鳞癌的早期诊断及治疗过程中也起到了不可缺少的作用。在肺鳞癌及头颈部鳞癌的患者中，SCCA 也会有不同程度的升高，因此在人体各个组织的鳞状细胞癌中均有一定的参考价值。部分良性疾病如银屑病、天疱疮、特殊性皮炎等也可有所升高。

（七）糖类抗原50

糖类抗原50（carbohydrate antigen 50，CA50）是由结肠癌、直肠腺癌 Colo-205 细胞株形成的单克隆抗体所能识别的肿瘤抗原，以唾液酸酯和唾液酸糖蛋白为主要成分，正常组织中一般不存在，健康人群中血清浓度小于 20 μg/L。当细胞发生恶变时，糖基转化酶失活或一些胚胎时期活跃的转化酶被激活，造成细胞表面糖基结构发生变化而形成 CA50。CA50 与 CA199 密切相关，两者具有相同的抗原决定簇，但 CA50 具有缺乏岩藻糖基的唾液酸化的 Lewis 抗原，即 CA50 为去岩藻糖基的 CA199，在临床上诊断胰腺癌的灵敏度可达 84％，且其表达水平与病理分期、肿瘤大小及侵犯范围、淋巴结情况密切相关。临床上常与 CA199 及 CA242 联合应用于胰腺癌的诊断和随访。CA50 是一种非特异性的肿瘤标志物，在多种恶性肿瘤中均可升高，如 88％的卵巢癌、宫颈癌，66％的肺癌、69％的胃癌等。78％的恶性胸腔积液中 CA50 往往有明显升高，因此可用于良、恶性胸腔积液的鉴别诊断。在一些良性疾病如结肠炎、肝硬化、肺炎、胰腺炎也会出现一过性的升高。

（八）糖类抗原242

糖类抗原242（carbohydrate antigen 242，CA242）是一种唾液酸化的鞘糖脂类的黏蛋白，由结肠癌细胞经杂交瘤技术得到的单克隆抗体所识别，几乎总是和 CA50 一起表达，但两者所被识别的单克隆抗体不同。CA242 在健康人群中的正常值小于 20 IU/mL。在临床工作中是一种新型的肿瘤标志物，与 CA19-9、CA50 相比，CA242 在胰腺癌、胆囊癌和结直肠癌中的灵敏度、特异性更高。在胰腺癌的诊断，CA242 优于 CA19-9，敏感性可达 95％，而在结直肠癌中可达 72％。由于 CA50、CA199 容易受到肝功能及胆汁淤积的影响，在一些肝硬化、阻塞性黄疸中常有一定的假阳性率，这时我们常常应用 CA242 来辅助诊断，因为它在健康人群及良性疾病中表达极微量。

四、酶类肿瘤标志物

(一)a-L-岩藻糖苷酶

a-L-岩藻糖苷酶(a-L-fucosidase,AFU)是可以分解糖脂、糖蛋白中岩藻糖的水解酶,广泛存在于哺乳动物的肝脏、肾脏、胰腺等溶酶体内。近年来主要应用于原发性肝癌的诊断,尤其适用于 AFP 阴性的患者。血清中 AFU 的正常参考范围为小于 10 U/L,原发性肝癌患者血清中 AFU 含量明显升高,但与 AFP 浓度、肿瘤分化程度及大小无相关性。AFU 在诊断肝细胞癌的敏感性为 80%,特异性为 91%,临床上常常与 AFP 联合检测,诊断率可达 93.1%。另外,AFU 在转移性肝癌、胰腺癌、胃癌及一些良性疾病如糖尿病、肝硬化、慢性肝炎等也会出现不同程度的升高。

(二)γ-谷氨酰转肽酶

γ-谷氨酰转肽酶(γ-glutamyl transpeptidase,γ-GT)是一种位于细胞膜上参与 γ-谷氨酰循环的氨基转移酶。主要分布于人体肾、肝、胆、胰腺等实质性脏器,但在肾组织中含量最高,当出现肾脏疾病时,γ-GT 经尿液排出量增加,因此可用于肾脏疾病的监测。肝胆系统中 γ-GT 主要分布于肝细胞滑面内质网和胆小管上皮细胞,当机体患有原发性、转移性肝癌时,γ-GT 合成增加,且由于癌细胞本身及其周围炎症的刺激,使肝细胞膜的通透性增加,从而导致循环血中 γ-GT 明显升高。另外,在肝胆系统的良性疾病中,如阻塞性黄疸、急性胰腺炎、肝硬化、慢性肝炎等 γ-GT 均有不同程度的升高。

(三)乳酸脱氢酶

乳酸脱氢酶(lactic dehydrogenase,LDH)是一种催化乳酸脱氢生成丙酮酸的糖酵解酶,存在于细胞质中,参与机体各种组织细胞糖酵解的代谢过程。分为 LDH1~5 共 5 种同工酶,各组织中 LDH 的亚型分布不同,心脏及肾脏中 LDH1 较多,肝脏及肌肉 LDH5 居多,而在恶性肿瘤中最常见的是 LDH4、LDH5。组织中 LDH 的表达水平是血清的 500~1000 倍,而在肿瘤病人的脑脊液、胸腹腔积液、胃液中,LDH 也会有不同程度的改变。在恶性淋巴瘤中,LDH 明显升高往往提示预后较差。在原发性肝癌中,LDH5 大于 LDH4,而在继发性肝癌中,LDH4 大于 LDH5。另外,在一些良性疾病中,如心肌梗死、心肌炎、慢性肝炎、肾小球肾炎等,LDH 也会有升高的情况。

胸腔积液中的 LDH 常用来鉴别漏出液或渗出液,若胸水 LDH 大于 200U/L,且胸水∶血清 LDH 大于 0.6,则为渗出液。胸水 LDH 大于 500U/L,常提示为恶性肿瘤,或胸水已经并发细菌感染。

(四)神经元特异性烯醇化酶

神经元特异性烯醇化酶(neuron-specific enolase,NSE)是参与糖酵解途径的烯醇化酶同工酶,存在于神经及神经内分泌组织中。正常人血清中含量为小于 $13\mu g/L$。它在神经内分泌肿瘤中有过度的表达。胃肠道、胰腺和肺支气管组织中普遍存在神经内分泌细胞,其发生病变时会有 NSE 的升高。血清 NSE 对小细胞肺癌(small cell lung cancer,SCLC)的敏感性为 80%,特异性为 80%~90%,是目前公认的 SCLC 肿瘤标志物,主要用于 SCLC 患者的初始诊断、疗效观察及随访。

神经母细胞瘤是最常见的儿童肿瘤,NSE 阳性率可达 96%～100%,血清 NSE 水平与临床分期及预后密切相关。因此,测定血清 NSE 的水平对神经母细胞瘤的早期诊断及预后判断具有重要的参考价值。血清 NSE 增高还可见于甲状腺髓样癌、嗜铬细胞瘤、胰腺内分泌瘤等。

（五）碱性磷酸酶及其同工酶

碱性磷酸酶(alkaline phosphatase,ALP)是一种在碱性环境中催化有机磷酸酯发生水解反应产生磷酸的酶。广泛分布于肝、骨、肠、肾及胎盘等组织中,血清 ALP 大部分以游离的形式存在,主要来源于肝脏及骨,因此在原发性、继发性肝癌及骨恶性肿瘤时常有升高。血清 ALP 浓度常常与成骨反应程度呈正相关,因此在骨转移的患者中,成骨性骨转移多有 ALP 的升高,而在溶骨性骨转移者 ALP 则在正常范围或轻度升高,因此可用于判断恶性肿瘤骨转移的类型。当原发或继发性肝癌伴有胆汁淤积时,ALP 常升高,且与阻塞程度成正比。ALP 并不具有肿瘤特异性,在生长期儿童、妊娠、肝胆良性疾病、佝偻病、骨折愈合期也常伴有升高。

ALP 可根据琼脂凝胶电泳分析可分为 6 种同工酶:ALP1～ALP6,根据来源不同,ALP2～ALP5 分别称为肝型、骨型、胎盘型、小肠型,为正常的 ALP 同工酶。ALP1 是 ALP2 和细胞膜的复合物,ALP6 是 ALP2 和 IgG 的复合物,两者常常在病理条件下出现。当机体患有肝癌时,ALP1、ALP2 升高,且 ALP1 大于 ALP2,在急性肝炎时,ALP1 小于 ALP2,肝硬化的患者,通常不伴有 ALP1 的升高。当骨骼受累时,ALP3 升高。

（六）酸性磷酸酶

酸性磷酸酶(acid phosphatase,ACP)是在酸性条件下能水解有机磷酸酯产生磷酸的酶,是由 2 个相同亚单位构成的糖蛋白,主要存在于前列腺、肝、肾、骨、血液系统等各种组织细胞的溶酶体中。正常人群血清 ACP 主要来源于前列腺、肝脏、红细胞和血小板。其中女性血清 ACP 主要来自肝脏、红细胞和血小板,男性血清中的 ACP 主要来自前列腺。前列腺 ACP 简称为 PACP,其活性可以被酒石酸抑制,其升高程度与肿瘤进展密切相关,早期前列腺癌 PACP 通常升高不明显,而 75% 的转移性前列腺癌血清中 PACP 明显升高,甚至可达正常上限的 40 倍以上,因此临床上常用来分析肿瘤的临床分期。在甲状旁腺功能亢进、溶血性贫血、原发性血小板减少性紫癜等良性疾病中也会有 ACP 的升高。

（七）胃蛋白酶原

胃蛋白酶原(pepsinogen,PG)是胃蛋白酶的无活性前体,在酸性环境及已激活的胃蛋白酶作用下可以转变为有活性的胃蛋白酶,从而水解食物中的蛋白质。通常在 pH 2～3.5 时活性最强,随着 pH 值的升高,活性逐渐降低,在 pH 值为 6 时,胃蛋白酶可以发生不可逆的变性。PG 共有 2 种亚型,即 PG Ⅰ、PG Ⅱ,PG Ⅰ 由胃底和胃体的主细胞和颈黏液细胞分泌,PG Ⅱ 可由全胃包括贲门腺、胃窦幽门腺的颈黏液细胞以及十二指肠上段的 Brunner 腺分泌。约有 1% 的 PG 通过胃黏膜毛细血管进入血液循环,因此可在血清中检测到。血清 PG Ⅰ 和 PG Ⅱ 可以反映出胃黏膜不同部位的细胞、腺体的数量及其分泌功能。当胃黏膜发生病理改变时,血清中 PG 含量也随之变化。因此,监测血清中 PG 的浓度可以反映出不同部位胃黏膜的形态及功能。

胃部疾病的发展历程:浅表性胃炎—胃黏膜溃疡糜烂—萎缩性胃炎—胃癌。PG Ⅰ 的分泌受到胃酸的影响,慢性胃炎时胃酸分泌较多,PG Ⅰ 水平升高,当胃黏膜萎缩时,PG Ⅰ 水平降低,随着萎缩性胃炎的进展,PG Ⅰ 水平进行性降低,但血清中 PG Ⅱ 水平相对稳定,因此 PG

Ⅰ/PGⅡ比值降低,当胃黏膜没有萎缩时,PGⅠ大于70 ng/mL或者PGⅠ/PGⅡ大于3,胃黏膜出现轻到中度萎缩时,PGⅠ小于等于70 ng/mL且PGⅠ/PGⅡ小于等于3,而重度萎缩时,PGⅠ小于等于30 ng/mL且PGⅠ/PGⅡ小于等于2。因萎缩性胃炎为胃癌的癌前病变,因此当PGⅠ小于等于70 ng/mL且PGⅠ/PGⅡ小于等于3时,需要立即进行胃镜检查,并定期复查胃镜。因此PGⅠ/PGⅡ常常作为胃癌筛查的早期预警指标。

五、激素类肿瘤标志物

(一)人绒毛膜促性腺激素(HCG)

人绒毛膜促性腺激素(human chorionic gonadotropin,HCG)是由滋养层细胞分泌的一种糖蛋白,由α和β两个亚基组成,其中α亚基与垂体分泌的卵泡刺激素、黄体生成素和促甲状腺激素的α亚基相似,相互间能发生交叉反应,而β亚基仅与促黄体生成素β亚基的结构相似,相对特异性较高,因此临床上常用针对β-HCG的单克隆抗体来进行检测。β-HCG在血清及尿中的检测对于早期妊娠具有重要意义。但当机体患有葡萄胎、妊娠滋养细胞疾病时也有明显的升高。正常妊娠时β-HCG在10周时达到峰值,通常会在5万~10万 mIU/mL,之后会逐渐下降,而葡萄胎患者血清β-HCG的浓度明显高于正常孕周,且在10周以后仍持续升高,其数值的高低通常代表了滋养细胞的活跃程度,完全性葡萄胎β-HCG含量高于部分性葡萄胎。一般葡萄胎清除后9~14周,β-HCG会降至正常范围,如β-HCG持续高水平或下降后再次升高,则高度怀疑妊娠滋养细胞肿瘤,为此葡萄胎清宫后应多次规律复查β-HCG,以便早发现、早治疗。当机体患有侵蚀性葡萄胎或绒毛膜癌等滋养细胞肿瘤时,β-HCG也是治疗监测的敏感指标,其下降的程度代表了治疗的有效性,因此作为疗效评价及随访的重要分子标志物。

另外机体患有畸胎瘤、精原细胞瘤、卵巢囊肿、脑垂体疾病等疾病时,血清β-HCG水平也会有不同程度的升高。

(二)降钙素

降钙素(calcitonin,CT)是由甲状腺的滤泡旁细胞即C细胞合成及分泌的一种单链多肽类激素。CT可以抑制破骨细胞的生成,促进骨盐沉积,抑制肾小管对钙、磷的重吸收,降低血钙和血磷,在维持机体的血钙及血磷平衡方面起到了非常重要的作用。CT的合成及分泌受血钙浓度的影响,当机体血钙浓度升高时,CT分泌增加,当血钙浓度降低时,CT分泌减少。健康人群的CT正常范围为:小于100 ng/L。因甲状腺髓样癌是起源于甲状腺滤泡旁细胞的恶性肿瘤,可异常分泌CT,甚至高出正常范围几十到几百倍,且其表达水平与肿瘤大小、淋巴结转移、远处转移密切相关。甲状腺髓样癌的主要治疗方式是手术治疗,当手术完全切除后,CT通常会降至正常水平,如出现复发转移,CT会再次升高。因此CT是甲状腺髓样癌的诊断、疗效评价、监测随访的特异且敏感的肿瘤标志物。小细胞肺癌为神经内分泌肿瘤,也会分泌CT,且其表达水平与其病变进展程度呈正比,因此在小细胞肺癌的治疗过程中,也可以作为评价病情变化的指标。另外,在嗜铬细胞瘤、胰腺癌、乳腺癌、肾功能衰竭、泌尿系统感染时,CT也会有不同程度的升高。

(三)甲状腺球蛋白

甲状腺球蛋白(thyroglobulin,Tg)是甲状腺滤泡上皮细胞分泌的大分子糖蛋白,是体内碘在甲状腺的储存形式,通常储存在甲状腺滤泡腔中,在健康人群中有少量 Tg 会分泌到血液循环中,正常范围为 5～40 μg/L。在分化型甲状腺癌中,Tg 从甲状腺释放入血,导致血清中 Tg 升高,且其手术前 Tg 的浓度与肿瘤大小呈正比,手术如果切除完全,没有残留,通常会降至正常范围,术后需要常规监测 Tg 的浓度,如高出正常范围则提示肿瘤复发或转移,是反映甲状腺肿瘤活动状态的敏感指标。另外,在分化型甲状腺癌中,不同病理类型 Tg 浓度也各不相同,其中滤泡状癌高于乳头状癌。在甲状腺炎、甲状腺功能亢进、甲状腺肿大的患者中,Tg 也会出现浓度的升高。

(四)胃泌素释放肽前体

胃泌素释放肽(gastrin releasing peptide,GRP)广泛分布于哺乳动物神经系统、胃肠道及呼吸道。GRP 在血清中较不稳定,容易分解。胃泌素释放肽前体(pro-gastrin releasing peptide,ProGRP)是 GRP 的前体结构,其半衰期长,较 GRP 更为稳定且易于监测。正常值范围为小于 46ng/L。ProGRP 的升高多见于神经内分泌肿瘤,如小细胞肺癌、甲状腺髓样癌、类癌等,其中小细胞肺癌阳性率最高,近年来联合 NSE 常常作为小细胞肺癌的肿瘤标志物。ProGRP 有助于小细胞肺癌疗效的判断,对于治疗后病情的监控也起着至关重要的作用,而且血清中 ProGRP 的持续升高多提示预后不良,但目前不推荐 ProGRP 用于肺癌的筛查。在呼吸、泌尿系统疾病及肾功能衰竭时 ProGRP 也可出现不同程度的升高,但升高程度远远低于小细胞肺癌。

六、病毒类肿瘤标志物

(一)EB 病毒

EB 病毒(Epstein-Barr virus,EBV)是科学家 Epstein 和 Barr 在非洲儿童 Burkitt 淋巴瘤细胞中发现的人类疱疹病毒,是一种嗜淋巴细胞的双链 DNA 病毒。人体感染 EB 病毒后,首先产生 EB 病毒衣壳抗原 IgM 抗体(VCA-IgM),并同时逐渐产生 EB 病毒衣壳抗原 IgM 抗体(VCA-IgG),在感染 6 周后 VCA-IgG 抗体达到高峰,之后浓度轻度下降并终身维持在较高水平,而 VCA-IgM 则会在感染后 4～6 周消失。EB 病毒核抗原 IgG 抗体(EBNA IgG)为恢复期出现的抗体,最晚出现,滴度慢慢升高,在感染 7 个月达到高峰,并长期维持在较高水平。我们常常通过检测 VCA-IgM、VCA-IgG、EBNA IgG 来分析机体 EBV 感染的临床状态,通过检测 VCA-IgA 来筛查与 EBV 感染相关的鼻咽癌及其他肿瘤。

鼻咽癌患者血清中 EB 病毒衣壳抗原 IgA 抗体(VCA-IgA)会显著高于正常人。机体在初次感染 EB 病毒 1 周后出现,一般持续数月后逐渐下降至正常,如果 VCA-IgA 持续升高,其鼻咽癌的发生率是阴性的 40 倍。VCA-IgA 常常用于健康人群的筛查,VCA-IgA 阳性的患者,常常在鼻咽癌患者中,其浓度与肿瘤分期成正相关,同时也用来进行疗效的判断及随访工作。EB 病毒早期抗原 IgA 抗体(EA-IgA)其阳性率低于 VCA-IgA,但特异性更高,两者联合,有助于进行鼻咽癌及鼻咽慢性炎症的鉴别。另外,EBV DNA 阳性也是鼻咽癌的一项重要指标,其表达水平与鼻咽癌的 TNM 分期及预后密切相关,且为鼻咽癌预后的独立预测因素。EBV 与 Burkitt 淋巴瘤、NK/T 细胞淋巴瘤、弥漫型大 B 细胞淋巴瘤、血管免疫母细胞淋巴瘤等非霍奇金淋巴瘤及霍奇金淋巴瘤、胃癌、传染性单核细胞增多症的发生、发展也密切相关。

（二）人乳头瘤病毒

人乳头瘤病毒（human papilloma virus, HPV）是一种能引起机体皮肤黏膜上皮增殖的DNA病毒，上皮增殖形成乳头状的瘤，也称为疣。在宫颈癌患者中几乎都可以检测到HPV的感染，是宫颈癌的直接致癌因素。HPV共有100多种亚型，不同类型的HPV其致病性也各有不同，其中16、18型可引起阴道、宫颈上皮病变，最容易导致宫颈癌，为高危型HPV。目前国内已上市预防HPV感染的疫苗，分为二价（16、18型）、四价（6、11、16、18型）、九价（6、11、16、18、31、33、45、52、58型），分别适合9～45岁、20～45岁、16～26岁的女性，可以有效预防HPV感染，减少宫颈癌的发生。

（三）乙型肝炎病毒

乙型肝炎病毒（hepatitis B, HBV）是一种嗜肝性且有包膜的DNA病毒。在我国原发性肝细胞癌中，80%由慢性乙型肝炎导致。"肝癌三部曲"即肝炎—肝硬化—原发性肝癌是肝病的3个发展阶段，从肝炎到肝癌的演变，大约需要10～20年的时间，每年约3%～14%的肝炎患者转化为肝硬化，而肝硬化发展为肝癌的比例为4%～6%。但目前的抗病毒治疗均不能治愈乙肝，只能通过抑制乙肝病毒复制，可以减少肝硬化、肝癌的发生率。HBV-DNA是乙肝病毒感染最直接、特异性强和灵敏性高的指标，HBV-DNA越高表示病毒复制越多，传染性越强，致癌性越强，因此在肝癌治疗过程中可以作为定期随访的指标。

第六章　肿瘤免疫

免疫(immunity)是指曾经罹患某种传染病的人对再次感染这种疾病具有抵抗力。此概念的外延可引申为对疾病尤其是感染性疾病的免疫力。医学免疫学是研究人体免疫系统结构和功能的科学,旨在阐明免疫系统识别抗原和危险信号后发生免疫应答及其清除抗原的规律,探讨免疫功能异常所致疾病及其发生机制。

肿瘤免疫学是医学免疫学的分支,专门研究肿瘤抗原,机体抗肿瘤免疫应答以及肿瘤的免疫逃逸、免疫诊断和免疫防治。机体在基因表达、表观遗传修饰、代谢等不同层次上具备防御肿瘤发生的修复机制,在免疫学水平上,主要有赖于免疫监视。肿瘤免疫涉及的基本概念和内容较多,横跨多个相关学科。本章节阐述和讨论的主要内容包括:免疫相关基本概念,肿瘤概述,肿瘤免疫概述,肿瘤免疫监视,肿瘤微环境,肿瘤抗原,肿瘤抗原的识别、加工与呈递,肿瘤免疫清除,肿瘤免疫逃逸,肿瘤免疫诊断和肿瘤免疫治疗等。

一、传统医学对免疫的阐述

虽然传统医学中没有"免疫"直接的概念,但其学术思想中却蕴含着丰富的疾病防治观点,自成体系。中医学认为,人体免疫紊乱与先天禀赋不足、外感六淫之邪、营卫气血失调、脏腑功能紊乱和痰浊瘀血内生等综合因素相关。早在3000多年前的殷商时代,甲骨文中就出现了有关"疫"的文字。西汉时期所著的《黄帝内经·四气调神大论》中记载有"是故圣人不治已病治未病,不治已乱治未乱",其思想内涵即是注重对疾病的预防。东晋时期所著《肘后备急方》记载了用狂犬脑敷治狂犬病的方法:"乃杀所咬之犬,取脑敷之,后不复发。"明代,我国人民已经广泛地使用人痘接种术即"鼻苗法"预防天花,也是世界上最早的人工免疫方法。清代,《医学衷中参西录》沟通中西医学理论,取长补短,提出了"补中逐淤"疗法。近代,针对肿瘤治疗,中医学体系中派生了中医肿瘤学理论体系,以清热解毒、扶正培本法作为治疗肿瘤的基本原则。这与现代免疫学防治肿瘤的理论实践趋于一致。至当代,中医肿瘤免疫治疗正在借助现代生物医学研究技术和理论体系深入阐释肿瘤免疫治疗的内在规律和机制。

二、免疫系统的基本组成与功能

经过长期的进化,人体免疫系统结构完整,功能强大,调控精细。免疫系统包括免疫器官、免疫细胞和免疫分子。免疫器官包括中枢的胸腺和骨髓,外周的脾脏、淋巴结、黏膜相关淋巴组织和皮肤相关淋巴组织。免疫细胞主要包括T淋巴细胞、B淋巴细胞、各型吞噬细胞、树突状细胞、NK细胞、NKT细胞、嗜酸性粒细胞和嗜碱性粒细胞等。免疫分子包括膜型分子和分泌型分子2大类。其中,膜型分子包括TCR、BCR、CD分子、黏附分子、MHC分子和细胞因子受体。

分泌型分子包括免疫球蛋白、补体和细胞因子。

机体免疫功能涵盖了免疫防御、免疫监视和免疫自稳 3 个方面。免疫防御是指防止体外病原体及其他异物的入侵并予以清除;免疫监视是指发现和清除机体内"非己"的异常成分,例如肿瘤细胞、衰老或死亡细胞;免疫自稳是指机体基于自身免疫耐受和免疫调节维持内环境的稳定。需要特别指出的是,免疫系统发挥正常的免疫功能不是单独完成的,而是整合于机体神经—内分泌—免疫系统网络,共同维系着机体内环境保护免疫内环境的稳态。

三、免疫应答

免疫应答是指机体免疫系统识别和清除"非己"物质的过程,包含先天性免疫和获得性免疫 2 大类。先天性免疫即固有免疫,主要由免疫细胞执行,包括单核—巨噬细胞、树突状细胞、粒细胞、NK 细胞和 NKT 细胞等。这些应答细胞通过细胞表面的模式识别受体 PRR 识别"非己"物质的相关模式分子执行免疫应答。该类免疫应答的特点是反应速度快,需要识别抗原(识别病原体相关模式分子,pathogen associated molecular,PAMP)或 CD1 提呈的脂类/糖类抗原,属于泛特异性,无免疫记忆效应,抑菌杀菌物质、补体和免疫因子参与其中。获得性免疫即适应性免疫或特异性免疫,主要由 T 淋巴细胞和 B 淋巴细胞执行。T、B 淋巴细胞被刺激后活化、增殖、分化为效应细胞,发挥免疫清除效应。具体,T、B 淋巴细胞通过相应 T 细胞受体和 B 细胞受体识别抗原且具有免疫记忆效应。该类免疫应答的特点是反应速度较慢,需要特异性抗原激发,识别 APC 表面 MHC 分子提呈的抗原肽或 FDC(滤泡树突状细胞,follicular DC)表面捕获的抗原分子,具有免疫记忆。

四、肿瘤

肿瘤是机体在各种致瘤因素作用下,局部组织细胞在基因水平失去正常生长调控导致细胞异常增生形成的新生物。肿瘤是一类细胞疾病,也是全身性疾病。其基本特征是细胞的生长异常和分化异常。在理论上,任何可使 DNA 损伤并最终导致细胞异常生长和异常分化的物质都是潜在的致癌因素。主流观点认为,肿瘤是环境因素与细胞遗传物质相互作用引起的。肿瘤可分为良性肿瘤和恶性肿瘤。其中,恶性肿瘤又分为癌和肉瘤。

(一)良恶性肿瘤的区别

良性肿瘤生长增殖能力有限,多表现为局部膨胀性生长,生长较慢,通常不侵蚀破坏邻近组织,亦无远处转移。良性肿瘤的异质性不明显,多相似于原发组织;恶性肿瘤通常生长迅速,具有侵袭性和转移性,异质性明显。肿瘤组织异质性的大小一定程度上反映了肿瘤组织的成熟程度,即分化程度。分化程度能够反映肿瘤异质细胞与原发正常组织细胞在形态和功能上的相似程度。从细胞代谢角度看,肿瘤组织比正常组织代谢旺盛。

(二)恶性肿瘤的代谢特点

肿瘤在核酸代谢、蛋白质代谢、糖代谢和酶系统等多个层次均有显著的特点。

核酸层面,肿瘤细胞的核酸聚合酶活性高于正常细胞,而核酸分解低于正常细胞。蛋白质层面,肿瘤细胞的蛋白质合成及分解均增强,其中合成代谢超过分解代谢,甚至可夺取正常组织的蛋白质产物。这一现象能够部分解释临床上肿瘤恶病质的原因。需要特别指出的是,肿瘤细胞能够合成肿瘤蛋白即肿瘤抗原,这是肿瘤免疫反应的重要物质基础。此外,由于肿瘤细胞伴随着复杂的酶活性的改变,通常表现为氧化酶减少而蛋白分解酶增加。糖代谢层面,区别于正常组织,肿瘤组织即使在氧供应充分的条件下也主要以无氧糖酵解途径获得能量。具体表现为葡萄糖摄取率高,糖酵解活跃,产生大量乳酸,这就是著名的肿瘤 Warburg 效应。

（三）肿瘤的异质性

肿瘤的异质性是指肿瘤在生长过程中,经过多次分裂增殖,其子代细胞呈现出分子生物学层面的改变,导致肿瘤生长速度、侵袭能力、对药物的敏感性等方面产生差异。肿瘤的异质性包括肿瘤间异质性和肿瘤内异质性。其中,肿瘤内异质性包含空间异质性和时间异质性。克隆选择学说认为,肿瘤的异质性起源于单个细胞。经过连续突变和分化,彼此存在差异。在肿瘤的微环境中,机体的免疫清除效应可以消灭那些具备较高抗原性的亚克隆,而抗原性较低的亚克隆则豁免于免疫监视得以生存,形成广泛的异质性。这也是肿瘤免疫病理生理过程和肿瘤免疫治疗的重要理论基础。

五、肿瘤免疫概述

肿瘤细胞作为体内的"非己"成分是免疫监视的主要对象之一。肿瘤与机体免疫系统是相互作用、相互对立的矛盾统一体。一方面,免疫系统通过免疫监视和免疫清除功能动态发现和清除体内肿瘤。另一方面,肿瘤通过免疫逃逸机制逃避免疫系统的清除。在双方相互作用、相互斗争的过程中,肿瘤细胞最终借助肿瘤微环境实现免疫逃逸。故肿瘤免疫研究的主要内容是肿瘤抗原、抗肿瘤免疫应答、肿瘤的免疫逃逸和肿瘤的免疫诊断及免疫防治。

六、肿瘤抗原

肿瘤抗原是指细胞癌变过程中出现的新抗原或肿瘤细胞异常或过度表达的抗原物质。肿瘤抗原可分为肿瘤特异性抗原和肿瘤相关抗原。其中,肿瘤特异性抗原指肿瘤细胞特有的一类抗原。从该定义可知,正常细胞中不存在该类抗原,例如黑色素瘤特异性抗原 gp100、MART。相应地,肿瘤相关抗原是指肿瘤细胞和正常细胞共有的抗原,区别在于这类抗原在肿瘤组织中含量明显增高。较之于肿瘤特异性抗原,肿瘤相关抗原缺乏肿瘤特异性,例如 AFP、CEA、CD20、Her-2/neu。需要特别指出的是,肿瘤细胞表达的各种肿瘤抗原通常具备较弱的免疫原性,决定了这些抗原难以激发和启动相应的免疫应答。肿瘤免疫监视逃逸的机制参与了该过程。例如 AFP 和 CEA,机体对这 2 种胚胎抗原很早就产生了免疫耐受,故缺乏免疫监视,亦无相应的免疫应答。

七、肿瘤免疫监视

免疫监视是指免疫系统随时发现和清除体内出现的"非己"成分包括基因突变产生的肿瘤细胞以及衰老、死亡细胞等,是免疫系统的三大基本功能之一。该理论由澳大利亚免疫学家 Burnet 首次提出,认为机体的免疫系统可以发挥监视作用,及时识别并清除任何"非己"的抗原成分,以维持机体内环境的稳定。相反,当机体免疫功能低下,无法及时有效清除"异己"成分时,便可导致肿瘤的发生。

体内有多种免疫细胞和免疫分子参与了免疫监视。免疫细胞按照功能分类包括初始免疫细胞、效应免疫细胞、抗原提呈细胞和免疫调节细胞。如前所述,免疫系统不仅识别和消灭入侵的病原体,同时也能识别和清除包括肿瘤在内的异常表达的自身物质。免疫监视的基本过程是:在体内微循环中(包括血液微循环和淋巴微循环)游弋着大量免疫细胞,全程动态地识别和清除内环境中的"异己"成分或突变细胞。在已经发生肿瘤的机体内,免疫细胞除了在外周环境中参与免疫应答,还能够浸入肿瘤组织内部发挥局部免疫应答的作用。不同组织来源的肿瘤免疫细胞浸润的程度亦有所不同。

八、肿瘤微环境

肿瘤微环境是指肿瘤在生长过程中由肿瘤细胞和非肿瘤细胞共同构成的,与肿瘤发生和转移相关的局部稳态环境。其构成要素包括肿瘤细胞、内皮细胞、成纤维细胞、免疫细胞、细胞外基质及各类细胞因子。这些成分均参与了肿瘤相关免疫激活和免疫抑制。肿瘤和肿瘤微环境相互依存、相互促进、相互拮抗。肿瘤发生是肿瘤微环境中促瘤因素占主导地位,抑制了免疫清除肿瘤效应的结果。在肿瘤微环境中,免疫应答发生了巨大的变化,直接改变了机体对肿瘤的免疫应答。所以,肿瘤微环境中的非肿瘤成分对肿瘤的形成与演进扮演着重要的角色。

（一）肿瘤微环境的要素

肿瘤微环境中,促进肿瘤、发挥免疫抑制效应的细胞主要包括 Treg 细胞、MDSC、肿瘤相关巨噬细胞 TAM、间充质干细胞 MSCs。还有各种细胞因子亦参与了免疫抑制,例如:IL-10、TGF-β、VEGF、PGE2 等。有些细胞因子并非直接作用于肿瘤细胞,而是直接抑制 T 细胞功能,促进免疫耐受的形成。

1. Treg 细胞

Treg 细胞能够使肿瘤局部效应 T 细胞功能受到明显抑制。其作用机制包括:①分泌 IL-35、IL-10、TGF-β 等细胞因子抑制免疫;②通过表达高亲和力 IL-2 受体,竞争性消耗 IL-2,导致活化的 T 细胞凋亡;③以穿孔素依赖方式使 CTL 和 NK 细胞凋亡;④一方面抑制 DC 抗原提呈,另一方面促进抑制性 DC 产生。

2. 肿瘤相关巨噬细胞 TAM

TAM 来源于单核细胞,在肿瘤来源的趋化因子作用下迁移至肿瘤间质并呈现为 M2 表型。TAM 的浸润程度与肿瘤呈正相关,具备较弱的抗原提呈能力,通过上调表达 IL-10、下调表达 IL-12 介导 Th2 型免疫反应。另一方面,TAM 尚分泌 MMP3、VEGF、PDGF 等促肿瘤因子。

3. MDSC

MDSC 在肿瘤微环境中失去了正常分化的功能转变为幼稚髓样细胞,对 T 细胞发挥负性调控作用。

4. 间充质干细胞 MSCs

MSCs 是一种多能干细胞,具备干细胞的自我更新和多向分化能力。MSCs 在肿瘤细胞和炎性细胞分泌的趋化因子作用下向肿瘤部位定向迁移、转化,随后释放 IL-10、TGF-β、VEGF,促进肿瘤血管生成和免疫抑制。免疫抑制机制上,MSCs 抑制 CD4＋T 细胞和 CD8＋T 细胞、B 淋巴细胞和 NK 细胞增殖活化,阻碍树突状细胞的成熟。

5.免疫抑制性配体

免疫抑制性配体属于共抑制分子,主要包括 PD-L1(B7-H1,CD274)和 B7-H4。活化的 CD4＋T 细胞和 CD8＋T 细胞表面表达 PD-1,肿瘤细胞表面表达配体 PD-L1,受体配体结合产生免疫抑制效应,需要指出的是,目前 B7-H4 的受体尚未被发现。此外,免疫抑制性分子 CTLA-4 亦参与了诱导肿瘤免疫耐受。

(二)肿瘤代谢层面的微环境变化

肿瘤代谢层面的微环境变化包括酶的变化、异常糖基化和缺氧环境。在肿瘤微环境中,吲哚胺-2,3-双加氧酶 IDO 表达上调,局部免疫功能明显抑制;精氨酸酶 I 是与肿瘤免疫抑制相关的代谢酶,通过耗竭肿瘤局部精氨酸抑制 T 细胞的功能。基质金属蛋白酶 MMPs 通常在肿瘤微环境中过表达,打破了正常生理状态下细胞外基质的含量平衡,使得肿瘤细胞能够突破基底膜和 ECM 构成的组织化学屏障,发生肿瘤侵袭转移。

异常糖基化:肿瘤细胞表面表达的某些糖蛋白或糖脂能够介导肿瘤细胞的黏附、转移及血管新生等多种病理过程。另外,糖基化能够帮助肿瘤细胞逃避 NK 细胞和 CTL 细胞的杀伤。

另外,通常情况下正常组织细胞只有在无氧时才启动糖酵解(故称为无氧糖酵解);而肿瘤细胞可以在有氧的情况下,依然采用糖酵解方式提供能量,故称为有氧糖酵解。基于 Warburg 效应理论,实体肿瘤内部虽然为乏氧区,但对肿瘤细胞能量代谢影响有限。乏氧环境下,肿瘤微环境中会有大量免疫抑制细胞的浸润,但是通过免疫抑制发生肿瘤免疫耐受,这与肿瘤细胞在乏氧环境下能够有效抵抗化疗、放疗和免疫治疗有关。

九、肿瘤抗原的识别、加工和提呈

(一)识别

肿瘤抗原的识别:参与固有免疫的细胞包括 NK 细胞、巨噬细胞、γδT 细胞、NKT 细胞;参与适应性免疫的细胞包括 CD8＋T 细胞、CD4＋Th1 细胞。固有免疫细胞不表达特异性抗原识别受体,可通过模式识别受体结合畸变细胞表面相关配体介导抗肿瘤免疫应答。模式识别受体 PRR 存在于固有免疫细胞表面、胞内器室膜、胞浆和血液中,该类受体能够识别肿瘤细胞的特点模式分子结构,包括胞膜型 PRR、胞内体膜型 PRR、胞浆型 PRR 和分泌型 PRR。例如,肿瘤细胞表面的糖类配体可与 NK 细胞表面的活化性受体结合,激活 NK 细胞发挥杀伤效应。NK 细胞表面具有 IgGFc 受体,也可通过 ADCC 效应杀伤肿瘤细胞。特异性识别:表达于 APC 表面抗原肽-MHC 分子复合物,提呈给 T 细胞被 T 细胞识别,诱导 T 细胞活化的过程。机体针对肿瘤抗原可激活固有免疫应答和适应性免疫应答。其中,特异性免疫以细胞免疫为主,体液免疫为辅。

(二)加工

抗原提呈细胞能够加工抗原并以抗原肽-MHC 分子复合物的形式将抗原呈递给 T 细胞。抗原的呈递主要包括 MHC Ⅱ类分子途径和 MHC Ⅰ类分子途径。MHC Ⅱ类分子途径负责外源性抗原的加工;MHC Ⅰ类分子途径负责内源性抗原的加工。上述 2 条途径均参与了肿瘤抗原的提呈。

（三）提呈

抗原的提呈基于抗原的加工或抗原处理，是 APC 将摄入胞内的外源性抗原或者胞质内自身产生的内源性抗原降解并加工成一定大小的多肽片段，使抗原肽适合与 MHC 分子结合，抗原肽-MHC 分子复合物再转运至细胞表面的过程。MHC Ⅱ类分子途径负责将外源性抗原提呈给 CD4＋T 细胞；MHC Ⅰ类分子途径负责将内源性抗原肽提呈给 CD8＋T 细胞。所以，抗原提呈是将抗原肽-MHC 分子复合物表达于 APC 表面。机体免疫系统针对肿瘤抗原可激活免疫应答。

十、肿瘤免疫清除

在正常生理状态下，机体会产生极个别癌变细胞。正是由于免疫系统免疫清除功能保障了及时杀伤和清除肿瘤细胞，维持肿瘤微环境的动态平衡，所以，肿瘤免疫清除即是免疫应答的一部分。该过程包括固有免疫应答和适应性免疫应答 2 方面。

适应性免疫应答主要由 T 细胞和 B 细胞介导完成。在 T 细胞介导的特异性抗肿瘤免疫中，CTL 是主要效应细胞。CD8＋T 细胞表面的 TCR 能够特异性识别肿瘤抗原肽-MHC Ⅰ类分子复合物。CD8＋T 细胞受自身 MHC Ⅰ类分子的限制活化后分化为细胞毒性 T 细胞（CTL），具有细胞毒作用，特异性杀伤肿瘤细胞（靶细胞）。CD4＋T 细胞表面的 TCR 能够特异性识别肿瘤抗原肽-MHC Ⅱ类分子复合物。CD4＋T 细胞受自身 MHC Ⅱ类分子的限制活化后分化为 Th 细胞。此外，少数 CD4＋T 细胞亦具有细胞毒作用和免疫抑制作用。

肿瘤抗原能够激活 B 细胞，产生具有抗肿瘤作用的抗体。B 细胞除了发挥特异性体液免疫功能，也具备一定的抗原呈递功能。B 细胞表面的 BCR 分子具有识别抗原的作用。能与 Igα/Igβ（CD79a/CD79b）异二聚体结合为 BCR 复合物。此外，B 细胞膜受体能促进 BCR 对肿瘤抗原的识别及 B 细胞的活化。

共刺激分子：肿瘤抗原与 B 细胞 BCR 结合后，由 Igα/Igβ 转至胞内完成第一信号。第二信号由 Th 细胞和 B 细胞共刺激分子间相互作用产生，完成 B 细胞活化增殖。其他如 CD19 是 BCR 识别抗原的关键分子之一，是 BCR 复合物的激活性辅助受体，也是 B 细胞表面的特异性标志。

（一）固有免疫应答

参与固有免疫应答的主要细胞有 NK 细胞、巨噬细胞、NKT 细胞、γδT 细胞、中性粒细胞和树突状细胞。这些细胞通过不同的方式发挥相应的免疫效应。

NK 细胞通过以下 4 种方式杀伤靶细胞：ADCC 效应、Fas/FasL 途径、穿孔素-颗粒酶途径、释放 TNF 等细胞因子杀伤肿瘤细胞；巨噬细胞在肿瘤免疫清除中具有双重作用。经典的 M1 型巨噬细胞具有高效的肿瘤抗原呈递功能，分泌 IL-12、IL-23，激活 Th1 型免疫应答，杀伤肿瘤细胞。M2 型巨噬细胞则发挥免疫抑制作用，促进肿瘤生长；NKT 细胞的抗肿瘤作用与其数量和细胞因子分泌状态密切相关。NKT 细胞识别由树突状细胞提呈的肿瘤糖脂类抗原，活化并产生 IL-2、IFN-γ 等多种细胞因子，进一步作用于巨噬细胞、NK 细胞、CTL 等细胞及自身，发挥杀伤肿瘤细胞的作用。

γδT 细胞通过 γδTCR 与甲羟戊酸途径中间体异戊烯焦磷酸 IPP 相结合而被激活。

γδTCR 识别肿瘤细胞表面异位表达的载脂蛋白 A1NKG2D 受体、Toll 样受体共同参与抗肿瘤作用;中性粒细胞类似于巨噬细胞,具有抗肿瘤和提呈肿瘤细胞的双重作用。高度活化的中性粒细胞可通过产生活性氧和细胞因子有效杀灭肿瘤细胞。此外,中性粒细胞亦具有 ADCC 效应。在肿瘤微环境中,浸润其中的肿瘤相关中性粒细胞 TAN 可发生表型极化,转变为抑制肿瘤生长的 N1 型 TAN。临床上,一些感染性发热的患者会发生肿瘤消退,部分原因与感染造成的中性粒细胞短期内大量增加有关。

树突状细胞 DC 具有抑制肿瘤发生发展的作用。DC 除了具备基本的识别、提呈肿瘤抗原外,还参与募集非特异免疫细胞共同实现细胞免疫清除。此外,DC 尚能激发体液免疫,自分泌和诱导旁分泌多种细胞因子参与免疫应答,并且对肿瘤细胞进行"接触抑制"。

除了上述固有免疫细胞,固有免疫分子如补体、细胞因子、溶菌酶、乙型溶素等也参与了肿瘤免疫清除。

补体作为机体免疫系统的有机组分之一,发挥着抑瘤作用。一方面,B 细胞产生的抗肿瘤抗体可激活补体系统并通过 ADCC 作用杀伤肿瘤细胞。另一方面,补体可通过特异性抗体与肿瘤细胞膜表面相应抗原结合形成复合物,进而激活补体经典途径,执行补体依赖性细胞毒性作用。细胞因子如 IFN、IL、TNF 及各种造血相关细胞因子等能够杀伤肿瘤细胞而不影响正常细胞。这些细胞因子既能够调节和激发机体对肿瘤的免疫反应,又能够作用于肿瘤血管生成和肿瘤微环境的调节。

(二)适应性免疫应答

适应性抗肿瘤免疫应答包括 T 细胞介导的细胞免疫应答和 B 细胞介导的体液免疫应答。介导体内特异性抗肿瘤免疫的 T 细胞(包括 CD8+CTL 和 CD4+Th1),是抗肿瘤效应的关键。其中,增殖分化的 CTL 对肿瘤细胞的特异性杀伤作用,是通过与肿瘤细胞直接接触实现的。具体通过穿孔素和 FasL 2 种方式:T 细胞排出的穿孔素能插入肿瘤细胞膜形成通道,使颗粒酶、TNF 等进入肿瘤细胞致其死亡;FasL 和肿瘤细胞表面的 Fas 结合传递死亡信号进入肿瘤细胞,引发凋亡。

B 细胞介导的体液免疫应答在抗肿瘤免疫中居于辅助地位。具体发挥肿瘤免疫清除的途径包括:①ADCC 途径杀伤肿瘤细胞;②激活补体系统杀伤肿瘤细胞;③调理吞噬作用;④封闭促肿瘤生长受体实现肿瘤抑制;⑤干扰肿瘤细胞的黏附作用,阻断肿瘤细胞黏附、转移。

十一、肿瘤的免疫逃逸

在肿瘤与免疫系统的斗争中,总有部分肿瘤细胞能够躲过免疫监视,在免疫清除中生存下来。基于肿瘤免疫编辑学说,在免疫清除期,大量肿瘤细胞在免疫监视中被杀伤清除,进入平衡期后,部分肿瘤细胞通过重塑完成免疫编辑逐渐获得抵抗或免疫清除功能,最终增殖为肿瘤。免疫逃逸的机制涉及机体免疫功能、肿瘤细胞和肿瘤微环境 3 个方面。

生理状态下,机体产生的极少数肿瘤细胞在肿瘤微环境中不断地被免疫系统清除,其数量维持着动态平衡。如果机体免疫功能低下,则肿瘤胜出,最终出现临床可见的肿瘤。机体免疫功能低下包括固有免疫功能和适应性免疫功能任何一方或二者均出现低下,为肿瘤的发生创造了有利的外部条件。最具说服力的例证是长期服用免疫抑制剂的患者和 HIV 感染者更容易罹患各种肿瘤。

从宏观上讲,机体免疫功能和肿瘤是一对矛盾,在肿瘤微环境中相互博弈。肿瘤微环境既是肿瘤免疫清除的场所,也是实现免疫逃逸的载体。肿瘤微环境中包含 Treg、MDSC、TAM 及各种免疫抑制分子。总体上讲,肿瘤微环境促进了肿瘤的发生,抑制了免疫清除效应。

作为免疫清除的对象,肿瘤细胞在免疫逃逸中通过主动免疫编辑不断地适应肿瘤微环境的选择,最终生存下来。其主要的参与机制有:

1.肿瘤抗原的变化

肿瘤细胞本身具有较弱的免疫原性,难以诱发机体的免疫应答。另外,在肿瘤微环境中,肿瘤细胞的抗原由于免疫监视的压力而减少或消失,影响了免疫系统的识别与杀伤。同时,肿瘤细胞表面上调表达的糖脂和糖蛋白也起到了遮盖肿瘤抗原的作用。

2.TCR 信号转导异常

在肿瘤的适应性免疫应答中,T 细胞活化为 CTL 是最重要的一环。在肿瘤患者机体内,T 细胞往往存在 TCR 信号转导异常。正常生理状态下,MHC 分子提呈的肿瘤抗原与 T 细胞受体 TCR 结合后须经过 TCR/CD3 及一系列信号转导系统才能完成 T 细胞活化、增殖,产生免疫应答效应。肿瘤患者 T 细胞的 CD3 分子异常表达,会导致活化障碍。

3.MHC Ⅰ类分子表达异常

正常细胞表面表达 MHC Ⅰ类分子。相较于正常细胞,肿瘤细胞的 MHC Ⅰ类分子表达相对下调或缺失,以致不能有效活化 CD8+T 细胞,造成免疫逃逸。造成肿瘤细胞的 MHC Ⅰ类分子表达异常主要的原因是 MHC Ⅰ类分子 mRNA 转录降低甚至在基因组中缺失,无法完成正常基因表达。

4.共刺激分子异常表达

T 细胞的活化需要协同刺激信号和抗原信号的作用。一方面,肿瘤细胞表达 CD80、CD86 等共刺激分子不足。另一方面,肿瘤细胞上调表达 PD-L1 等共抑制分子。如此,共刺激分子和共抑制分子比例与功能失衡,实现肿瘤免疫耐受。T 细胞自身表达的 CTL-A4 与 B7 分子结合可抑制 T 细胞的活化。

5.肿瘤细胞抗凋亡

正常生理状态下,细胞内促凋亡与抗凋亡作用处于动态平衡状态。肿瘤细胞高表达 Bcl-2 等抗凋亡基因而下调表达 FasL 等死亡诱导分子,实现抗凋亡。此外,肿瘤细胞尚可表达补体调节蛋白抑制补体对肿瘤细胞的杀伤。

6.免疫抑制分子

在肿瘤微环境中,肿瘤细胞合成和分泌多种免疫抑制分子,可在不同层次抑制机体抗肿瘤免疫应答。例如 TGF-β、IL-10、PGE2、VEGF、IL-6、IL-4、COX-2 等。此外,肿瘤细胞脱落抗原可充当封闭因子与免疫系统抗肿瘤抗体结合,阻断抗体介导的细胞毒作用。

十二、肿瘤的免疫诊断

依据免疫学原理和方法对机体是否存在肿瘤及其演变做出判断,即为肿瘤的免疫学诊断。这是临床肿瘤诊断的重要辅助手段。目前,肿瘤的免疫诊断主要包括肿瘤标志物检测和肿瘤免疫细胞学检测。

目前,应用于临床的肿瘤标志物检测涉及肿瘤特异性抗原和肿瘤相关抗原,常用的指标包括:癌胚蛋白如 AFP、CEA,糖类抗原如 CA199、CA125、CA153 等,酶如 LDH、NSE、ALP 等,特殊血浆蛋白如 β2-微球蛋白等,激素如降钙素 β-hCG 等。其中,AFP 主要见于原发性肝癌、畸胎瘤等,CEA 主要见于消化道肿瘤、胰腺癌、肺癌、乳腺癌等,CA125 主要见于卵巢癌、乳腺癌和消化道肿瘤,CA199 主要见于胰腺癌、消化道肿瘤和原发性肝癌等,CA153 主要见于乳腺癌、卵巢癌、肺癌等,CA724 主要见于消化道肿瘤、乳腺癌、卵巢癌,PSA 主要见于前列腺癌,β-hCG 主要见于绒毛膜癌,β2-微球蛋白主要见丁淋巴瘤和多发性骨髓瘤。

虽然肿瘤细胞的免疫原性较弱,但是仍然能够在一定程度上激活 B 淋巴细胞。B 淋巴细胞激活后分泌具有抗肿瘤作用的抗体,释放到血液循环和肿瘤微环境中。这些抗肿瘤抗体具有抗肿瘤和干扰肿瘤免疫清除的双重作用。从诊断学角度,对抗肿瘤抗体的检测具有积极的肿瘤早期诊断价值和潜在的肿瘤治疗价值。例如,抗 CA125 抗体有可能作为卵巢癌的标志物用于卵巢癌的诊断和疗效评估。所以,肿瘤自身抗体作为肿瘤标志物的优势在于既能大幅提高肿瘤检测的特异度和灵敏度,又具有血液检测的便捷性和可重复性。

肿瘤免疫细胞的检测可用于评价机体免疫功能,判断肿瘤治疗疗效和预后,是重要的辅助诊断指标。例如,利用流式细胞术检测 T 细胞亚群,对 CD4＋T 细胞和 CD8＋T 细胞的比例和数量进行分析,有助于判断机体免疫功能和肿瘤变化趋势。此外,对 Treg、DMSC、TAM、RegDC 等免疫抑制细胞的数量检测有助于了解病情变化的免疫学层面的变化。

十三、肿瘤的免疫治疗概述

目前,肿瘤的免疫治疗被定义为通过激发和增强机体的免疫功能,以达到杀伤肿瘤细胞的目的。其实,肿瘤的免疫治疗不仅仅局限于激发和增强机体免疫功能,还包括解除免疫抑制、重建免疫监视平衡和恢复肿瘤免疫微环境稳态等。

19 世纪 90 年代"Coley's Toxins"肉瘤疗法的诞生,标志着肿瘤免疫治疗时代的到来。随着免疫病理学研究的深入,越来越多的免疫治疗手段登上了临床应用的舞台。根据肿瘤免疫应答效应的机制,在增强免疫功能方面肿瘤免疫治疗可分为主动免疫治疗和被动免疫治疗。在解除免疫抑制方面注意包括肿瘤免疫检查点治疗。

（一）主动免疫治疗

该方法是利用肿瘤抗原的免疫原性采用各种有效手段激活针对肿瘤抗原的免疫应答。例如,Sipuleucel-T (Provenge)是活化的自体树突状细胞疫苗,被 FDA 批准用于去势抵抗的前列腺癌。

（二）被动免疫治疗

该方法是给机体输注外源性免疫效应物质,包括抗体、细胞因子和免疫效应细胞等。被动免疫疗法起效较快,对肿瘤患者机体免疫状态要求较低。例如,曲妥珠单抗靶向 Her-2 用于治疗 Her-2 表达阳性的乳腺癌、胃癌等相关肿瘤。利妥昔单抗靶向 CD20 治疗 B 细胞淋巴瘤,西妥昔单抗靶向 EGFR 治疗 RAS 野生型结直肠癌等,均取得了巨大的临床获益。

（三）免疫检查点抑制剂（Immune checkpoint inhibitors）的应用

解除免疫抑制是肿瘤免疫治疗的重要策略。免疫检查点抑制剂的应用即是解除免疫抑制的代表性疗法。研究显示，免疫检查点分子如 CTLA-4 和 PD-1 能够调节免疫反应的强度和广度，避免正常组织的过度损伤。而在肿瘤微环境中，免疫检查点却是肿瘤免疫耐受的主要机制之一。目前，批准应用于临床肿瘤治疗的 CTLA-4 抑制剂有伊匹单抗，PD-L1 抑制剂有阿特珠单抗和德瓦鲁单抗，PD-1 抑制剂有帕博利珠单抗、纳武单抗、信迪利单抗、特瑞普利单抗、卡瑞丽珠单抗、替雷利珠单抗等。

以帕博利珠单抗为例，其作用机理为：T 细胞表面表达的 PD-1 受体与肿瘤细胞表达的配体 PD-L1、PD-L2 结合，可以耗竭 T 细胞功能，从而导致免疫逃逸。部分肿瘤细胞的 PD-1 配体上调，抑制激活的 T 细胞对肿瘤的免疫监视。单克隆抗体帕博利珠单抗可与 PD-1 受体结合，阻断 PD-1 受体与 PD-L1、PD-L2 的相互作用，从而解除 PD-1 通路介导的肿瘤免疫应答抑制。

免疫检查点抑制剂治疗属于系统治疗，在带来临床疗效的同时，也带来了全身不良反应。其中，以自身免疫性疾病较为多见。例如自身免疫性肠炎、自身免疫性肝炎、自身免疫性肺炎、自身免疫性肾炎、自身免疫性垂体炎、自身免疫性甲状腺炎、自身免疫性心肌炎、骨髓抑制等。这些不良反应大多数较为轻微，属于 I、II 级不良反应，经过药物减量、激素等对症处理多可缓解，但也有严重 III、IV 级不良事件的报道，例如致死性心肌炎、肾功能衰竭等。例如帕博利珠单抗的常见不良反应包括：十分常见的有疲劳、皮疹、瘙痒、腹泻、恶心等；常见的有贫血、输液反应、甲状腺功能异常（包括甲状腺功能亢进和甲状腺功能减退）、食欲减退、头晕头痛、味觉障碍、肺炎、咳嗽、呼吸困难、结肠炎、口干、呕吐、便秘、腹痛、骨骼肌肉及关节痛、水肿、发热等；偶见的有白细胞减少、血小板减少、垂体炎、肾上腺功能不全、I 型糖尿病、电解质紊乱、癫痫、心肌炎、胰腺炎、湿疹、胆红素升高等。处理免疫检查点抑制剂不良反应常用的药物包括泼尼松、甲基泼尼松、免疫球蛋白、英夫利昔、维多珠单抗、吗替麦考酚酯等。此外，中医药也在免疫治疗不良反应处理中发挥着积极的作用。研究表明，中医药可发挥双向调节免疫功能的作用，激发机体免疫潜能，抑制过度免疫应答。机制层面涉及多层次、维持免疫动态平衡，包括调节肠道菌群、重新激活 Treg 细胞、抑制巨噬细胞、重建 Th1/Th2 动态平衡等。

随着对肿瘤免疫病理的深入研究，对免疫治疗的策略正从免疫增强向重新建立免疫平衡、恢复免疫正常化转变。免疫检查点抑制剂的临床使用越来越精准、个体化，对保障患者安全、推广免疫治疗积累了宝贵的经验。

第七章　肿瘤心身疾病临床表现

总体而言,肿瘤患者常常伴发心身疾病,其心身疾病临床表现与原发肿瘤及转移肿瘤的临床表现有一定相关性,也有不同之处。患者会表现出情绪异常,可有脆弱感、悲伤感、恐惧感、抑郁、焦虑、恐慌、社交隔离、存在危机和精神危机。该章节主要针对不同系统不同部位进行表述。

(1)耳鼻喉科的心身疾病有梅尼埃综合征——旋转性眩晕、波动性听力下降、耳鸣、耳闷胀感;喉部异物感。

(2)眼科的心身疾病有原发性青光眼、眼睑痉挛、弱视等。

(3)口腔科的心身疾病有特发性舌痛症、口腔溃疡、咀嚼肌痉挛等。

(4)皮肤系统可有神经性皮炎、瘙痒症、斑秃、牛皮癣、慢性荨麻疹、慢性湿疹等。

(5)骨骼肌肉系统的心身疾病有类风湿性关节炎、腰背疼、肌肉疼痛、痉挛性斜颈、书写痉挛。

(6)呼吸系统可有支气管哮喘——反复发作性气喘、呼吸困难、胸闷或咳嗽,常在夜间或清晨发作、加剧,并出现广泛多变的可逆性气流受限,经治疗缓解或自行缓解;过度换气综合征——呼吸急促、紧张、打嗝等,甚至还会伴随手脚麻木、意识不清、心悸等;神经性咳嗽——患者无意识的持续性干咳,以日间咳嗽明显。

(7)心血管系统的心身疾病有冠状动脉硬化性心脏病(心前区闷痛、压痛或绞痛,可向颈部、咽部、左上肢发生放射)、阵发性心动过速、心律不齐、原发性高血压或低血压、偏头痛、雷诺病。

(8)消化系统的心身疾病表现为:上腹胀满,腹痛,食欲不振,恶心,呕吐,泛酸,嗳气,烧心,时常表现厌食、饱胀、嗳气、上腹不适、恶心、呕吐,甚至出现发热、水电解质失衡,维生素、蛋白质丢失,贫血、体重下降等。表现为有胃、十二指肠溃疡以及神经性呕吐、神经性厌食、溃疡性结肠炎、幽门痉挛、过敏性结肠炎。

(9)泌尿生殖系统:月经紊乱、经前期紧张症、功能性子宫出血、性功能障碍(不孕、不育、阳痿、性冷淡)、原发性痛经。

(10)内分泌系统:甲状腺功能亢进症(怕热、多汁、食欲亢进、消瘦、心慌、情绪紧张及脾气急躁,部分病人眼突症);糖尿病(多饮、多食、多尿、肥胖或消瘦),若发生并发症可表现为:①糖尿病酮症酸中毒、高渗性昏迷,这类并发症重者可致死。②各种感染:如皮肤化脓性感染、真菌感染如足癣,女性糖尿病患者易发生白色念珠菌感染导致阴道炎、尿路感染如膀胱炎及肾盂肾炎,合并肺结核。③大血管病变:糖尿病患者动脉粥样硬化的患病率很高,发病年龄较轻,病情进展较快,大、中动脉粥样硬化主要侵犯主动脉、冠状动脉、脑动脉、肾动脉、肢体外周动脉等,引起冠心病、脑血管病、肾动脉硬化、肢体动脉硬化。其中糖尿病是冠心病的等危症,引起的冠心病呈多支弥漫性严重病变,容易发生心肌梗死及心力衰竭甚至肺水肿;脑血管病易致死致残;肾动脉硬化导致肾动脉狭窄,血压升高不易控制;外周动脉硬化尤其是下肢动脉硬化出现疼痛、感觉异常、间歇性跛行,严重狭窄时出现肢体坏死,甚至需截肢。④微血管病变:主要表现为糖尿病肾病、视网膜病变、糖尿病心肌病。⑤神经病变:周围神经受累最常见,通常呈对称性,下肢较上肢严重,病情进展缓慢,先出现肢端感觉异常,如伴麻木、针刺、灼热或如踏棉垫感觉,有时痛觉过敏。后期可有运动神经受累。自主神经病变也较常见,影响胃肠道、心血管系统、泌尿系统、性器官功能,临床表现有胃排空延迟、饭后或午夜腹泻、便秘;直位性低血压、持续性心动过速;尿失禁、尿潴留、阳痿等。⑥眼的其他病变:白内障、青光眼、黄斑病、屈光改变等。⑦糖尿病足:是糖尿病外周神经病变、下肢动脉粥样硬化供血不足、细菌感染等多种因素所致,引起足部疼痛、皮肤深溃疡、肢端坏死等病变。低血糖——心慌、手抖、出冷汗、头晕、头痛、饥饿;阿狄森病-皮肤色素沉着、乏力、体重减轻、胃肠道紊乱、血压降低、低血糖,甚至视力模糊、表情淡漠、休克、昏迷等。

(11)神经系统的心身疾病有痉挛性疾病、紧张性头痛、睡眠障碍(失眠症、醒觉不合综合征、嗜睡症、睡眠-觉醒节律障碍、睡行症)、自主神经功能失调症。

第八章 肿瘤心身疾病诊断

由于心身疾病常常没有明确的躯体体征或诊断性的生物学指标,所以心身疾病的诊断从症状学诊断原则出发,即依靠临床症状或症状群的组合,从症状—综合征—诊断的 SSD(symptom syndrome diagnosis)过程式思维方法。具体过程为:首先确定精神症状(symptom,S),再根据症状组合确定综合征(syndrome,S),然后对精神症状或综合征的动态发展趋势,结合发病过程、病程、病前性格、社会功能等相关资料进行综合分析,提出各种可能的诊断假设,再根据鉴别诊断的 6 个基本步骤进行鉴别诊断,根据可能性从小到大的次序逐一排除,最后做出结论性诊断(diagnosis,D),即症状学诊断或结合病因做出病因性诊断。在诊断过程中,详尽的病史资料和精神状况检查是诊断的重要依据。值得注意的是,心身疾病的诊断也必须遵循实践、认识、再实践、再认识的原则,即便确定临床诊断后,仍然需要继续观察和随访。

本章将遵照以上原则对几类常见肿瘤心身疾病的诊断进行阐述。其中,症状表现部分只做略述,详细内容见第九章。

第一节 焦虑障碍

一、概述

(一)焦虑的定义

焦虑指对未来的事情感到难以预测与驾驭而紧张不安的一种情绪状态。虽然焦虑是一种不愉快的心理生物学情绪,但其本身跟疼痛和发热一样并不是病态的,而是对感知到的威胁或危险时的自然反应。癌症患者在经历疾病的所有阶段都容易受到焦虑的影响,从癌症筛查、抗癌治疗、癌症幸存,直至终末期。

恰当的焦虑可以激励个体采取措施减少或避免危险,例如增加戒烟的动机,遵从治疗建议等。当焦虑与对个人的威胁程度不成比例或扰乱正常功能,则被视为病理性焦虑,它无助于更好地解决问题,会耗费精力、显著影响患者的社会生活能力,并干扰治疗。

(二)焦虑障碍的定义

焦虑障碍(anxiety disorder)是一组以焦虑症状群为主要临床相的精神障碍的总称,其特点是过度恐惧和焦虑,以及相关的行为障碍。根据 ICD-11 和 DSM-5 的疾病分类,目前的焦虑障碍包括:①广泛性焦虑障碍;②惊恐障碍;③场所恐惧症;④社交焦虑障碍;⑤特定恐惧障碍;

⑥分离性焦虑障碍；⑦选择性缄默；⑧其他药物或躯体疾病所致焦虑障碍。肿瘤患者常发生的焦虑障碍包括一般医疗状况引起的焦虑、广泛性焦虑障碍、惊恐障碍、特定恐怖症、场所恐惧症、社交焦虑障碍和物质/药物所致焦虑障碍。

二、诊断

（1）焦虑障碍诊断可以遵循以下步骤：

确定焦虑的临床症状及综合征。焦虑的常见心理、躯体症状见表 8-1。在肿瘤患者中需要留意以躯体症状为主的表现形式，如自主功能兴奋、失眠或呼吸困难，有时会掩盖心理或认知方面的表现，也是晚期患者最常见的焦虑症状。

表 8-1　肿瘤患者常见焦虑症状

躯体/身体症状
肌肉酸痛和疲劳
坐立不安
震颤、颤抖
神经质、易激动、战战兢兢、紧张性头痛
自主活动兴奋：心悸、出汗、头晕、口干、恶心、腹泻、喉咙肿块、冰冷的手、感觉异常、发冷或发热、无法放松身体、心理症状
对未来的担忧，疾病死亡焦虑
恐惧、反刍（害怕自己或他人遭遇不幸）
心情无法放松
易怒
注意力集中困难、易分心
入睡困难、无入睡感的睡眠、噩梦
错误解读身体感觉

（2）焦虑症状/综合征需达到一定严重程度，这表示患者的社会功能因为焦虑症状/综合征受到一定损伤或表现出无法摆脱的精神痛苦。评判焦虑症状存在和严重程度可采用一系列评估量表评定。常用的焦虑症状评估量表包括：广泛性焦虑障碍量表（generalized anxiety disorder，GAD-7）、焦虑自评量表（self-rating anxiety scale，SAS）、汉密尔顿焦虑量表（Hamilton anxiety scale，HAMA）。超过 50％的焦虑障碍患者伴有抑郁症状，故对焦虑障碍患者需要同时进行抑郁症状评估。常用的抑郁症状评估量表包括：患者健康问卷抑郁量表（patient health questionnaire，PHQ-9）、抑郁自评量表（self-rating depression scale，SDS）、汉密尔顿抑郁量表（Hamilton depression scale，HAMD）。也需要对此类患者进行人格测定，以便医生更好地了解患者情况，指导治疗。常用的人格测定包括艾森克人格测定（Eysenck personality questionnaire，EPQ）、明尼苏达多相人格测定（Minnesota multiphasic personality inventory，MMPI）。

(3)达到一定时间标准,即病程标准。例如惊恐障碍要求持续 1 个月,广泛性焦虑障碍至少6 个月以上。

(4)排除:肿瘤患者抗癌治疗、缓和治疗中使用的药物可能引发类似焦虑症状(见表 8-2),有些躯体疾病表现也可能与焦虑症状重叠,如二尖瓣脱垂、充血性心衰、甲状腺功能亢进、低血糖、高钙血症、低钠血症、肺水肿等肺部疾病或贫血所致缺氧、嗜铬细胞瘤等。因此面对焦虑症状或综合征表现的患者,还需详细询问既往病史、查看合并用药,并做相应的实验室检查以排除药物所致焦虑或其他躯体疾病。常规的实验室及辅助检查包括:血生化、心电图、心脏彩超、甲状腺功能检查、肾脏 B 超等。

表 8-2　可引起焦虑反应的肿瘤患者常用药品

抗胆碱能药物,如苯海拉明
处理疲乏症状的兴奋剂,例如哌甲酯(利他林)
交感神经兴奋剂,如沙丁胺醇吸入剂
类固醇药
免疫抑制剂,如环孢素
长期使用苯二氮䓬类、酒精、毒品或巴比妥药物后的戒断反应
老一代止吐药:包括异丙嗪、甲氧氯普胺、马来酸普鲁氯嗪片会引起静坐不能,一种以坐立不安、来回踱步为表现的强烈的内在焦虑和不安
抗精神病药:例如氟哌啶醇、利培酮、奥氮平也会引起静坐不能

三、广泛性焦虑障碍(generalized anxiety disorder,GAD)

广泛性焦虑障碍,又叫慢性焦虑症、自由浮游性焦虑症,是以缺乏明确客观对象和具体内容的焦虑和担忧为基本特征,伴有显著的自主神经症状、肌肉紧张和运动性不安,患者难以忍受又无法摆脱而痛苦。

(一)诊断要点

患者以持续的原发性焦虑症状为主,无明确的对象和固定的内容。通常包括以下要素:①恐慌(如过分担心未来、感到紧张不安等);②运动性紧张(如坐卧不宁、颤抖、紧张性头痛、无法放松等);③自主神经活动亢进(如心动过速、出汗、呼吸急促、上腹不适、头晕、口干等)。

以上症状的持续存在会对患者的日常生活、工作和学习等造成显著的不利影响,或因难以忍受又无法摆脱而感到痛苦。

病程必须 6 个月以上。

(二)鉴别诊断

诊断广泛性焦虑障碍需要同其他以焦虑为主要症状的精神障碍(如抑郁障碍、精神分裂症、精神活性物质所致精神障碍等),以及能产生相似症状的躯体疾病(如甲状腺功能亢进、低血糖等)相鉴别。抑郁障碍混合伴有焦虑症状,抑郁障碍自身具有特征性症状,可以此与 GAD 相鉴别。如果抑郁和焦虑的程度主次难分,优先考虑抑郁障碍的诊断,以免延误抑郁障碍的治疗而发生自杀等不良后果。

四、惊恐障碍(panic disorder,PD)

又称急性焦虑发作,是指反复出现不可预期的惊恐发作的一种焦虑障碍。惊恐发作的临床特点是反复突然出现强烈的害怕、恐惧或不适,可有濒死感或失控感;发作时伴有明显的心血管和呼吸系统症状,如心悸、呼吸困难、窒息感等。

(一)诊断要点

以惊恐发作为主要临床特征,发作间歇期基本正常;

惊恐发作出现在没有客观危险的环境;

具有不可预测性,不局限于已知的或可预测的情境;

因难以忍受又无法摆脱而感到痛苦,影响日常生活;

1个月内存在至少3次明显的惊恐发作,或首次发作后因害怕再次发作而产生持续性焦虑1个月。

体格、实验室及辅助检查无相应阳性发现。

(二)鉴别诊断

惊恐发作并非惊恐障碍特异性症状,也可见于其他精神障碍和躯体疾病,譬如甲状腺功能亢进、低血糖、嗜铬细胞瘤、癫痫、室上性心动过速、二尖瓣脱垂、哮喘、慢性阻塞性肺疾病等,某些药物使用如中枢神经系统兴奋剂中毒(如可卡因、苯丙胺、咖啡因等)或者中枢神经系统抑制物质(如酒精、巴比妥类等)突然戒断也可诱发惊恐发作。因此诊断惊恐障碍前需要详细的病史采集和相应的体格检查,排除躯体疾病、物质和药物使用,以及其他精神障碍所致的惊恐发作。

五、场所恐惧症(agoraphobia)

患者在多种场景(如乘坐公共交通、人多时或空旷场所、CT/核磁检查室等)中出现明显的不合理的恐惧或焦虑反应,因担心自己难以脱离或得不到及时救助而采取主动回避这些场景的行为,或在有人陪伴和忍耐着强烈的恐惧焦虑置身这些场景,症状持续数月从而使患者感到极度痛苦,或个人、家庭、社交、教育、职业和其他重要领域功能的明显受损的一种焦虑障碍。

(一)诊断要点

恐惧或焦虑症状必须局限于(或主要发生在)至少以下情境中的2种:乘坐公共交通工具、开阔的公共场所、处于密闭的空间、排队或处于拥挤的人群、独自离家;

对这些场景恐惧的程度与实际危险不相称,同时伴有自主神经症状;

对恐惧情境采取回避行为;

知道恐惧过分、不合理或不必要,但无法控制,自知力存在;

患者为症状感到痛苦而寻求帮助,或症状影响到其个人、家庭、社交、工作或其他重要功能;

符合严重程度的症状持续超过3个月(DSM-5要求6个月以上)。

(二)鉴别诊断

场所恐惧症患者需要与惊恐障碍鉴别,因为如果由于害怕这种场所,并且在2种及以上明确的场所出现的惊恐发作,则诊断为场所恐惧症。如果同时符合场所恐惧症和惊恐障碍的诊断标准,可做出共病诊断。

第二节　抑郁障碍

抑郁障碍(depressive disorders)是以情绪或心境低落为主要表现的一组疾病总称,可由各种原因引起。其共同特点是存在悲哀、空虚或易激惹心境,心境低落与其处境不相称,并伴随躯体与认知改变,可造成明显的日常生活和社会功能损害,部分患者可出现自伤、自杀行为。当病人或其家属报告有抑郁症状或临床怀疑抑郁障碍时,不应一概认为是对癌症相关应激情境的反应,而应该对他们进行评估、诊断。

一、诊断原则

除了依据 SSD 过程式思维方法进行诊断外,由于抑郁障碍具有发作性特点,所以诊断时既需要评估当前发作的特点,还要评估既往发作的情况。即当前或最近一次发作是否为抑郁发作。根据当前发作类型和既往发作类型确定诊断。如果既往有过躁狂发作、轻躁狂发作,则诊断为双相障碍。

二、诊断要点

情绪低落和乐感缺失是抑郁障碍的 2 个核心症状。可以询问癌症患者 2 个问题:①在过去的 1 个月里,你是否经常感到沮丧、沮丧或绝望?②在过去的 1 个月里,你是否经常做事情感觉不到兴趣或乐趣?2 个症状至少应具备 1 条,且在这 2 个核心症状背景上,伴有思维迟缓、意志活动减少。癌症患者的抑郁应该与意志消沉区别。抑郁失去了体验快乐的能力;意志消沉的人如果暂时从意志消沉的想法转移注意力仍然能体会、享受到乐趣。意志消沉的人因不知道该做什么,感到无助和无能而在行动中感到压抑;抑郁是失去了动机和动力,即使知道行动方向,也无法采取行动。

可伴有躯体不适,如体重下降/增加、失眠(早醒)、食欲减退、性欲减退。这也是诊断癌症患者抑郁症的困难,疲劳、食欲障碍或体重减轻、睡眠困难、记忆困难这些抑郁障碍的躯体和自主神经症状可归因于癌症及其治疗。所以在癌症患者中确诊抑郁障碍可能需要更多地强调心理症状,如无价值感、过度内疚、绝望和无助。持续的自杀意念与严重抑郁症密切相关。

发作性病程,发病间歇期精神状态可恢复到病前水平。

一级亲属中有较高同类疾病阳性家族史。

病程要求:重症抑郁要求抑郁症状至少持续 2 周。

躯体、神经系统检查及实验室检查一般无阳性发现。主要的辅助检查和实验室检查包括血尿常规、肝肾功能、血生化、心电图,内分泌检查包括甲状腺功能、性激素以排除内分泌疾病所致抑郁;感染性疾病筛查、脑电图、颅脑影像检查排除脑部疾病如癫痫、脑炎等病变。

排除要求:明确排除脑器质性、躯体疾病、某些药物或精神活性物质所致的继发性抑郁障碍。表 8-3 列出了可引起癌症患者情绪低落症状的特定可逆性疾病和治疗因素,询问病史中需要采集、鉴别。

需要注意的是,目前没有针对抑郁障碍的特异性检查项目。很多量表问卷可以用于筛查、识别、评估抑郁症状有无及严重程度(见表 8-4),可分为他评和自评量表 2 类,例如汉密尔顿抑郁量表、蒙哥马利抑郁量表是他评,PHQ-9 和 SDS 是自评量表。但仅依靠量表或问卷评估不足以诊断抑郁症,不可就此代替对病人进行仔细的病史和临床检查。检查应包括评估心理和躯体症状的严重程度和持续时间,及其对患者生活质量和疾病治疗的影响,将有助于评估中度和重度抑郁症对抗抑郁药物治疗的反应。

表 8-3 癌症患者常见抑郁病因

药物	皮质类固醇,特别是长期使用过程中可能导致抑郁综合征,急性发作表现可能与躁狂相似;中枢神经系统抑制剂药物,包括阿片类镇痛药、苯二氮䓬类和巴比妥类药物,可能引起易感人群或认知障碍患者的抑郁
抗肿瘤药物	抑郁综合征可能是以下药物的副作用:长春碱左旋门冬酰胺酶丙卡巴肼,更令人关注的是生物反应调节剂包括干扰素-α 和白细胞介素-2(IL-2)。干扰素尤其与抑郁症有关,偶尔也会引起躁狂
代谢异常	电解质(特别是钠)、血钙、B12 和叶酸,甲状旁腺功能特别是甲状腺功能
肿瘤	一些原发性恶性肿瘤与抑郁症有关,如胰腺隐匿性癌、中枢神经系统淋巴瘤、原发性脑肿瘤
难治性疼痛	癌症患者抑郁的重要原因,抑郁也可能改变病人对疼痛的意义和严重程度的感知,疼痛或对未缓解疼痛的恐惧是请求安乐死的关键因素

表 8-4 癌症患者常用抑郁评估工具

贝克抑郁量表(Beck depression inventory,BDI)
简易症状量表(brief symptom inventory,BSI)
流调中心用抑郁量表(center for epidemiologic studies depression scale,CES-D)
一般健康问卷(general health questionnaire,GHQ)
9 条目简易患者健康问卷(patient health questionnaire-9,PHQ-9)
汉密尔顿抑郁量表(Hamilton rating scale for depression,HAMD)
心态状态量表(profile of mood states,POMS)
蒙哥马利抑郁量表(Montgomery asberg depression rating scale,MADRS)
医院抑郁和焦虑量表(hospital and anxiety depression scale,HADS)
抑郁自评量表(zung self-rating depression sale,SAS)

三、诊断标准

目前国际通用的诊断标准有 ICD-11 和 DSM-5。以 DSM-5 为例介绍抑郁障碍的诊断,见表 8-5。

表 8-5 DSM-5 重性抑郁障碍诊断标准

在同样的 2 周时期内,出现 5 个或 5 个以上的下列症状,就可以诊断为抑郁症:①心情抑郁或悲伤。②丧失兴趣或愉悦感。几乎每天大部分时间都心情抑郁,既可以是主观报告,也可以是他人的观察。几乎每天或每天的大部分时间,对于所有或几乎所有的活动兴趣或乐趣都明显减少。③在未节食的情况下体重明显减轻,或体重增加(1 个月内体重变化超过原体重的 5%),或几乎每天食欲都减退或增加。④几乎每天都失眠或睡眠过多。⑤几乎每天精神运动性激越或迟滞。⑥几乎每天都疲劳或精力不足。⑦几乎每天都感到自己毫无价值,或过分地、不恰当地感到内疚(可以达到妄想的程度)(并不仅仅是因为患病而自责、内疚)。⑧几乎每天都存在思考或注意力集中的能力减退或犹豫不决。⑨反复出现自杀的想法,反复出现没有特定计划的自杀观念,或有某种自杀企图,或有某种实施自杀的特定计划,引起临床意义的痛苦,或导致社交、职业或其他重要功能方面的损害。不能归因于某种物质的生理效应,或其他躯体疾病不能更好地用分裂情感性障碍、精神分裂症、精神分裂症样障碍、妄想障碍,或其他特定的或未特定的精神分裂症及其他精神病性障碍来解释,从无躁狂或轻躁狂发作

第三节 适应障碍

适应障碍(adjustment disorder,AD)是指因长期存在应激源或困难处境或环境变化时所产生的短期和轻度的烦恼状态和情绪失调,同时有适应不良的行为障碍或生理功能障碍,并使社会功能受损。一般在应激事件或生活改变后 1 个月内发生,病程较长,但一般不超过 6 个月。个体素质和易感性对疾病的发生及表现形式有重要的作用。常见事件包括居丧、离婚、失业、搬迁、转学、患重病、退休等。对于肿瘤患者,这些应激源或困难处境大多指最近遇到的与疾病相关压力源,如恶性诊断、治疗并发症、对治疗的不良反应或即将死亡的意识。适应障碍是癌症患者最常见的精神综合征,大多数患者有适应障碍,主要表现为情绪低落、焦虑情绪和混合情绪障碍。在一项 Meta 分析中,仅姑息治疗环境中适应障碍的患病率为 15.4%(10.1%～21.6%),肿瘤和血液病中为 19.4%(14.5%～24.8%)。

癌症患者适应障碍的临床表现主要有 3 类:

(1)情感障碍:焦虑、抑郁、害怕和紧张等。

(2)适应不良的行为障碍:退缩、不遵守制度或医嘱。

(3)生理功能障碍:睡眠障碍、食欲不振、体重减轻等。

一、诊断要点

当急性应激反应以定型的方式持续存在且显著干扰功能时,就应考虑适应障碍的诊断。诊断要点如下:

(1)有明显的生活事件为诱因。

(2)适应障碍发生与应激事件存在一定的时序关系,ICD-11 界定适应障碍的起病时间在应激后的 1 个月内,DSM-5 规定在应激生活事件后约 3 个月内出现心理和行为问题。

　　(3)有理由推断患者的人格基础对适应障碍的发生有重要作用。

　　(4)表现为适应不良的行为障碍,或抑郁、焦虑、恐惧等情绪障碍,或躯体不适症状。

　　(5)既往无精神病史,但社会适应能力差。

　　(6)社会功能受损。

　　(7)应激因素消除后,症状持续一般不超过 6 个月。

　　适应按亚型分类,与表现症状相对应,包括伴抑郁心境、伴焦虑、伴混合焦虑和抑郁情绪、行为紊乱、混合性情绪和行为紊乱以及未指定的。适应障碍的危险因素是:自我力量低、被动或回避的应对方式、不足或不适当的信息、社会支持差、沟通障碍、与治疗相关的压力源、未解决的问题数量和伴侣的压力水平。

二、鉴别诊断

　　当糟糕的事情发生时,大多数人会感到不安,这不是适应障碍。只有当痛苦程度超过正常预期时,或不幸事件造成功能损害时,才做出适应障碍的诊断。适应障碍需要与抑郁障碍、焦虑障碍或其他应激相关障碍以及躯体疾病所致的精神障碍相鉴别。适应障碍的抑郁和焦虑情绪一般较轻,且脱离应激环境后其症状减轻或缓解。如果个体对应激源的反应符合重症抑郁的诊断标准,则不再诊断适应障碍。鉴别适应障碍与急性应激和创伤后应激障碍,在于时间和症状描述上的考虑。适应障碍在接触应激源即刻到 6 个月都可以,急性应激障碍只能在接触应激源 3 天到 1 个月内做出,而创伤后应激障碍需在创伤应激源发生后至少 1 个月才可以诊断,确诊所需的症状谱也可以将适应障碍与另 2 种创伤相关障碍区分开来。

第四节　躯体症状及相关障碍

　　躯体症状及相关障碍是一类包括躯体症状障碍、疾病焦虑障碍、转换障碍、做作性障碍等在内的诊断,其共同特征是显著痛苦和损害有关的突出的躯体症状,患者聚焦于对躯体的担忧。

一、躯体症状障碍(somatic symptom disorder,SSD)

　　最主要的一种类型,当患者有一个或多个躯体症状时,对这些躯体症状过度困扰,出现过度的情绪激活和(或)过度的疾病相关行为,并由此导致显著的痛苦和(或)功能受损。躯体症状障碍的识别和诊断并不强调躯体症状本身能否由器质性或功能性躯体疾病解释,而是强调当身体出现症状后个体的认知、情绪、行为等精神症状的特征、规律和后果。也就是说,患者主诉的躯体症状可以是无法用任何医学疾病的诊断来解释的,也可以是躯体症状能用已存在、识别的某种医学疾病解释,但其对症状的反应异常,即对症状的认知、情绪、相应疾病行为不恰当。一项霍奇金病和非霍奇金淋巴瘤患者的前瞻性研究中,近 1/5 患者无疾病负荷,也不接受治疗,却持续表现疾病行为,如主诉疲倦、注意力不集中和易怒,可能是心理因素导致。转诊到精神科咨询的病人中躯体化非常常见,约 28% 突出表现为以多种躯体症状为主诉的不适。

癌症躯体化症状并不威胁生命,但是会放大癌症造成的残疾,干扰治疗依从性和决策,导致恢复延迟、不良结局和复发,降低整体幸福感和生活质量,因此它们在癌症的管理和预后中具有重要的影响。可是面对癌症群体,由于躯体症状很容易跟癌症本身、细胞毒性药物抗癌治疗、放疗、精神疾病等所导致的躯体症状重叠,因此诊治癌症群体中的这类患者面临相当大的挑战,毕竟处理癌痛、化疗引起的疲乏和躯体化症状的疼痛、疲乏是完全不一样的。

诊断要点:

(1)患者具有持续或反复出现的躯体症状,症状可以为一个或多个,也可以为不固定的症状,这些症状通常不是应激紧张时引发的生理反应或者植物神经症状。

(2)躯体症状本身引起显著的关注和困扰,如与症状严重性不相称的和连续的想法,对于健康或症状的持续高水平焦虑,投入过多时间、精力在这些症状或健康的担心上。

(3)任何一个躯体症状可能不会持续存在,但有症状的状态是持续的(通常超过 6 个月)

(4)躯体症状及其所致心理行为反应导致患者过度认知,并伴随显著内心痛苦或影响到其生活、工作、社交等重要功能。

(5)以下情况建议单独做标注:①躯体症状以疼痛为主要表现;②严重程度;③持续超过 6 个月的具体病程。

二、疾病焦虑障碍(illness anxiety disorder,IAD)

DSM-5 引入的诊断,可以理解为其中包括了部分既往被诊断为疑病症(hypochondriasis)的患者以及部分既往被诊断为健康焦虑障碍(health anxiety disorder)的患者。疾病焦虑障碍的个体不存在躯体症状,或轻度症状,但其存在认为自己患有或即将患有严重的、未被诊断的躯体疾病的先占观念。由此伴有显著的健康和疾病方面的忧虑,容易因疾病而惊慌,就医后对于未确诊疾病的担忧并不能因恰当的医学解释、阴性检查结果或良性病程而缓解。对疾病的担忧占据了突出的位置,影响其日常活动,并可能导致失能。

(一)诊断标准

DSM-5 的疾病焦虑诊断标准见表 8-6。

表 8-6　DSM-5 疾病焦虑障碍诊断标准

①患有或获得某种严重疾病的先占观念。②不存在躯体症状,如果存在,其强度是轻微的。如果存在其他躯体疾病或有发展为其他躯体疾病的高度风险(例如,存在明确的家族史),其先占观念显然是过度的或不成比例的。③对健康状况有明显的焦虑,个体容易对个人健康状况感到警觉。④个体有过度的与健康相关的行为(例如反复检查躯体疾病的体征)或表现出适应不良的回避(回避预约就诊、复诊)。⑤疾病的先占观念至少已经存在 6 个月,但所害怕的特定疾病在此段时间内可以变化。⑥与疾病相关的先占观念不能用其他精神障碍来更好地解释。例如,躯体症状障碍、惊恐障碍、广泛性焦虑障碍、躯体变形障碍、强迫症或妄想障碍躯体型

(二)鉴别诊断

(1)躯体症状障碍和疾病焦虑障碍都有过分关注躯体症状、过分的担心和求医行为,引起痛苦和功能损害。当存在显著躯体症状时,可诊断为躯体症状障碍,而疾病焦虑障碍的躯体症状

不突出,患者对于患病担忧的先占观念是主要特征。

(2)焦虑障碍:焦虑障碍和躯体症状障碍均可能有较高的焦虑水平,躯体症状障碍的焦虑往往针对躯体症状和症状相关的健康担忧;而焦虑障碍担心的范畴更广,精神焦虑也更显著,如对其他生活领域的担心,或者健康方面的担忧超出症状以外,例如,症状已经消失了,仍担心未来可能出现疾病。

(3)伴躯体症状的抑郁障碍:抑郁障碍常伴随乏力、胃肠不适等躯体症状,并对躯体症状有过分的担心,需要仔细评估是否存在抑郁的核心症状:情绪低落和兴趣减退。如果躯体症状及过分的认知、情绪和行为反应只存在于抑郁发作的急性期,则不做独立的躯体症状障碍诊断。

(4)做作性障碍:做作性障碍患者也常以躯体主诉就医、住院,寻求治疗甚至手术,但与躯体症状障碍的特征性区别是:做作性障碍的患者夸大症状表现,甚至编造病史、自我制造症状和体征。

第五节　谵妄

谵妄是癌症患者最常见的一组非特异的脑器质性综合征,其特征是意识、认知功能或知觉紊乱,具有急性发作和波动过程。患者意识清晰度水平降低,同时产生大量的错觉和幻觉,以幻视为多,言语性幻听较为少见。幻觉内容多为生动而逼真的、形象性的人物或场面。在这些感知觉障碍影响下,患者多伴有紧张、恐惧等情绪反应和相应的兴奋不安、行为冲动、杂乱无章。思维方面则言语不连贯。对周围环境定向可丧失。多在夜间加重,持续数小时至数日不等,一般与病情变化有关。如果出现急性精神错乱,必须根据临床和诊断标准进行临床评估。DSM-5对于谵妄的诊断标准见表8-7。

表8-7　DSM-5 疾病谵妄诊断标准

A.注意和意识障碍。B.在较短时间内发生(通常为数小时到数天),表现为与基线注意和意识相比的变化,以及在一天的病程中严重程度的波动。C.额外的认知障碍(例如,记忆力缺陷,定向障碍,语言、视觉空间能力或知觉障碍)。D.诊断A和C中的障碍不能用其他已患的、已经确立的、正在进行的神经认知障碍来更好地解释,也不是出现在觉醒水平严重降低的背景下,例如昏迷。E.病史、体格检查或实验室证据表明,该障碍是其他躯体疾病、物质中毒、接触毒素或多种病因的直接生理性结果

也有一些评估工具可以用来辅助筛查和诊断谵妄,例如简明精神状态检查量表(mini mental state examination,MMSE)、护理谵妄筛查量表(nursing delirium screening scale,Nu-DESC)、谵妄评定量表(the delirium rating scale,DRS)各有利弊。MMSE简单且评分容易,可用于筛查,但不能区分痴呆和谵妄,且存在较高的假阴性率,测评结果也与文化程度相关。Nu-DESC适用于护理人员对住院患者的日常评估,但敏感性和特异性略低。DRS基于24小时与患者的访谈、精神状态检查、护士观察和家属报告的有用信息评定谵妄及其严重程度。

诊断后,应评估谵妄的风险和原因,尽可能处理可逆性因素。癌症患者谵妄的原因常见的包括脑转移、脑肿瘤、副肿瘤综合征、激素生成肿瘤等在内的癌症相关因素;化疗、类固醇激素、脑放疗等癌症治疗相关因素;阿片类药物、抗抑郁、精神兴奋性药物的癌痛药物;苯二氮䓬类药物、抗胆碱药、酒精使用;感染;缺氧、高碳酸血症、低血糖或高血糖、维生素 B_{12}(叶酸)、电解质失衡(Na,K,Ca)、贫血、脱水、营养不良、肝或肾功能不全等代谢紊乱;以及诸如新入院、限制活动、留置尿管等环境因素。癌症患者谵妄的危险因素见表 8-8。

表 8-8　癌症患者常见谵妄危险因素

大于等于 65 岁以上;谵妄、痴呆、认知功能损伤既往史;功能状态低、不能活动、活动水平低;视觉或听觉受损;脱水、营养不良;使用多种精神药物及非精神药物;酒精滥用;疾病晚期、合并多种疾病

第九章 肿瘤外科与心理

第一节 概论

一、背景

心理健康是一种持续而且积极发展的心理状态,人类在这种心理状态下,能够对各种外界情况做出良好的适应,充分发挥身心潜能。具体来说,就是性格完美、行为恰当、情感适当、智力正常、认知正确等状态。对于医学中的异常心理,多数是面对疾病问题等产生的一系列心理压力而引发的。研究表明,心理健康对于治疗效果有一定的影响,因此,心理健康状态的维护和促进也日渐成为医疗方面关注的重点。

在我国随着人口的老龄化和快速增长,恶性肿瘤已经成为严重威胁人民健康的疾病。发病率和死亡率逐年上升,位居 21 世纪中国城乡居民死亡原因首位,远超心脏病及脑血管疾病。恶性肿瘤的治疗主要包括手术治疗、放疗和化疗 3 部分,随着我国肿瘤筛查、治疗水平的上升和医疗政策的改革,约有 35％～40％ 的恶性肿瘤患者接受外科手术治疗。几乎每一位患者被诊断为恶性肿瘤时内心都会呈现出不同程度的恐惧、担心、忧虑,患者常表现为焦虑、抑郁、情绪失落,甚至产生轻生厌世,放弃治疗。同时由于对手术缺乏专业的认识,加上陌生的医院环境,甚至医护工作人员不经意的言语或表情都会加剧肿瘤患者及家属的不良心理状态。

有报道外科手术会对患者心理产生二次创伤,且术后呼吸方式和吸痰方式的变化都易引发患者负面情绪,影响康复。肿瘤的外科手术一般会对身体器官或者脏器功能甚至是身体美观方面造成一些破坏,比如容貌的改变,造瘘口的改道、身体的残缺,这些使患者在身体和心理上遭受双重打击。而且肿瘤外科手术的预后比其他外科手术较差,所以肿瘤外科患者的心理负担更重,心理问题更为复杂。

二、肿瘤外科患者的心理特点

面对疾病的困扰,在治疗的不同阶段不同的患者所表现出的心理问题基本相似,对心理的需求也有很大的相似性。

(一)术前阶段心理特点

患者被确诊为肿瘤后,几乎都会产生恐惧和不安心理,甚至绝望。部分患者怀疑诊断的准确性,开始借助于网络、媒体查找各种信息,往返于各大医院,每天身处于各种陌生的环境中,加之肿瘤外科患者在前期的就医过程中对疗效往往存在着不切实际的期望,很容易表现出消沉或暴躁、焦虑或惊骇,乱发脾气或坐立不安,甚至产生过激的行为。住院期间,陌生的医院环境,治疗前景的不确定,病友之间相互交流,肿瘤外科患者难免会感到孤独无助,承受着恐惧和孤单的折磨,心理压力大,容易多想、乱想。

(二)术后阶段心理特点

肿瘤外科手术对患者身心的破坏性更大。术后患者除了担心手术的效果和术后恢复,还有部分患者还在意外表的美容效果,短时间内较难适应。再加上伤口的疼痛,术后的不适,从而导致肿瘤外科患者情绪焦虑,格外暴躁,甚至产生放弃治疗的行为,影响手术效果。

三、不同阶段肿瘤外科患者的心理护理

心理护理已逐渐成为临床中必不可少的一项工作,有研究表明有效的心理护理可缓解患者的负面情绪,减轻患者的心理痛苦,从而提高生活质量,增强患者对治疗及护理的配合度。

(一)术前阶段心理护理

肿瘤外科患者会对医院环境感到陌生和恐惧,加上各种网络负面消息对医院、医护人员和疾病本身的误解,通常会表现出焦虑和不安。医护人员应该态度和蔼、轻声细语,注意与患者及家属沟通的技巧,感同身受地理解他们,建立良好的医患关系,增加肿瘤外科患者的信任感和依赖感。此时一句贴心的话语,一句温暖的问候,都可以减少患者的紧张压抑情绪。患者在住院期间会格外关注某项检查的结果,或者过分纠结某种手术方式的优劣,医护人员应避免使用专业术语,足够耐心地给患者解答,帮助他们正确对待疾病,树立战胜病魔的信心,积极治疗。

(二)手术阶段心理护理

术前肿瘤外科患者不可避免地会对手术产生焦虑和恐惧,各种专业的手术名称,未知的手术结果,后续漫长的康复之路都会增加他们的心理负担。所以,术前沟通对于医护人员和患者都非常重要。医护人员需要耐心地对肿瘤外科患者讲解手术的相关事项,以专业且通俗的语言给患者解释如何前期准备、手术怎样的流程,会有怎样的困难、如何解决这些困难,患者需要怎样配合,达到怎样的手术目的,相关手术费用甚至医保政策,等等,帮助患者全面地了解肿瘤手术,减少他们的紧张感,解除不必要的顾虑,也能建立与医护人员之间的信任,从而能够配合手术,达到一个良好的手术效果。

在此阶段对于不同心理的患者应有不同的方式,不能一概而论。对心态良好,无焦虑、抑郁患者给予常规术前宣教;对轻中度焦虑、忧郁患者,医护人员注意态度热情、语气柔和,给予耐心的劝导、疏导,除了常规术前宣教以外,可以建议患者听轻音乐、适量运动、参与平时的一些兴趣活动等方式转移注意力,缓解患者的负面情绪;对重度焦虑、忧郁患者,则建议专业的心理团队介入,给予系统的心理疏导,必要时辅助药物治疗。

(三)术后阶段心理护理

手术后患者不可避免地出现伤口疼痛、行动不便、身体虚弱等不适,从而导致情绪不稳定。医护人员应积极询问患者术后及康复情况,与患者耐心、诚恳交谈,理解他们的心理,在积极对症治疗尽力减轻痛苦的同时鼓励他们战胜疼痛。另外,肿瘤外科患者一般会经历较长的术后康

复期和后续治疗,这些会在患者的躯体和心理上产生巨大的影响,可能使肿瘤外科患者陷入自怜自艾,失去生活欲望的境地,医护人员应该提前告诉患者相关信息,解释可能出现的一些治疗后反应,关注他们的心理变化,多多开导交流。特别需要注意的是,传统的肿瘤外科心理护理常常在患者出院后结束,但这心理并不能满足术后患者院外护理的需求。已有研究证实由电话、微信等多种现代沟通形式构成的延续性心理护理可以掌握肿瘤外科患者的持续恢复情况,更个体化地对患者进行心理护理,甚至能改善疾病的预后。

(四)主要心理护理措施

(1)音乐疗法:病房配备针对不同脏腑疾病的音乐锦盒和播放机,让曲调、情志、脏器共鸣互动,有通畅精神和心脉的作用,以达到消除心理障碍、恢复或增进心身健康的目的。有研究发现:通过音乐干预可以转移病人及家属的注意力,减轻病人及家属的压力反应,宣泄情绪,达到放松的疗效。甚至有学者发现不同的音乐类型对晚期癌症患者的心理干预效果也不尽相同。比如《阳春白雪》《春江花月夜》等音乐,能够明显减少晚期肺癌患者助眠药物的服用量,改善患者的睡眠质量,《梁祝》能缓解癌痛但是并不能改善患者的睡眠质量,而莫扎特音乐却能做到两全其美;《大悲咒》能使患者全身放松。因此,在临床应用过程中,医护人员可以根据患者自身情况,选择合适的音乐予以干预。

(2)芳香疗法:病房开展中药香薰,另外利用纯天然植物精油的芳香气味和植物本身的作用,采取皮肤按摩、穴位指压、精油足浴等消除病人和家属的紧张不良情绪。

(3)色彩疗法:科学地设置病房、谈心室、陪伴室的色调,采用居家色彩,鼓励搭配不同颜色的食物进餐。色彩疗法能让患者精神放松,促进身心健康。

(4)中医疗法:中医博大精深,是古代中国人的伟大智慧。巧妙地运用五行的生克制化关系,让后代人感觉喜怒哀乐皆是药。以中医因人、因时、因地的理论为指导,运用开导式、情胜式、静式、转移式等方法实施情志护理,使不良情绪转为稳定或是积极的情绪。中医疗法还包括针灸等祖国医学的传统方法。一项高质量证据 Meta 分析显示针灸可以显著缓解患者癌痛从而改善肿瘤患者的负面情绪,提高患者的生活质量。

(5)认知行为疗法(cognitive behavioral therapy,CBT):主要针对抑郁症、焦虑症等心理疾病和不合理认知导致的心理问题。它的主要着眼点,放在患者不合理的认知问题上,通过改变患者对己、对人或对事的看法与态度来改变心理问题。此方法在国外已得到广泛的验证和应用。有研究结果显示,CBT 训练能自主调节在患者治疗过程中产生的负面情绪及心理问题,缓解睡眠障碍,从而改善生存质量。但该方法在我国尚未广泛使用,临床上仍然以使用助眠安定药物为主。有待于在国内大规模研究中加以验证。

(6)正念减压疗法:也称正念减压疗程(mindfulness-based stress reduction,MBSR)。正念减压疗法可教导患者运用自己内在的身心力量,为自己的身心健康积极地做一些他人无法替代的事。已有国内外研究证实,正念减压疗法能明显改善肿瘤患者睡眠状况及负面情绪,在一定程度上减轻心理痛苦,提高生存质量。但在我国大规模的应用,还需要进一步验证。

(7)情绪疏导:情绪疏导是对患者进行针对性心理辅导,评估患者目前的心理痛苦情况,鼓励其倾诉,宣泄其心理压力。有报道称,正确的情绪疏导方法能降低肺癌患者的抑郁指数,缓解心理痛苦,提高生活质量。临床沟通过程中,心理辅导师可通过多种途径如图片影像、宣泄室等场景帮助患者疏导情绪,同时,在沟通过程中随时注意患者情绪变化,对疏导方式进行适当调整。

第二节 不同肿瘤类型患者的特定心理社会问题

一、乳腺癌

(一)背景

最新调查显示,2020年我国有230万乳腺癌新确诊病例,占全球每年新发病例的近12%。乳腺癌已取代肺癌成为最常见的恶性肿瘤。以手术为主的综合治疗是目前临床治疗乳腺癌的主要方法,虽然乳腺癌治疗效果较好,但外科手术多需切除患侧的乳腺组织、清扫淋巴结等达到根治目的。目前的乳腺癌手术创伤已较传统乳腺癌根治术明显改进,但术后的切口和缺失的乳腺组织仍会严重影响患者的外形美观,导致许多患者术后出现严重的心理障碍。有研究报道乳腺癌术后抑郁的发生率高达10%~25%。中国香港研究者发现,约15.4%的中国患者自确诊为乳腺癌开始就呈现出比较高的心理痛苦水平,且这种心理痛苦不会随着时间而缓解,长期随访发现,这部分患者如果得不到及时正确的心理干预,会长期存在负面情绪,甚至在确诊后第6年的心理负面情绪依然显著高于其他患者。

(二)乳腺癌患者主要存在的负面情绪

1.身体美观痛苦和丧失自尊

国外研究显示,33%的患者认为乳房切除术对夫妻关系有负面影响,31%的患者认为自己的吸引力减弱。有报道接受乳房全切术的患者会比接受保乳治疗的患者更容易陷入心理痛苦和失去自尊的问题。

2.对乳腺癌复发的恐惧

即便长期生存,几乎所有的患者仍然存在着对恶性肿瘤复发的恐惧。为了减少复发,通常会建议患者在全部治疗结束后2年再怀孕,如果患者接受激素治疗,通常会建议患者在治疗结束后5年再考虑生育。对于有生育要求的患者,如果患者身体状况允许,应当在其治疗前就采用低温储存技术帮其保留卵子或胚胎以备日后生育。

(三)乳腺癌心理护理

心理护理是乳腺癌治疗过程中不可或缺的治疗部分。有效心理护理干预可以帮助患者将负面的心理情绪转变为积极良好的正面情绪。

(1)认知干预:通过改变错误的思维和行为,达到改变不良认知的目的。手术之前经常为患者讲解乳腺癌的相关医学知识和乳腺癌自检方法,让患者不信谣,不造谣。为患者详细解释各种手术方式的优缺点,帮助患者选择适合自己的治疗方案,告知患者乳腺切除后可以通过假体、自体乳房重建等恢复女性外在美,缓和患者由此产生的负面情绪。术后患者出现疼痛、乏力、失眠等不适反应,由医师向患者解释相关症状产生的原因,告知患者这是一种主观感觉,并无器质性病变,解除患者的担忧。

(2)行为干预:与患者及家属建立相互信赖的关系,耐心倾听患者的需求,了解其真实内心想法,鼓励把内心的负面情绪表达出来,指导患者进行自我放松、自我调节,促进躯体及心理状态的放松。向患者介绍常用的压力释放技巧,如散步、慢跑,观看喜剧视频、深呼吸、肌肉放松训练等,指导患者进行放松压力训练。

(3)健康宣教:包括外周中心静脉置管(peripherally inserted central catheter,PICC)沙龙、运动康复训练、病友交流、正确佩戴义乳等方式,提高患者对疾病治疗和康复的认知,增强信心,提高生活质量。

(4)音乐治疗:根据患者的爱好、心理状态、情绪等选择性播放音乐,控制好音乐的节奏及音量;音乐播放前,向患者讲解音乐疗法的目的、意义、方法及注意事项。

在对乳腺癌患者进行积极心理干预的同时,也要重视对家属的心理护理。调查研究发现,通过对配偶分别不同时间进行谈话,让配偶参与患者的治疗过程,结果显示对配偶进行认知干预后,对改善夫妻关系,消除夫妻心理障碍有重要意义。

(四)专家推荐

《中国肿瘤心理治疗指南2016版》推荐:

(1)早期心理筛查,特别是在刚确诊时、确诊后4个月及8个月等,对于筛查出的心理痛苦水平较高的患者给予干预或转诊至肿瘤心理科或精神科。(强烈推荐,证据等级中等)

(2)对于有重度躯体症状,或体能状况差(KPS评分小于80分)的患者应注意评估其心理状态。(强烈推荐,证据等级中等)

(3)对于术前对手术类型决策困难的患者,应关注其术后情绪的变化,及时评估其心理状态。(强烈推荐,证据等级中等)

(4)对于乳房缺失的患者,特别是年轻的仍然在工作的患者应给予体象方面的评估,推荐使用乳腺癌患者体象问卷中文版(BIBCQ-C),对于有体象障碍的患者应给予必要的信息支持(义乳、乳房重建)或转诊(肿瘤心理科、精神科、整形外科)。(强烈推荐,证据等级低)

(5)应当关注患者对乳腺癌复发的恐惧,并给予专业上的解释,如果患者恐惧程度强烈,并伴有焦虑,甚至疑病倾向应转诊至肿瘤心理科或精神科。(强烈推荐,证据等级高)

(6)对于年轻乳腺癌患者,在开始治疗前应了解其是否有生育方面的需求或顾虑,并给予信息方面的支持和指导或转诊至专业的生育机构进行询问。(弱推荐,证据等级低)

(7)重视患者,特别是年轻患者对于信息的需求,在沟通时能够邀请患者提问。如果因为时间不够不能充分沟通时,也尽量通过书面材料、图片等满足患者对于诊断、检查、治疗、康复等方面的信息需求。(强烈推荐,证据等级中等)

二、肺癌

(一)背景

目前,肺癌仍是威胁全球人类生命健康的主要杀手之一。在全球范围内,肺癌的发病率、死亡率都一直处于较高水平而且发病率每年不断攀升。我国2018年的统计数据显示,肺癌发病率和死亡率在男性中占据恶性肿瘤第1位,发病率在女性中则位列第3位,死亡率仅次于乳腺癌位列第 2 位。外科手术为治疗肺癌的首选和主要方法,临床对于肺癌外科患者的治疗通常集中在疾病本身及并发症的处理,对于肺癌外科患者的心理健康问题关注较少。作为预后较差的肿瘤,肺癌患者术后与其他肿瘤患者外科手术后有许多相似的症状和问题,如乏力、疼痛、失眠、抑郁、心理痛苦、负面情绪、生活质量下降等,肺癌的部位及特点还伴有特定的躯体症状和心理社会问题,比如慢性咳嗽、呼吸困难、戒烟、重度抑郁等。

（二）肺癌患者心理痛苦的影响因素

1.年龄、性别

年轻患者较年长患者更易出现心理问题,可能因为年轻患者更加不愿意盛年时期就要面对疾病和死亡带来的压力。女性肺癌患者的心理问题相对于男性患者来说更为严重。可能是因为女性比较敏感脆弱,在应急状态下对情绪的把控力较差。

2.婚姻状况

婚姻状态良好的肺癌患者负面情绪发生率及程度相较于未婚、离异、丧偶患者的水平更低。可能是由于已婚患者具有一定程度的家庭支持从而心理得到一些慰藉。有显示,家庭支持与肺癌患者的生活治疗相关。

3.经济状况

肺癌的治疗方式有手术、放化疗、靶向治疗及免疫治疗,漫长的治疗期对患者的经济是一大考验。患者面对巨额的医疗费用往往力不从心,经济压力加重心理负担,甚至放弃治疗。已有研究发现.来自农村的肺癌患者其心理痛苦程度最重。

4.吸烟与肺癌病耻感

肺癌患者较其他肿瘤患者更容易出现病耻感,大众观念都知道吸烟有害健康,因此有吸烟史的患者被诊断为肺癌后,他们认为自己吸烟导致自己患病,其负罪感、羞耻感和责备感更强,这会直接导致肺癌患者产生病耻感。年龄越小的肺癌患者病耻感越高。肺癌病耻感已被证明是导致抑郁症和降低生活质量的一个重要预测因素。如果此时强迫患者短时间内戒烟,患者的心理负面情绪会加重。另外病程较长,疾病处于中晚期的患者更易出现负面情绪。

（三）肺癌心理护理

肺癌患者因发病突然或身体疼痛等不适,会产生巨大的心理痛苦,出现不同程度的心理应激问题。然而心理负面情绪又会影响疾病治疗和身体康复,大大降低肺癌患者的生存质量。有研究发现,通过对肺癌患者的心理干预,可增强机体的免疫能力,大大改善患者的生存质量。

（1）心理护理:患者在确诊出肺癌后,会产生一定的焦虑情绪,特别是女性患者。医护人员在患者接受手术治疗之前,就要对患者进行相关疾病的心理护理,根据患者的性别、年龄、经济状况、病情给予个体化心理护理,例如采用与患者进行面对面交流的方式,给患者及家属解释肺癌外科手术的专业知识,使患者及其家属充分了解肺癌外科手术的方法、如何护理、会出现哪些不适,该如何克服等,使患者能够积极配合治疗。围手术期要向患者家属讲解相关的手术流程、相关麻醉的注意事项,使患者能够放心接受手术治疗,并在手术过程中能够保持镇定的状态,患者术前若出现紧张、悲观等负面情绪,医护人员应注意对患者进行开导,通过抚摸、按摩、握手等方式稳定患者的不良情绪,消除其不良心理状态。术中患者接受了全身麻醉,患者在术后可能会出现胡言乱语、精神错乱的现象,此时要有专门的护理人员在患者旁边守护,并对患者进行安抚。

（2）患者宣教：通过宣传海报、开展与肺癌疾病有关的知识讲座等，使患者及其家属能够更加充分、全面地了解该疾病。同时利用网络、书籍、视频等方式，使患者了解目前在肺癌外科治疗过程中，最新的治疗技术和理论成果，降低患者的畏惧心理，并由专门的医护人员对患者进行答疑解惑，使患者更加信赖医院的治疗，从而提高患者在治疗过程中的依从性。

（3）生活干预：创造温馨舒适的病房环境，根据患者情况，指定个体化的康复方案，如运动方式、饮食方法等。在饮食上，以含丰富维生素、高蛋白、高纤维的食物为主，以使机体免疫力增强，加快病情恢复进程。针对由肺癌引发的不适，应给予对症处理。

（4）环境护理：在手术过程中，调节手术室的温度和湿度，提高患者在手术过程中的舒适感，从而缓解患者的紧张情绪。手术结束后，还要对病房进行及时的消毒、清洁，可以在病房中放置一定的绿色植物，使患者保持舒畅心情。

（5）认知行为训练：指导患者进行相关行为训练，必要时进行放松训练、音乐疗法等，指导患者进行深呼吸，而后逐步放松身体。认知行为训练可以帮助患者改善自责和病耻感引起的一些负面情绪，提高患者的生活质量。

（6）家庭支持：医护人员要叮嘱患者家属在围手术期参与到患者管理中来，保持患者适当的外交，减轻患者的负面情绪。

（7）延续性护理：借助网络平台对肺癌术后出院患者进行延续性护理，指导患者康复，帮助患者建立良好的饮食、运动习惯，促进患者对疾病的预防和对并发症的处理能力。延续性护理对肺癌术后出院患者的生活质量及治疗依从性的影响至关重要。

（8）疼痛护理：针对肺癌术后患者的疼痛感受，可给予针对性的放松护理方案，如交流感兴趣的事、讲述成功案例、播放轻音乐、讲故事等方式，转移其注意力，提高其疼痛耐受性；同时指导患者进行腹式呼吸，通过放松腹肌、屈膝、按摩等方式进行技术性镇痛，从而缓解疼痛感；必要时给予患者药物镇痛，指导患者按时使用止痛药物。

（四）专家推荐

《中国肿瘤心理治疗指南2016版》推荐：①推荐对肺癌患者进行及时、有效的心理干预，以减轻其心理痛苦，提高其生活质量，进而对长期生存起到积极帮助作用。②在影响肺癌患者生活质量的因素中，疼痛和吞咽困难对生存有负面作用，而躯体功能和社会功能的改善可以降低死亡风险。推荐及时地控制症状、进行功能锻炼，以及提供心理社会干预（强烈推荐，证据等级中）。③在肺癌患者的情感痛苦中，最常见的是抑郁，抑郁可能会加重其他症状的严重程度，甚至可能会影响治疗决策和结局，同时抑郁可能会长期存在，但在心理干预中的反应良好。因此，强烈推荐密切关注肺癌患者的抑郁问题，并及时帮助处理（强烈推荐，证据等级高）。④肺癌患者的自责和耻辱感发生率高于其他肿瘤，且大多与吸烟相关，由此可能引起其他心理社会问题，我们推荐引入认知行为治疗进行干预（强烈推荐，证据等级高）。⑤吸烟是肺癌的发病因素之一，戒烟有益于患者接受治疗和康复，但术后复吸的比率很高，推荐对戒烟有困难的患者进行心理支持或干预。建议医疗工作者学习戒烟干预相关知识，提供相应支持。如果戒烟对于疾病和健康改善的意义不大，且可以作为减压或乐趣所在，不建议强行戒烟（强烈推荐，证据等级弱）。⑥小细胞肺癌在肺癌中所占比例虽小，但其死亡率却高于非小细胞肺癌，同时小细胞肺癌患者的躯体和心理症状也要更加突出。因此，我们推荐在治疗的同时注重控制小细胞肺癌患者的症状,包括躯体症状和心理症状(强烈推荐,证据等级中)。

三、头颈部肿瘤

(一)背景

头颈肿瘤是较为常见肿瘤,在我国恶性肿瘤发病率中居第 9 位,死亡率居第 7 位。2018 年,头颈恶性肿瘤在美国约有 64690 例新发病例,13740 例患者死于该疾病。任何肿瘤或癌的诊断都可能导致患者多种情绪和心理反应,癌症发生的位置对患者的外观和关键功能有直接的关系。头颈部肿瘤患者其面部畸形会对患者产生较大的负面影响,头颈部肿瘤发生在患者表现在外可见的身体部位,并负责最基本的生命维持功能,如说话、进食、吞咽和呼吸,这些部位的癌症对身体的影响可能导致患者社交退缩和情感表达不佳,使头颈部肿瘤患者比其他癌症患者更容易抑郁或焦虑。面对恶性肿瘤不仅患者会出现情绪问题,家属也会出现无助恐惧,甚至焦虑抑郁等情绪问题、心理问题。有时患者家属的抑郁情绪比患者本人更加严重,有的甚至发展为焦虑障碍或抑郁障碍。

(二)证据

抑郁症的主要诊断标准是睡眠和食欲紊乱、疲劳、抑郁情绪、焦虑、注意力难以集中、自尊问题和自杀念头。而其主要诊断标准临床上的焦虑症有:持续担忧、坐立不安、恐慌、焦虑、紧张、思维紊乱、注意力不集中、易怒、疲劳或丧失精力、肌肉紧张和睡眠障碍。在头颈部肿瘤患者治疗期间和治疗后引发焦虑的最常见因素是对癌症复发的恐惧、交流能力下降、吞咽困难、外观变化和适应功能障碍。一项对接受手术治疗的头颈部肿瘤患者的研究显示,当使用医院焦虑和抑郁量表进行评估时,患者的焦虑和抑郁水平较高,主要表现为焦虑症状。研究报告显示,在治疗后的头颈部肿瘤人群中,焦虑和抑郁的患病率为 25%～33%。

(三)专家推荐

有强有力的证据表明,心理社会干预可以改善不同癌症诊断的癌症患者的心理结果。然而,为了有效地改善结果,干预措施必须针对目标人群。为了设计有针对性的干预措施并对其进行评估,必须采取适当的措施。评估头颈部肿瘤患者焦虑和抑郁的患者报告结果指标应具有合理、适当且与该人群相关的指标。对于诊断为头颈部肿瘤的患者,由于副作用影响了他们的日常功能,焦虑和抑郁在治疗结束后仍在延续。因此,需要监测患者认知症状,如无价值或内疚、低自尊、抑郁情绪、注意力不集中或优柔寡断,以定期监测是否患抑郁症。同时,应坚持以病人为中心的原则,针对头颈部肿瘤患者术后其面部畸形,应采取 MDT 多学科协作治疗方式。根据患者具体病情,充分和病人及家属沟通,共同制订患者手术方案、术后康复方案等综合治疗方案。头颈部肿瘤术后面部畸形,可能需要参与的科室包括头颈外科、口腔颌面外科及烧伤整形外科制订最佳手术方案,康复科、临床营养科等参与制订术后康复方案,肿瘤科制订术后放化疗方案,心理卫生中心制订患者术后心理康复计划等。

四、消化道肿瘤

(一)背景

近年来,由于内镜的普及,内镜超声和磁共振技术的发展与成熟,消化道肿瘤的检出率不断提高。常见的消化道肿瘤包括胃肠道肿瘤和肝胆胰肿瘤。国内有研究报道,消化系统肿瘤患者普遍存在抑郁情绪,而且化疗后患者抑郁发生率为35.9%,显著高于化疗前的33.0%,情绪问题也会影响患者术后的康复。国内的肝胆胰肿瘤发生,早期病程隐匿,患者就诊时多处于晚期,胆囊癌早期发现率低,仅约10%的患者可以进行治疗性的手术切除,而且致死率仍很高,而患者手术切除以及术后康复的期望过高,是引起患者焦虑的主要原因之一。

(二)证据

有研究报道胃肠道肿瘤患者在初期呈中等程度的焦虑,年轻患者的负面情绪表现更加明显,其对疾病及手术的恐惧、担心增加家庭负担、担心有严重并发症及疾病分期晚更易产生焦虑和抑郁情绪。国外有研究显示,大约有近50%的胃肠道肿瘤患者对疾病进展有严重的恐惧,胃肠道肿瘤患者术后常常会受到化疗不良反应,如脱发、食欲减退、体重减轻、反流、睡眠质量下降、恶心呕吐等症状困扰,这些症状与焦虑抑郁相互影响。另有一项随机对照研究结果显示,心理干预(包括手术、术后放化疗及术后康复的相关信息)能够明显改善患者疲劳、食欲减退和睡眠障碍等症状,提高患者术后的生活质量。国内研究显示,行结直肠癌手术患者,其中造口患者的抑郁得分高于非造口患者,而姑息手术患者抑郁得分显著高于非造瘘术患者,患者术前的焦虑、抑郁得分高于术后。

对于肝胆胰肿瘤,患者就诊时多数已处于中晚期,预后较差,加之肝胆胰肿瘤对放化疗敏感性较差,目前的治疗手段尚不能有效地延长患者的生存时间,所以应对症治疗减少患者承受的痛苦,综合治疗以提高其生活质量。在这些肿瘤患者中,相对较重的躯体症状主要包括癌性疼痛、食欲减退或消失、全身皮肤巩膜黄染、恶病质、腹腔大量积液以及恶心呕吐等症状,而心理社会方面的原因主要有家庭经济负担、抑郁、焦虑,还有患者自觉无助、生活无意义及自我效能感低等,都可对患者心理产生消极影响,加重其抑郁状态。

(三)推荐意见

(1)建议对胃肠道肿瘤患者进行详细的术前教育,向患者及其家属讲解胃肠道肿瘤手术相关知识、手术必要性、术前准备、术中配合,以及术后可能安置胃管、尿管、腹腔血浆引流管、空肠营养管、肠造瘘管等管道,使得患者及家属有充分的心理准备。同时对患者进行心理辅导,让患者坚定治疗疾病的信心,沟通疏导其负面情绪,为术后康复创造条件。对胃肠道肿瘤患者术后教育,应详细讲解术后消化系统生理功能可能出现的变化,对患者术后饮食进行指导,提高其生活自理能力;并鼓励患者早期进行功能锻炼,促进术后康复,使其尽快回归家庭及社会。

(2)由于肝胆胰肿瘤都是恶性程度较高,疾病进展较快,预后较差,且生存时间较短的肿瘤,躯体症状中最常见也是影响较大的是腹疼,发生率高,且持续时间较长,会加剧患者焦虑和抑郁。建议在给予症状控制的同时,及时对其进行心理方面的干预,必要时进行抗抑郁治疗,减轻患者的心理痛苦,提高其生活质量。

肝胆胰部位的肿瘤还会影响患者的消化功能,使用胰酶可以帮助患者缓解一部分消化吸收障碍的症状,但需医生制订用药计划,必要时营养科给予饮食建议,定期于门诊复诊进行动态调整。

第十章　肿瘤放射治疗与心理

第一节　肿瘤放射治疗的地位

2019 年 1 月,我国国家癌症中心发布的最新一期的全国癌症统计数据表明:中国目前平均每天超过 1 万人被确诊为癌症,平均每分钟 7.5 个人,癌症负担呈持续上升态势。肿瘤放射治疗是一种使用放射线及设备治疗恶性肿瘤(偶有良性肿瘤)的临床治疗手段,无论是单独应用还是与其他治疗手段联合应用,在恶性肿瘤的治疗中均占有重要地位。放射治疗是肿瘤治疗的主要手段之一,早在 1991 年,WHO 公布约 45％的恶性肿瘤可治愈,其中放射治疗占 18％。三维适形放疗(3D-CRT)、调强适形放疗(IMRT)和图像引导放疗(IGRT)技术的开展,新的放射源(重离子、质子等)应用以及放射免疫联合治疗等,对肿瘤临床治疗结果产生了革命性的变化,为患者提供了更多的治疗选择和长期生存的机会。

第二节　肿瘤放射治疗相关知识宣教及对患者的心理疏导

恶性肿瘤患者中大约 70％的恶性肿瘤患者在治疗的不同阶段需要接受放射治疗。患者在肿瘤诊断后、治疗前可能出现紧张、迷茫、焦虑、害怕、不知所措等感受,对即将接受的放射治疗感到恐惧,故在肿瘤患者进行放射治疗前,医护人员及相关志愿者、患者家属均应了解患者的应激心理变化情况,对患者及家属进行放射治疗相关知识宣教,让患者及家属正确认识放射治疗,知晓并认识到即将进行的放射治疗对患者的必要性及重要性,了解放射治疗可能的副反应及预防治疗措施,帮助患者顺利开始放疗,并在治疗过程中,注意患者病情变化及心理状况变化,及时调整心理辅导,以保证放射治疗顺利完成,获得最佳治疗效果。放射治疗知识的宣教主要包括以下方面:

一、放射治疗机制

放射治疗是利用放射线如放射性同位素产生的 α、β、γ 射线和各类医用直线加速器产生的 X 射线、电子线、质子束及其他粒子束等治疗恶性肿瘤的一种临床治疗手段。放射线作用于癌细胞的 DNA 链,导致 DNA 单链或双链断裂、交叉;射线对人体组织内水发生电离后产生自由基,自由基与生物大分子发生作用,从而导致 DNA 损伤及细胞死亡。是一种杀死癌细胞的电离辐射。通过放射治疗使不能手术的患者赢得手术治疗的机会、降低手术后患者肿瘤复发及转移的风险,对于体积过大的晚期肿瘤,可缩小或彻底消灭肿瘤,减轻肿瘤相关症状,提高生存质量。

二、放射治疗的疗程及治疗时间安排

放射治疗对放射野范围内的细胞均有杀伤作用,如何在杀死癌细胞的同时尽可能保护人体正常组织及器官,对长期存活患者显得尤为重要。细胞周期中,不同时相的细胞对放射线的敏感性不同,M 期最敏感,S 期最抗拒,放疗后敏感细胞被清除,所以一次大剂量放疗常常无法杀伤整个肿瘤组织,多需分次进行。在分次照射的间隔期,癌细胞群中细胞周期再分布,对放射线抗拒的一部分肿瘤细胞会通过细胞周期进入放射敏感的时相,再次照射可再次杀灭部分肿瘤细胞,通过多次放射治疗可达到最佳治疗效果。故一个放射治疗的疗程较长,常达数周时间。正常组织比肿瘤组织具有更强的修复能力,一般认为细胞的损伤修复需数小时,分次放疗有利于正常组织细胞的修复。目前临床常用的为常规分割方式:每次照射 1.8～2Gy,每天 1 次,每周5 次。该分割方式根据放射生物学基础的"4R 原则"及临床实践经验所确定。针对不同原发部位、不同病理类型及不同生物学行为的肿瘤,有时可能会采用"加速超分割""大分割"等其他放射治疗方式,放射治疗医师及物理师、技师将根据患者情况有理有据地安排最佳治疗方式,患者及家属治疗前可咨询放疗医师关于治疗时间安排情况,根据安排进行治疗即可,无须担忧。

在每一位病人治疗开始时,放射治疗团队会根据患者肿瘤情况进行一系列专业操作(图 10-1):①肿瘤放疗医师在治疗前详细了解患者的病史、体格检查、影像学资料、病理检查、一般状况等,对患者进行全面的临床评估,评估患者接受放射治疗的必要性及耐受性,制订初步治疗方案。②体位固定。为保证整个放射期间内治疗的精准实施,患者应尽量采取舒适、重复性好的、能满足治疗需要的体位,放疗医师及技师将会为每位患者量身制作专用的体位固定装置(如低温热塑面罩、体模、真空垫、体架等),该体位固定装置制作后为该患者专用,保证每次治疗时的体位固定效果与重复性。③定位与图像采集。通过预先在体位固定器和病人身上的参考标记,进行定位 CT 扫描或其他影像学检查,获得病人肿瘤信息及治疗机信息。当患者身体状况或肿瘤状况改变时再根据实际情况制作新的体位固定装置并再次采集图像。④勾画肿瘤治疗靶区及危及器官。将患者的肿瘤信息导入特定的放射治疗计划系统(TPS 系统),放疗医师根据患者病情,并考虑局部组织器官的位移及治疗设备精确性等多方面因素,在采集的治疗图像上,勾画出治疗靶区及危及器官。治疗靶区包括 GTV(大体肿瘤靶区)、CTV(临床靶区)、PTV(计划靶区)、IV(照射靶区一定的边界)等,该过程需参照相关靶区勾画规范执行,因每位患者肿瘤的特殊性,也需根据患者情况进行适当调整。该阶段极其重要,耗时也较长,患者及家属需耐心等待数个工作日,无须烦躁、焦虑。⑤治疗计划设计。放疗物理师根据放疗医师确定的靶区及治疗方案,设计照射野方向、形状及各射野权重等,制订最优化放疗计划,该过程在计算机治疗计划系统中完成,多需数小时,有时可能需数天。⑥计划评估。放射治疗计划完成后,放疗医师及物理师还需对治疗计划再次进行评估,了解肿瘤受照范围是否准确、照射剂量是否满足临床要

求、正常组织受照剂量是否超过耐受剂量等,制订最优计划后打印治疗计划单并签字确认,保证准确性。⑦位置验证。放射治疗的中心点与定位有时会变化,放疗医师及技师需根据具体的治疗计划单中的治疗机物理参数与几何参数、治疗摆位时的治疗体位、最终的治疗中心点,对患者进行复位工作,拍摄射野验证片等进行比较,进行放射治疗模拟演练。⑧剂量验证。通常用模体代替人体测量,再次确认患者实际受照剂量是否与计划给予剂量相同。⑨实施放射治疗。放射治疗技师根据具体治疗计划要求,对患者进行摆位、核对并校准治疗参数后执行治疗计划,对患者实施放射治疗。多数放射治疗过程需5~8周时间,期间患者可能发生放射治疗相关副反应,根据预期可能出现的副反应时间及程度,患者可以选择门诊放疗或必要时住院放疗。

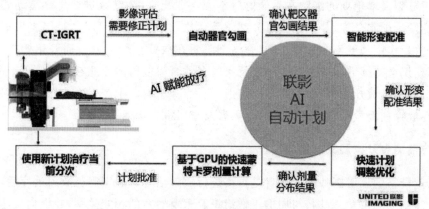

图 10-1　放射治疗流程

三、放射治疗分类

　　根据肿瘤的性质、放射治疗的目的及作用,放疗可分为5类:①根治性放射治疗:单纯根治性放疗是指通过给予肿瘤致死性剂量的照射,使肿瘤在治疗区域内缩小甚至消失,达到临床治愈的效果。某些肿瘤采用单纯根治性放疗可达到与根治手术相似的疗效,并能保证人体器官的完整性,如鼻咽癌、早期喉癌。②姑息性放射治疗:姑息性放疗是以控制病情为目的的一种放射性治疗手段,对于肿瘤分期较晚、临床治愈较困难的患者,进行姑息性放疗可缓解患者症状、减轻痛苦,暂时控制病情进展,延长带瘤生存时间,减轻患者心理负担。③术前放射治疗:当肿瘤为局部晚期,直接手术切除困难时,勉强切除会导致肿瘤无法达到R0切除或正常组织损伤过大,这部分患者可能通过术前放射治疗降低肿瘤细胞活性,使肿瘤缩小、降低临床分期,提高手术切除率,如部分局部晚期直肠癌患者通过术前放疗降期可提高手术切除率及保肛率,提高了患者生活质量,延长生存时间。④术中放射治疗:手术中对准局部病灶一次性大剂量照射为术中放射治疗,可在直视下确定照射范围,准确性提高,减少了正常组织的放射反应,但存在照射剂量确定较困难、无常规分割照射的生物学优势以及辐射防护等原因,具体实施较困难,多数医疗机构均无法开展该项治疗措施。⑤术后放射治疗:恶性肿瘤手术后治疗失败的主要原因为局部复发及远处转移,对于根治术后高危复发患者推荐进行术后放射治疗。目前绝大多数肿瘤已制订相应术后放射治疗临床治疗指南。

　　根据放射源与人体的远近关系将放射治疗分为2类:①外照射:又称远距离放射治疗、体外放射治疗,是指放射源发出的射线通过体外某一固定距离的空间,经过人体正常组织后照射到肿瘤部位的一种放射治疗方式。是目前多数肿瘤的主要放射治疗方式。②内照射:又称近距离放射治疗,是指借助施源器将放射源置于瘤体内或管腔内对人体体腔内生长的肿瘤进行直接照射的方式。现代近距离后装照射采用三维治疗计划系统完成,能够更好地提高局部肿瘤组织的射线剂量、保护正常组织。医师将根据患者的不同肿瘤情况决定最适合的放射治疗方式。

四、放射治疗起效时间

放射线照射生物体后发生电离辐射,电离辐射作用致 DNA 损伤,细胞受照后发生有丝分裂死亡,处于分裂及增殖期的细胞在受照射后不会立即死亡,会继续进行生命活动相关的代谢过程,并可能发生细胞分裂,甚至细胞可分裂一至数次,然后才停止分裂,最终丧失继续增殖的能力。所以放疗作用一般不会立即显现,肿瘤细胞常在放疗后数天或数周开始死亡,放射结束后瘤细胞坏死仍会持续数周或数月。患者及家属多数希望放射治疗能起到立竿见影的效果,当照射 1～2 次后未见放疗效果,常会表现出焦虑、烦躁,甚至对医生产生不信任,对放射治疗丧失信心,所以在放疗前及放疗中医师需及时与患者及家属进行沟通。

五、放疗前患者及家属需准备的工作

由有执业资格的放射医师确定患者是否需进行放射治疗。确定需行放射治疗后,首先应精确地确定肿瘤病变的位置、范围、与周围正常组织及重要器官的相互关系,并根据上述信息确定放射治疗所需的照射野参数。为保证放射治疗的顺利进行及照射的准确性,放射治疗前需完成相关准备工作。患者常担心放疗准备工作期间出现肿瘤快速生长、延误病情,医师应与患者及家属沟通,告知患者准备工作阶段是无痛苦、无损伤的,无须紧张;放疗准备过程是必需的,每一位患者的肿瘤病灶部位及大小都是不同的,医生需根据每一位患者的具体情况制订个体化的放疗计划,所以放疗准备工作必不可少,同时放射工作人员应尽可能地在短时间内完成准备阶段的工作。具体放疗准备工作流程为:第一步,制作个体化模具,放疗医师及放射技术员将根据患者的照射部位、照射方式制订适合的模具,可能为高分子低温水解塑料固定膜、真空袋固定成型膜或乳腺托架等。模具制作的同时在体位固定器和病人体表上相应位置做参考标记,以保证每一次治疗时的体位固定效果与重复性。根据患者的不同情况使用 X 线模拟定位机或进行模拟定位。第二步,影像学扫描检查,放疗工作人员将在本科室 CT 模拟定位机或提前与影像科预约CT 扫描时间,以获取患者肿瘤相关图像信息,并通知患者时间及地点。同时告知注意事项,如:需做增强 CT 扫描的患者,需提前至影像科行造影剂过敏试验,肺部病灶放射治疗患者可能会进行呼吸功能训练,盆腔放射治疗的患者如需憋尿者应提前准备 500～800 mL 温开水口服,上腹部放射治疗的患者需空腹或提前饮水等。第三步,放射工作人员需将患者的定位 CT 影像图片上传至 TPS 系统(放射治疗计划系统),放疗医师将根据患者的病情及影像检查情况确定放射治疗范围,完成放疗计划的制订等大量工作,此时患者及家属常需等待 3～5 个工作日,待放疗计划确定后由工作人员通知患者进行复位及放射治疗。患者及家属无须紧张及焦虑,战斗前的准备工作是非常重要的,只有提前做好精准的放射治疗准备计划才有可能获得最优的放射治疗效果。

六、患者放疗后是否带有放射性,是否会给身边的人带来辐射?

放射治疗是利用放射线进行的一种治疗方式,是辐射的一种,所以当患者进入放射治疗室进行治疗时,因治疗时治疗室中存在一定的电离辐射,所以家属及陪同人员不能进入治疗室陪伴患者。外照射治疗后患者离开辐射源及辐射场所,身体不再带有辐射性,不影响患者身边人,患者亲人及朋友可与患者正常接触。如为内照射治疗的患者,部分患者可能有辐射源留存于体内,这部分患者具有辐射性,需有一定防护措施,如碘粒子置入的患者在术后,工作人员需交代患者穿铅衣或戴铅制品,并交代辐射相关注意事项。

七、患者在放疗期间是否能参加正常活动或生活?

多数肿瘤患者在患病以后肿瘤相关症状并不严重,体力状况评分较好,尤其是术后辅助放疗的患者,患者的体力状况评分与未患病时相似,应鼓励患者根据自己的身体状况进行一定的文体活动或日常家务工作或社会工作,积极投入生活及工作,找到社会价值及自我价值。避免出现以下情况:患者在任何时间任何地点不断地被提醒自己是肿瘤病人,日常生活不能亦无须自理,需要将所有的工作及生活全部放下,"安心地"当一名肿瘤患者。其实这是对患者非常不利的,患者将感觉自己不被家人需要、不被社会需要、是家庭及社会的负担,不利于治疗。如患者伴有头晕、头痛、疼痛、呼吸困难等症状时,需给予相应治疗,适当减少日常生活及文体活动的安排。建议患者在放疗期间可以进行适当的文化娱乐和体育锻炼,培养一定的生活情趣,比如听音乐、看电影、下棋、散步、打太极拳等,适当的文体活动有益于心身康复。盆腔部位的放射治疗可能会影响患者的生育功能及性生活,医师应在放射治疗前进行相关指导。

八、哪些情况下应停止放疗?

患者需根据医生制订的放疗计划进行放射治疗,只要患者一般状况良好、没有严重并发症,均不能自行中断放疗,暂停放疗将会延长治疗时间、降低放射线对肿瘤的辐射效果,影响治疗效果。如出现肿瘤相关症状变化或病情加重、副反应不能耐受时,患者应及时告知主管医师或放疗主管护士,医师将根据患者的情况进行治疗计划的调整或停止放射治疗。

第三节　放射治疗常见不良反应

放射治疗在治愈肿瘤的同时对照射范围内的正常细胞也有不同程度的照射,可能引起放射反应及损伤。现代放射治疗已通过运用多叶光栅(MLC)、图像引导精准治疗、质子线治疗等多种放射治疗设备及技术的改进以降低放射治疗损伤。但随着放射剂量的增加,正常组织细胞的损伤程度将会增加,患者将表现出相应部位的正常组织损伤的临床症状及体征。根据正常组织的不同生物学特性和对电离辐射的不同反应,正常组织分为早反应组织和晚反应组织2类。故放射治疗不良反应大体分为早期放射反应(发生在照射期间或治疗后的最初几天或几周)和晚期放射反应(放射反应延迟至数月或数年后才表现出来)。放疗副反应较重时患者较痛苦,医生应提前告知患者及家属副反应出现的原因及出现的必然性及可治疗性、可恢复性,在放疗前及放疗过程中密切观察及积极处理放疗相关副反应,树立患者的信心,避免出现放弃治疗的情况。不同部位的放射治疗可能导致不同的放疗副反应,患者及家属可提前咨询医师,做好护理工作,在治疗过程中观察有无不适并及时告知你的主管医师或放疗护士,医师或专业护士将进行体格检查并进行相关指导,患者无须紧张、恐惧及忐忑不安。

常见放射治疗反应及处理:

一、放射性皮肤反应

皮肤分为表皮层和真皮层。现代放射治疗设备的最大剂量沉积在皮下 0.5～4cm,故表皮反应通常限于干性脱皮和色素沉着,晚期皮肤反应主要为真皮层发生延迟反应,多不可逆。放射性皮肤反应根据严重程度分为 3 度。Ⅰ度放射性皮炎:当皮肤累积射线剂量在 DT20～30Gy时,皮肤出现干燥、粗糙、失去弹性,或皮肤光滑、脱屑、菲薄等,一般不需特殊处理。Ⅱ度放射性皮炎:当皮肤累积剂量达 DT40Gy 时,出现皮肤角化过度、皲裂、较多疣状突起或皮肤萎缩变薄、毛细血管扩张等,继之有色素沉着。应保持治疗区皮肤清洁干燥,不要粘贴胶布或胶纸,避免抓挠,穿柔软的棉制品衣物,可在医生指导下使用皮肤保护剂。但不能自行涂抹有刺激性的药物。Ⅲ度放射性皮炎:当皮肤累积剂量达 DT 50～70 Gy 以上,皮肤出现水疱,水疱逐渐增大、破裂、流出渗出液,并可出现长期不愈的溃疡,此时又称为"湿性皮炎",此时应中止放射治疗,注意暴露反应处皮肤,避免衣物摩擦导致进一步损伤,局部给予含维生素 B_{12} 的药物涂抹,保持室内空气清洁、干燥,防止感染,一般 1～4 周可治愈。当累积剂量超过皮肤的耐受剂量70Gy 时,可能出现皮肤溃疡坏死,出现终身不愈的溃疡,此时治疗困难,必要时行整形修补手术。放射性皮肤反应常见于头颈部肿瘤、乳腺癌等需对较表浅部位进行放射治疗时。

二、放射性口腔黏膜炎

放射性口腔黏膜炎(radiotherapy-induced oral mucositis,RTOM)是放射治疗导致的口腔黏膜炎症,是头颈部肿瘤放疗最常见且严重的并发症之一。多表现为口腔黏膜充血、糜烂、红斑、溃疡、纤维化等,患者常表现为疼痛、进食困难、口干、味觉改变等。2019 年郎锦义教授等发布了《放射性口腔黏膜炎防治策略专家共识(2019)》,是我国在该领域的第一部专家共识。共识指出了 RTOM 的危险因素,其中患者心理因素也可能影响口腔炎的严重程度。专家推荐针对患者自身相关因素和治疗因素采用个性化的预防措施,放疗期间建议患者戒烟、戒酒、多喝水,避免热、酸及辛辣食物,保持良好的口腔卫生,非药物性治疗从心理、营养、卫生习惯等方面进行,必要时使用细胞因子或黏膜保护剂,明显感染时采用抗生素,尽早联合多种方法进行预防,保证放射治疗的顺利进行。嘱患者坚持完成放射治疗。因为对大多数患者来说,RTOM 是一种剂量限制性毒性反应,为早期反应,放疗结束后能逐渐恢复。

三、放射性肺损伤

肺为中到晚反应组织,放射性肺损伤可表现为:急性放射性肺炎(2～6 个月)和放射性肺纤维化(发展缓慢,时间跨度为数月至数年)。肺组织在受照射 DT40Gy 后,约 10％的患者将会出现不同程度的肺部症状。放射性肺炎的特征为肺泡萎缩、肺泡膨胀不全、血管内物质渗进肺泡腔。患者可表现为咳嗽、呼吸困难、胸痛等症状,影像学显示与照射野一致的弥漫性片状密度增高影。采用 RTOG/EORTC 分级方案将放射性肺炎分为 5 级:0 级:无明显变化;Ⅰ级:轻度干咳或轻微用力时呼吸困难;Ⅱ级:持续性干咳,需麻醉性镇咳药,用力时呼吸困难;Ⅲ级:严重咳嗽,使用麻醉性镇咳药无效,安静时呼吸困难;Ⅳ级:呼吸功能无改善,需借助吸氧或机械通气。如不能及时有效控制放射性炎症,急性放射性炎症可演变为慢性肺纤维化,导致长期低氧。患者因长期干咳、胸痛、呼吸困难等,对疾病感到恐惧,对放射治疗信心不足,拒绝继续积极行放射治疗及化学治疗等。

四、放射血液系统损伤

骨髓抑制是辐射损伤的主要表现,骨髓中造血干细胞受到辐射损伤后可引起辐射损伤,导致急性骨髓抑制。造血组织为早反应组织,放射治疗开始后数日可能出现骨髓中有核细胞总数减少,红系细胞比例下降,又称为"初期"。照射后 1～2 周,骨髓辐射损伤进入暂时回升阶段,称为"假愈期"。暂时回升后如继续放射治疗,骨髓辐射损伤进入严重抑制阶段,出现红系、粒系细胞数明显减少,只有巨噬细胞和网状细胞,造血功能接近停止,称为"极期"。为避免严重骨髓损伤,放射治疗计划需避免出现有功能的造血组织大面积受到大剂量照射,并在放射治疗期间定期监测血液分析指标。骨髓功能正常是保证放射治疗顺利进行的一个重要部分。

五、放射性神经系统损伤

神经系统在正常情况下更新率很慢,包括脊髓、脑和外周神经等,属于晚反应组织,放射敏感性较差,但神经系统的损伤造成的后果是非常严重的,控制放射剂量尤其重要。放射性脊髓损伤严重者可出现截瘫,脊髓放射剂量控制在 5％并发症水平(TD5/5)以下;放射性脑损伤可能表现为反应迟钝、智力受损等;外周神经的放射性反应主要是神经丛和神经根,神经丛病损的主要表现为混合性的感觉和运动缺失。制订精准的放射治疗计划以及准确的治疗计划执行过程是避免放射性神经系统损伤的关键。

第四节　放射治疗患者常见心理及精神障碍

接受放射治疗的肿瘤患者常常因各种原因会出现不同类型及程度的心理和精神症状,严重程度各异,轻者可自身调节,重者需要心理及精神医师干预治疗。现将常见类型总结如下:

一、担忧

大部分患者均是首次接受放射治疗,既往没有相关治疗经验,通常对放射治疗缺乏正确认识,尤其是当病人对放疗知识的了解来自专业性不强的媒体时,就更容易出现误解。因此患者在放疗前会出现各种担忧、焦虑、恐惧,包括:担心疲劳或疼痛等放疗引起的副反应会延迟及妨碍治疗,担心放疗会产生严重的副反应,担心放疗会导致不孕不育,担心放射治疗使患者具有放射性并对周围亲人造成危险,以及担心患者本人会接受过量的辐射等。

二、焦虑和抑郁障碍

焦虑和抑郁障碍是放疗患者常见的精神障碍。焦虑障碍又称焦虑症或焦虑性疾病,是以焦虑情绪为主要临床表现的精神障碍。在患者面对严重疾病的时候,焦虑是一种正常反应,但通常在 2 周左右消失。如果焦虑持续时间过长或焦虑严重程度与客观事件或处境不相称时则为病理性焦虑。抑郁在肿瘤患者中也非常普遍,抑郁障碍又称抑郁症,主要表现为持久而显著的心境低落。其心境低落与其处境不相称,抑郁障碍患者的情绪消沉的程度不尽相同,可以表现为闷闷不乐、悲痛欲绝、自卑抑郁、悲观厌世等,严重者可有自杀企图。多反复发作,发作时间至少持续 2 周以上。焦虑和抑郁可能出现在患者接受放射治疗前、治疗中和治疗后的全过程。一项针对 93 项接受放疗患者心理社会功能研究的系统回顾显示,接受放疗患者治疗前、治疗中、治疗后焦虑障碍的中位患病率分别为 20％、49％和 17％。而治疗前抑郁症的中位患病率为 15％,治疗期间上升至 33％,治疗后仍高达 27％。列灿良等采用焦虑自评量表(SAS)、抑郁自评量表(SDS)、特质应对方式问卷(TCSQ)对 50 例直肠癌患者放疗后的情绪问题进行分析,发现抑郁障碍和焦虑障碍与患者的疼痛程度、生活方式、情绪功能、人际交往能力、总体生活质量及放疗后下消化道毒性反应、泌尿系统毒性反应明显相关。

三、创伤后应激障碍

创伤后应激障碍是指个体经历、目睹或遭遇到一个或多个涉及自身或他人的实际死亡,或受到死亡的威胁,或严重的受伤,或躯体完整性受到威胁后,所导致的个体延迟出现和持续存在的精神障碍。从定义可以看出,重大创伤性事件是创伤后应激障碍发病的基本条件。

创伤后应激障碍在放射治疗患者中相对少见,主要发生在既往经历过重大创伤性事件的患者中。有这样一个案例,患者×女士是一位 38 岁的子宫内膜癌患者,计划接受她的第二次腔内近距离治疗。在治疗开始之前,她患上了恐慌症,无法继续进行放疗。她向精神科医师透露,她小时候曾被强奸,后装操作的侵入性治疗引发了过度警觉、激惹性增高及焦虑情绪的症状。最后不得不在精神科专家的不断干预下完成治疗。

我们知道与单独体外照射(EBRT)相比,近距离放射治疗联合体外照射(EBRT)可以明显提高宫颈癌生存率。但近距离放射在治疗妇科肿瘤时通常需要经阴道入路,这一过程对部分患者来说是非常痛苦的,尤其是具有创伤史的患者。一项针对 50 个患者的小型研究中发现,宫颈癌的近距离放射治疗与急性应激障碍(ASD)和创伤后应激障碍(PTSD)的发生密切相关。治疗 1 周后,50 例患者中有 15 例出现 ASD 症状,治疗 3 个月后 49 例患者中有 20 例出现 PTSD 症状。

四、幽闭恐惧症

幽闭恐惧症是指对封闭空间出现恐惧心理的一种心理疾病,属于恐惧症中较为常见的一种。幽闭恐惧症的患者在封闭空间中可能发生恐慌症状，或者害怕会发生恐慌症状。少数放疗患者可能出现幽闭恐惧症发作，这可能与放疗体位固定装置有关。

放疗可导致一系列心理症状，从轻度焦虑到衰弱焦虑和惊恐发作。患者普遍认为戴着放疗模具会让人感到不舒服，戴着头颈膜接受治疗被认为是头颈肿瘤放疗中最糟糕的体验之一。患者对放疗模具的反应可能导致延迟、中断甚至停止放疗。其他与放疗中断相关的危险因素包括使用精神活性药物和焦虑症发作史。虽然目前没有研究评估因放疗固定装置引起的焦虑或幽闭恐惧症而中断治疗的发生率，但我们可以从一项有关磁共振成像（MRI）的文献中推断。在一项研究中显示，4.3％的患者由于焦虑和幽闭恐惧症无法完成 MRI 检查。

在国外报道过这样一个案例，A 女士是一位 40 岁的女性，因垂体腺瘤多次手术切除后侵犯视交叉而接受放射治疗，在放射治疗过程中，患者因无法忍受面膜的体位固定导致幽闭恐惧症发作，即使在注射 5 mg 劳拉西泮的情况下，她仍然无法完成治疗。医生反复尝试通过有意识的镇静治疗使其完成放疗，但效果仍然不佳，最终不得不采用全身麻醉使其完成整个疗程的放射治疗。因此幽闭恐惧症可能对患者是否能顺利完成放射治疗具有严重影响。

五、神经认知功能障碍

神经认知功能障碍是一组以认知缺陷为主要临床表现的障碍，其核心症状是认知功能的损害，表现为涉及学习、记忆、语言、思维、精神、情感等一系列随意、心理和社会行为的障碍。接受颅脑放射治疗的患者可能出现神经认知功能障碍。大脑和头颈部的照射已经被证明对认知功能有很多影响。在接受放射治疗后的 6～8 周，学习、记忆和回忆能力的变化最早出现，并持续12 个月。这种变化可能是因为放疗造成的血管源性水肿引起，在某些情况下是可逆的。尤其是儿童患者特别容易受到放疗后神经认知后遗症的影响。

一些危险因素使一些接受中枢神经系统放疗的患者更容易出现认知功能受损。高剂量的照射可能会导致较差的认知功能。与年轻人相比，老年人更容易发生因头颈部放疗引起的神经认知功能影响。此外，全脑放疗（WBRT）的风险比立体定向放射治疗（SRS）更大。国外一项有58 名患者参加的小型随机对照试验（RCT）试图比较单纯 SRS 和 SRS 联合 WBRT 对神经认知功能的影响，最终因为接受 SRS 联合 WBRT 的患者总记忆和执行功能相较 SRS 明显减退而不得不提前结束。在这项研究中，7 例（64％）接受 SRS 联合 WBRT 出现学习和记忆功能显著下降，单纯接受 SRS 治疗的 20 例患者中只有 4 例（24％）患者出现。然而矛盾的是，单纯的 SRS可能会导致糟糕的总体控制；在这项研究中，73％接受 SRS 和 WBRT 治疗的患者 1 年没有中枢神经系统复发，而仅接受 SRS 治疗的患者只有 27％。其他可能导致认知障碍风险的因素，包括大脑损伤本身；药物治疗，同时使用化疗、免疫治疗和其他抗肿瘤药物；以及其他并发症，如血管疾病和糖尿病。

六、脑放射性坏死和内分泌病

放射治疗引起的脑放射性坏死和内分泌病是放疗后较严重的并发症，严格意义上属于放疗副反应的范畴。但在此作为心理及精神障碍描述是因为，除疾病本身对应的临床表现外，它们同样可以表现出严重的心理及精神症状。

脑放射坏死是放射治疗中的一种罕见而严重的并发症,可在治疗后 6 个月至几年发生。它表现为肿瘤周围的细胞死亡和水肿,根据部位的不同,可产生轻微的神经功能缺损和(或)颅内压增高的症状,如头痛等。有报道称放射性脑坏死可能表现为心理症状,包括抑郁症状,情绪不稳,偏执,精神错乱和认知障碍。放射性脑坏死可以采用观察等待,使用糖皮质激素或贝伐单抗治疗,手术切除坏死的区域通常在药物治疗无效的情况下采用。

内分泌异常也是放射治疗常见的并发症,是由于垂体和下丘脑功能障碍导致,在接受颅脑和头颈部放疗的患者中发生率高达 75% 以上,患者在放射治疗结束后几个月到几年仍有发生的风险。与其他病因引起的内分泌失调不同,放射治疗造成的内分泌疾病可以出现神经精神症状。因此,精神科医生应高度怀疑接受过脑、头、颈部放射治疗的患者是否有内分泌疾病。最常见的内分泌病包括甲状腺功能减退、高泌乳素血症、性腺机能减退。甲状旁腺功能减退也是头颈部放疗患者常见的晚期并发症之一。美国癌症协会建议接受头颈部放疗的癌症患者每 6~12 个月进行甲状腺功能异常筛查;对于其他内分泌异常的筛查,目前尚无建议。

第五节 肿瘤放射治疗患者心理痛苦全程管理

首先需要说明,这里我们引用了"心理痛苦"一词来概述肿瘤患者出现的所有心理、精神方面问题。关于"心理痛苦"的定义,早在 2013 年,美国国立综合癌症网络(national comprehensive cancer network,NCCN)将心理痛苦定义为:各类原因引起的不愉快的情绪体验,包括心理(认知、行为、情感)、精神和社会的体验,这些体验可能在患者减轻躯体症状、正确应对癌症及抗癌处理等方面有一定的影响。因此,心理痛苦是一个连续的过程,包含了患者所有的心理社会问题。早在 1999 年 NCCN 就开始建立并持续更新癌症患者心理痛苦管理指南。在 2007 年,NCCN 更是建议将心理痛苦作为继血压、心率、脉搏、呼吸、疼痛之后的第 6 大生命体征,足见心理痛苦对肿瘤患者的影响深远,越来越多的国内外学者建议将心理痛苦管理类似于疼痛管理作为常规癌症护理的一部分,以下内容我们将简要阐述如何在放射治疗过程中对肿瘤患者进行心理痛苦全程管理。

一、个体化健康宣教

在深入认识心理痛苦全程管理前,在这里首先将全面个体化健康宣教作为单独的部分强调。国内外许多研究报道肿瘤放疗患者出现负性心理情绪的原因包括:对自身病情的担忧,对治疗效果的不抱期望,对放疗副反应的恐惧,对自身身体状态的怀疑,对漫长治疗时间及高昂治疗费用的焦虑,等等,均会影响患者接受治疗的决心及依从性。出现这些心理变化的根本原因是患者出现认知行为偏差,对自身疾病转归、对治疗效果等认识不足,不能正确地面对治疗。因此,我们有理由认为,在准备进行放疗时,进行高质量的个体化健康宣教,改变患者从其他渠道得到的错误认知,可以主动有效地疏导患者的紧张、焦虑情绪,减轻甚至消除患者的心理痛苦,解除患者的顾虑,及时帮助患者树立起放射治疗的信心。

建议在放疗前针对患者健康宣教包括以下几个方面内容：①放射治疗的大体原理、放射治疗的必要性及有效性、放射治疗前的准备工作、放射治疗需要的时间、治疗中的注意事项。②接受不同部位放射治疗的患者可能出现不同的放疗副反应，而较重的放疗副反应造成的躯体不适感往往会引起患者心理情绪的变化，因此应该根据患者的照射部位及范围，针对性地进行健康教育，告知患者放疗过程中可能出现的相关放疗副反应及临床表现，避免部分患者误将放疗反应当成疾病进展，造成不必要的心理压力。例如头颈部肿瘤患者在放疗过程中可能出现口腔、口咽部疼痛，患者可能误将疼痛加重当成肿瘤进展侵犯口腔、口咽部引起。食管癌放疗过程中，放射治疗引起食管黏膜局部水肿可能造成患者梗阻症状加重，患者可能会误认为食管肿瘤进展导致梗阻加重。此外，还应该告知患者放疗不良反应相应的预防措施。例如：放疗照射区穿着柔软棉质衣物，尽量减少摩擦，避免揉搓及过冷过热刺激，避免阳光直晒，必要时使用放疗皮肤保护剂减少放疗皮肤反应；鼻咽癌患者每日需进行鼻咽部冲洗，保持鼻咽鼻腔清洁干燥，饭前饭后勤漱口，保持口腔清洁以减轻口腔黏膜反应；头颈部肿瘤患者放疗过程中应每日进行张口及转颈训练，避免下颌关节纤维化及颈部肌肉纤维化造成的活动障碍；食管癌放疗患者进食后需指导其饮温水冲洗食管，以减轻放射性炎症和水肿；腹腔肿瘤患者在放疗过程中可能出现较重的胃肠道反应，因此尽量采取空腹状态下放疗，减少胃肠道的照射范围以减轻反应；盆腔照射患者可以通过放疗前量化饮水充盈膀胱减轻放射性膀胱炎，放疗前排空大便减轻放射性直肠炎，等等。③指导治疗期间患者的饮食生活习惯。在饮食方面，建议患者治疗期间不可食用辛辣、有刺激性的食物，鼓励患者少食多餐，多进食高热量、高蛋白、富含维生素的食物，适量进食蔬菜、水果等粗纤维食物。在生活习惯方面，戒烟戒酒，保证良好的作息时间，不熬夜，保证充足的睡眠，适当运动调节自身免疫力。

二、肿瘤放射治疗患者的心理痛苦筛查及评估

针对肿瘤放射治疗患者，我们建议在放射治疗前、治疗过程中出现明确病情变化时、放射治疗结束后针对患者进行心理痛苦筛查及评估。

（一）心理痛苦筛查

针对肿瘤放射治疗患者的心理痛苦筛查旨在初步评估患者当时所处的心理状态，发现中高风险的患者，进一步进行心理痛苦程度评估，以便于实施临床干预。目前临床应用于痛苦筛查的工具很多，在这里仍然推荐 NCCN 心理痛苦管理指南推荐使用的心理痛苦温度计（distress thermometer，DT）和问题列表（problem list，PL）（图 10-2）。DT 包括 0～10 分共 11 个刻度，0分表示没有心理痛苦，10 分表示极度心理痛苦。需要注意的是，DT 需要患者自我描述包括测试当天在内的 1 周之内的心理痛苦的状况。PL 包括身体症状、情感、家庭、灵性/宗教、实际生活 5 个方面的问题，共 39 个项目。DT 可以粗略快速地筛查出患者目前的心理痛苦程度。而PL 则可以进一步明确造成患者心理痛苦的具体问题及原因。针对放疗患者，PL 不但包括了患者可能出现的心理精神症状，也包括了放疗副反应及肿瘤本身带来的躯体痛苦，能够精确地发现引起患者心理痛苦的原因，并进行深入评估及干预。

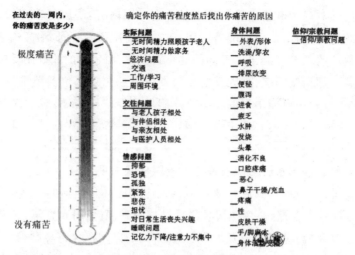

图 10-2　心理痛苦温度计

（二）心理痛苦评估

在初步评估中,发现心理痛苦筛查 DT 大于等于 4 分的患者即中度或重度心理痛苦的患者需要进一步深入评估。评估方法是针对问题列表(PL)中存在的具体问题进行评估。肿瘤放疗患者常见需要评估的症状包括:①抑郁障碍:抑郁患者推荐采用个人健康问卷抑郁量表(personal health questionnaire-9,PHQ-9)评估。②焦虑障碍:焦虑患者推荐采用广泛性焦虑症量表(generalized anxiety disorder,GAD-7)来评估。以上 2 种症状也可采用医院焦虑抑郁量表(hospital anxiety depression scale,HADS)评估,其具有良好的信度和效度,在综合医院患者中应用广泛。③失眠:推荐通过匹兹堡睡眠质量指数(Pittsburgh sleep quality index,PSQI)评估,PSQI 主要用于评估最近 1 个月的睡眠质量,也可使用失眠严重程度指数量表(insomnia severity index,ISI)评估,ISI 用于评估近 2 周失眠的严重程度。④疼痛:推荐最常用的方法为数字评分法(numerical rating scale,NRS)。⑤其他身体症状问题可以采用相应的量表进行评估,例如疲乏评估、营养评估等。如患者躯体症状为放疗后副反应引起,也可以根据美国卫生及公共服务部发布的常见不良反应术语评定标准(common terminology criteria for adverse events,CTCAE)进行严重程度分级评估。

经过以上 2 个步骤进行心理痛苦筛查和评估后,我们可以准确地了解到放疗患者目前所处的心理痛苦状态及程度,心理及精神症状,以及引起患者出现心理痛苦的具体原因。为后续的临床干预提供依据。

三、肿瘤放射治疗患者出现心理痛苦后的处理建议

肿瘤放射治疗患者遭受的心理痛苦可能是不同方面原因引起的,相应的临床干预需要不同专业团队共同参与。因此,有条件的医院可以建立多学科团队协作干预,其组成应包括肿瘤放疗医师、精神科医生、心理医生、护士、社会工作者、家属等。罗占林、徐凤卿等针对 120 例直肠癌患者研究发现,在放疗过程中采用多学科协同护理(包括护士长担任小组长,2 名心理辅导医师、1 名主治医师、6 名护理人员、1 名营养医师、2 名药剂师)的直肠癌患者均能明显提高其生活质量,减少焦虑抑郁心理,有利于预防生活障碍。我们建议针对肿瘤放疗患者进行心理痛苦筛查及评估后,可以根据心理痛苦的严重程度不同进行差别管理。

(1)DT 小于 4 分的患者具有轻度的心理痛苦和临床表现,其心理变化往往表现为:对疾病的担忧,对未来的担忧和恐惧,对失去健康的悲伤、愤怒,对生病和治疗副作用的担心以及食欲不振、睡眠不佳等方面的。可以通过建立信任、连续护理、团队或个体咨询、运动、心理教育、家庭和夫妻咨询、补充治疗(包括冥想、放松、音乐、舞蹈措施)等方法进行干预,以减轻患者的心理痛苦程度。

(2)DT 大于等于 4 分的患者存在中重度心理痛苦。这部分患者心理痛苦感受已经达到相当程度,如果不进行积极的干预及治疗,可能会影响到患者的生存质量及治疗效果。因此推荐经深入评估后应根据其具体问题的性质将患者转诊到相关科室治疗。

存在心理及精神障碍的患者,推荐由心理健康专家再次评估及指导治疗。心理健康专家包括心理医生和精神科医生。再次评估包括心理痛苦的性质、心理及精神障碍、认知损伤、精神病史、疼痛和症状控制、体像障碍、性健康等心理或精神状态评估。肿瘤放射治疗患者可能出现的心理精神障碍包括焦虑障碍、抑郁障碍、神经认知障碍、创伤和应激相关障碍等。

针对患者心理及精神障碍的干预措施,包括非药物干预及药物干预,2 种方式可以联合使用。非药物干预主要指心理及社会干预,推荐采用方式包括认知康复、健康教育、家庭支持、单独心理治疗、认知行为治疗、支持性心理治疗、松弛疗法、意义治疗等措施。例如针对焦虑及抑郁患者,患者宣教、引导想象、冥想、松弛疗法可能减轻患者痛苦感,按摩可能会暂时缓解焦虑,尽管它可能不会产生持久的改善。音乐疗法似乎可以改善主观的焦虑情绪。药物干预中常使用的药物包括:苯二氮䓬类药,如阿普唑仑、劳拉西泮、地西泮、奥沙西泮等;抗抑郁药,如氟西汀、帕罗西汀、舍曲林、米氮平等;抗精神病药,如奥氮平、氟哌啶醇、氯丙嗪等。国外有报道称,美金刚、哌甲酯或多奈哌齐的靶向治疗可能有益于治疗患者的认知功能损伤。在采用药物治疗时,应该严格掌握各类药物的适应证及不良反应,推荐由精神科医师指导药物使用。

(3)需要重点提出的是,目前国内外许多研究表示,肿瘤放疗患者在放射治疗过程中或之后出现的放疗副反应是引起患者心理痛苦的重要原因,因此,肿瘤医护人员应该积极观察患者放疗副反应的发生情况及程度,及时通过药物治疗放疗相关副反应,从而减轻患者的躯体症状,有利于减轻患者的心理痛苦。常见不良反应分级标准推荐使用 CTCAE,准确的不良反应分级有利于指导治疗,在不良反应处理方面,推荐放疗专科医师全程参与管理。

(4)需要注意的是头颈部肿瘤的患者出现的神经精神症状,有极少部分可能为放射治疗的放射损伤造成。因此当精神症状突然恶化或治疗无效时应立即考虑其他病因,包括放射性坏死和内分泌病。针对放射性坏死及内分泌病的有效预防及治疗,才是减轻患者神经精神症状的关键因素。

(5)随着医学理念的不断进步,肿瘤患者的心理状态越来越受到重视。除常规护理外,近年来衍生出众多针对肿瘤患者特定心理状态的心理护理,例如正念减压疗法、舒适护理、聚焦心理护理模式、延伸护理、同伴支持、个体化心理干预、全程人性化综合护理、人文关怀护理,等等,可谓百花齐放。它们虽各有侧重点不同,但共同特点是以人文关怀、心理疏导、积极正面鼓励为护理中心,力求达到减轻患者心理痛苦,缓解不良情绪,改善患者生存质量的目的。可以根据患者的不同情况及个体差异,在临床工作中借鉴采用。

第十一章 肿瘤靶向治疗与心理

一、肿瘤的分子靶向治疗的背景介绍

肿瘤的分子靶向治疗是以肿瘤细胞或微环境中特异性的分子为靶点，选择有效的阻断剂，干扰细胞发生癌变的环节，如通过抑制肿瘤细胞增殖、干扰细胞周期、诱导肿瘤细胞分化、抑制肿瘤细胞转移、诱导肿瘤细胞凋亡及抑制肿瘤血管生成等途径达到治疗肿瘤的目的。这种治疗不同于传统放化疗的生物治疗模式，具有较好的选择性，正常细胞影响比较小，具有较少的毒副作用和良好的疗效，能够延长患者的无瘤生存期、提高患者的生活质量。

（一）肿瘤发病机制的探索

人类与肿瘤的抗争历史十分悠久，经历了从宏观到微观、从表象到本质的过程，其相关文字记载最早可追溯至古埃及时代的纸草文。公元前1500年至19世纪50年代，人类对肿瘤的认知仅为表象认识阶段；随着人类历史上最伟大的发明之一———显微镜的诞生、发展并逐渐应用于医学研究中，肿瘤研究才开始迈入"细胞水平阶段"，人类也由此开始了对肿瘤病因的研究，提出了物理致癌、化学致癌和病毒致癌学说，对肿瘤的病因及发病机制有了初步认识；1931年电子显微镜的出现，使医学得以深入到亚细胞水平，而1953年DNA分子结构的发现使医学开始步入分子水平时代，至此肿瘤研究进入一个全新的"亚细胞水平及分子水平阶段"，随着对肿瘤分子生物学发病机制的进一步探索，人们认识到如果能够针对肿瘤的特异性分子给予有力的打击，将会大大改善治疗效果。

自1997年第一个肿瘤靶向治疗药物利妥昔单抗上市以来，分子靶向治疗蓬勃发展，在肿瘤内科治疗中占据了越来越重要的地位。随着当代分子生物学、细胞生物学、基因遗传学、表观遗传学等学科的飞速发展，肿瘤分子靶向治疗作为一项极具潜力的新疗法，已逐渐成为多种肿瘤临床标准治疗的一部分，引发了抗癌治疗理念的变革，将肿瘤治疗推向了一个新的阶段。

（二）肿瘤分子靶向治疗药物的分类

（1）根据作用的部位或针对的靶点，可将肿瘤分子靶向药物分为2大类：一是针对肿瘤细胞本身的靶向治疗，二是针对肿瘤生长微环境的治疗。

针对肿瘤细胞本身的靶向治疗可分为：①针对细胞膜上生长因子受体和细胞膜分化抗原的靶向治疗：此类靶向治疗药物多为单克隆抗体，通过与生长因子受体或抗原的特异性结合，阻断细胞增殖信号，诱导肿瘤免疫应答，产生抗体依赖性细胞介导的细胞毒作用和补体介导的细胞毒作用，达到杀伤肿瘤细胞的作用，如抗EGFR抗体（如西妥昔单抗）、抗VEGFR抗体（如贝伐单抗）等。②针对细胞内信号转导分子的靶向治疗：细胞信号转导指胞膜或胞内受体接收信息分子的刺激，经细胞内信号转导系统转换，从而影响细胞生物学行为的过程。目前酪氨酸激酶及其下游信号转导通路中的关键分子是研究热点,如受体型酪氨酸激酶抑制剂、非受体型酪氨酸激酶抑制剂、RAS-MAPK 信号通路相关靶点抑制剂、PI3K/AKT/mTOR 信号通路相关靶点抑制剂等。③针对细胞周期蛋白的靶向治疗:细胞周期调控是一个非常复杂和精细的调节过程,它与细胞的分化、生长和死亡有着密切的关系。目前以周期素依赖性激酶/周期素、Aurora激酶为靶点的靶向治疗是研究热点,如类黄酮、Tozasertib(VX-680)等。④针对细胞凋亡调节因子的靶向治疗:细胞凋亡的相关调控基因包括凋亡促进基因(如 P53 基因、MYC 基因、TRAIL 基因等)和凋亡抑制基因(如 BCL-2 基因、IAP 基因、COX-2 基因等),如马帕木单抗等。⑤针对细胞表观遗传学特征的靶向治疗:肿瘤细胞内常常存在表观遗传学异常,如 DNA 异常甲基化、组蛋白去乙酰化异常及其所致的染色质结构异常。如甲基转移酶抑制剂、组蛋白去乙酰化酶抑制剂等。

肿瘤微环境是肿瘤细胞生存、增殖的土壤,与肿瘤的增殖及转移密不可分,其主要由间质细胞、血管、细胞外基质和少量免疫细胞等组成,目前针对肿瘤生长微环境的研究热点主要是抗肿瘤血管和新生血管生成的治疗等,包括:①抗 VEGF 药物,如索拉非尼、仑伐替尼、阿帕替尼等。②抑制细胞外基质降解的药物,如巴马司他、坦诺司他、马马司他、普马司他等。③直接抑制内皮细胞的药物,如内皮抑素等。④其他抗血管生成药物,如角鲨胺、沙利度胺等。

(2)根据药物的化学结构,可将肿瘤分子靶向药物分为 2 大类:一是单克隆抗体;二是小分子化合物。

单克隆抗体:此类药物的特点是多数不能穿透细胞膜,通过作用于细胞微环境或细胞表面的分子发挥作用。某些表面抗原主要存在于恶性细胞而较少存在于周围正常细胞,这些肿瘤的相关抗原可成为特异性抗体结合的靶点,针对这些靶点的单克隆抗体与之结合并在肿瘤细胞上引发特异性免疫反应而阻断肿瘤发展。这类药物单用大多有一定疗效,与其他化疗药物联合应用可以明显提高疗效。该类药物有很多种,经典的例子有:①西妥昔单抗:与细胞外 EGFR特异性结合,阻断配体诱导的 EGFR 酪氨酸酶的活化,从而阻断 EGFR 通路的信号转导,进一步抑制肿瘤细胞的生长。②贝伐单抗:与人血管内皮生长因子(VEGF)结合,抑制 VEGF 与其位于内皮细胞上的受体 VEGFR1 和 VEGFR2 结合,从而抑制肿瘤血管生成,进而抑制肿瘤生长。③曲妥珠单抗:与 HER2 受体结合,阻断 PI3K 及 MAPK 信号通路,促进肿瘤周期阻滞及细胞凋亡。④利妥昔单抗:与跨膜抗原 CD20 结合,通过 ADCC 和 CDC 效应启动介导 B 淋巴细胞溶解的免疫反应。

小分子化合物:可以穿透细胞膜,通过与细胞内的靶分子结合发挥作用。某些非细胞毒性小分子化合物具有明确的攻击靶点作用,根据治疗靶点的多少分为单靶点药物和多靶点药物,该类药物通过阻断治疗中异常活化的激酶、生长因子和信号传导通路等途径来抑制肿瘤生长,达到治疗目的。例如:①吉非替尼、厄洛替尼、埃克替尼:表皮生长因子受体酪氨酸激酶抑制剂(EGFR-TKI),通过阻断酪氨酸激酶催化区域上的 Mg-ATP 结合位点,阻断其信号传导。②仑伐替尼、索拉非尼:多靶点酪氨酸激酶抑制剂,通过与血小板源性生长因子受体(PDGFR)、血管内皮细胞生长因子(VEGFR2 和 VEGFR3)、干细胞受体(c-Kit)等结合,阻断下游信号传导。③舒尼替尼:受体酪氨酸激酶(RTK)抑制剂,通过抑制 RTK 活性,阻断下游信号传导。④伊马替尼:BCR-ABL 酪氨酸激酶抑制剂,通过竞争酪氨酸激酶区的 ATP 结合位点,从而抑制该酶活性。⑤依维莫司：mTOR 抑制剂，通过抑制 mTOR 的激酶活性，阻断下游信号传导。

二、恶性肿瘤患者的心理问题

（一）医学模式的演变

医学模式是指在不同历史阶段和科学发展水平的条件下，人类与疾病做斗争时观察和处理医学领域中各种问题的思想和方法。它反映了人类对自身生命、生理、病理、预防、治疗等问题的基本观点，指导医疗卫生实践活动。

人类历史上，医学模式共经历了五次大的转变：①古代由于受限于当时的生产水平及科学认知，此时的医学模式为"神灵主义医学模式"；②随着生产力水平及科学认知水平的提高，人们对健康与疾病有了初步的观察与了解，医学模式逐渐转变为"自然哲学医学模式"；③15 世纪欧洲文艺复兴进一步推动了生产力的发展，医学模式此时转变为"机械论医学模式"；④18 世纪下半叶到 19 世纪，工业革命转向高潮，细胞学说、进化论和能量守恒定律的发现推动了生物科学的发展，医学模式至此转变为"生物医学模式"。生物医学模式基于解剖学、组织胚胎学、生理学、生物化学、病理学、细菌学、免疫学及遗传学，在人类健康事业中发挥了极其重要的作用，是近代医学发展的标志与核心。但是，"生物医学模式"仅仅从生物学角度理解疾病与健康，忽视了心理、社会因素对疾病和健康的重要作用。随着医学科学的进一步发展，人们逐渐认识到除了生物因素外，生理与社会因素也在健康与疾病中占据着十分重要的地位，至此，医学模式转变为"生物—心理—社会医学模式"。

随着生物—心理—社会医学模式的发展，人们不仅仅单纯关注疾病本身，而是结合患者的心理、生理综合考虑，将生存期与生存质量并重，将成本与效果并重。肿瘤细胞完全杀灭是现代医学治疗肿瘤的理想目标，但是从肿瘤细胞增殖动力学及抗癌药物的药代动力学规律来考虑，要达到晚期肿瘤患者体内肿瘤细胞的完全消灭，几乎是不可能的。临床实践表明，病灶的完全缓解有时并不等于病人有良好的最终结局。实际上所追求的理想状态即"无瘤生存"，往往会导致肿瘤的过度治疗，有时还会带来不必要的医源性损害。漠视生存质量而过分追求治疗效果实际上是对肿瘤患者及其家属的极端不负责，是一种残缺的治疗策略。生存质量的引入，循证肿瘤学的提出等有助于对肿瘤患者的疗效评价更趋于客观和全面。肿瘤患者的"无瘤生存"向保证生存质量基础上的"带瘤生存"转变，即肿瘤患者的治疗从过去单纯的追求生存期转变到生存期与生存质量并重，是恶性肿瘤治疗观的一个极其重要的转变。分子靶向治疗的疗效评价符合能够延长患者的无瘤生存期和总的生存期、尽量少的近远期毒副作用，能够提高病人的生存质量，强调了疾病和病人机体 2 个方面，最终结果是达到治疗效果和生存质量并重的统一。国外有肿瘤专家总结认为：过去在整个 20 世纪，人类应对肿瘤的对策就是"寻找与破坏"；进入 21 世纪后，肿瘤防治新的趋势是"靶向与控制"。

（二）肿瘤患者的心路历程

肿瘤患者的心理问题在肿瘤诊治、康复、随访期都是不可忽略的重要问题。当患者获悉确诊恶性肿瘤的消息后，其心理反应大致可分为以下 4 个时期。①恐惧期：当患者突然得知自己确诊肿瘤后，心理受到极大的冲击，反应强烈，可表现为惊恐、绝望、心慌、眩晕，甚至会出现木僵状态。逐渐意识到自己是癌症患者，主要表现出恐惧的心理反应。②否认期：当患者从剧烈的情绪震荡中冷静下来后,便开始怀疑诊断的正确性,不相信自己会得癌症,并在潜意识中运用否认的心理防御机制来减轻内心的焦虑与不安,同时开始四处求医,期望得到不是癌症的诊断。③愤怒期:当确认癌症不可更改的事实后,患者会表现出激动、愤怒、暴躁、发脾气、怨天尤人,有时会出现攻击性行为。同时,患者又会表现出沮丧、悲哀、抑郁,甚至感到绝望,可能出现自杀倾向或行为。④接受期:患者最终不得不接受患癌的事实,情绪逐渐平静并慢慢适应,但多数患者难以恢复到病前的心理状态,若得不到良好的心理疏导,常陷入长期的抑郁和痛苦之中,接受靶向治疗的患者多数处于该时期。

（三）心理问题对肿瘤的影响

人体免疫系统受神经—内分泌系统的调节,因此亦受到认知、情绪的心理因素的影响。负性情绪状态可以明显抑制免疫功能,使机体免疫细胞自我识别和吞噬功能降低,使自稳的协调、有序的机能发生紊乱,人体处于反常的功能状态。这样会打破生命过程中物质与精神活动之间的良性平衡关系,促进肿瘤的发生发展,此外,具有性格缺陷的易患素质,长期处于情绪压抑状态和精神应激情况下,中枢神经和大脑边缘系统过度紧张,发生不同步机制,通过类固醇作用.使胸腺退化,影响 T 淋巴细胞的成熟,B 细胞抗体生成减少。不仅削弱了免疫功能,而容易造成基因程序错误外显化,增加致癌因素的敏感性。

三、靶向治疗与心身医学

（一）心身医学对恶性肿瘤的重要性

心身医学(psychosomatic medicine,PSM)是当代新兴的医学科学体系,主要从精神与躯体的相互关系,即心身相关的立场来研究人类健康和疾病的基本规律和防治方法。人类疾病不仅可以由生物、理化等躯体因素所致,亦可以由心理—社会因素所致。德国慕尼黑大学心理学家Brnstpottal 强调指出,人是一个整体,人的心理活动与躯体功能是不可分割的,我们必须从一个统一的完整的角度来加以考察和研究。

肿瘤患者常常呈现出不同的疾病心理反应和精神状态。癌症患者常常会产生无穷无尽的恐惧和思虑,少数患者呈现"阴乐暗苦"的矛盾情绪状态。预后不良者常有情绪压抑,丧失生活欲望的感觉。癌症患者的情绪和心理障碍对疾病治疗与预后有明显影响。有相关研究显示,如果患者情绪乐观,积极配合治疗,能正确对待疾病,那使用的药物剂量小,缓解期长,病情易于控制,否则反之。

（二）靶向治疗药物的心理效应

心身医学和药物心理学研究指出,药物治疗作用应该包括药物本身的药理效应和药物引起的生理效应。药理效应是指药物本身对躯体的药物作用,包括药物的理化性状、代谢动力学等客观作用。药物心理效应是指医生的威信、患者对药物的信任及了解程度,接受药物时的个人体验、评价,以及治疗时外界的暗示等心理作用。药物心理效应还包括通过报纸杂志、广播电视、广告宣传、网络媒体、群众之间互相交流等所产生的心理效应。如安慰剂效应就是一种典型的药物心理效应。安慰剂之所以能出现效应,原因是患者强烈认为安慰剂可以产生疗效的心理因素。安慰剂通过个体的心理影响可以产生重大的躯体反应和生理效应。但安慰剂效应绝对不是患者主观臆想产生的,有其生理生化的物质基础。

分子靶向治疗的出现,大大推动了肿瘤学的发展,有效延长了患者生存期。但靶向药物也带来一些副作用,包括躯体和心理的。在靶向治疗过程中,必须考虑药物的心理效应所产生的复杂心身反应问题。医务人员的言行、举止、行为、态度和威信,药物的宣传作用,人们互相之间的心理暗示和交流等,常常会给患者带来重大的药物心理效果。而药物的药理效应、医生与患者的暗示性心理机制、家庭与患者的暗示性心理、患者自身的性格及心理特点、医务人员对药物的看法及倾向性等均对靶向治疗患者产生了一定的影响。要知道,药理作用是产生心理效应的基础,反之,心理效应可以影响药理效应——增强或削弱药物的药理作用。

针对肿瘤患者靶向治疗时的心身反应,解除患者的心理和躯体方面的精神压力,探讨靶向治疗的心身医学问题具有重要的现实意义。

四、靶向治疗导致的心身疾病

与传统的细胞毒性抗肿瘤药物相比,靶向药物具有特异性强、毒副作用小、高效等特点。但是在临床应用中,靶向治疗也给患者带来了一些心身方面的影响。

(一)靶向药物副反应引起的心身疾病

(1)皮肤毒性反应:靶向药物皮肤毒性反应的临床表现多种多样,主要表现为痤疮样皮疹、皮肤瘙痒、皮肤干燥、甲沟炎、皮肤皲裂等。皮肤毒性常与药物剂量呈正相关,减少剂量可降低其发生率及严重程度。不同靶向药物所致皮肤毒性反应的发生率和临床表现不同。皮肤毒性反应是 EGFR 抑制剂最常见的不良反应之一,多表现为痤疮样皮疹、皮肤干燥瘙痒或甲沟炎,发生率约为 79%～88%。EGFR 抑制剂可抑制角化细胞的分化、增殖和存活及细胞的过早分化和凋亡,导致白细胞聚集并引起组织破坏和炎症。多靶点的酪氨酸激酶抑制剂如舒尼替尼和索拉非尼等,其皮肤毒性反应多表现为皮肤脱屑、斑丘疹或水疱疹,主要分布于躯干、四肢等部位,发生率为 19%～40%。C-kit 抑制剂能够抑制黑色素细胞,会导致皮肤或头发出现不同程度的脱色素改变。其他皮肤毒性还包括有:皮肤干燥、瘙痒;指(趾)甲/甲周改变,表现为甲沟炎及开裂;毛发生长异常,表现为脱发、眼睫毛粗长、局部多毛;毛细血管共济失调,表现为毛细血管及小血管扩张;色素沉着。

皮肤毒性反应绝大多数不危及生命,也不损伤重要脏器,却能给患者带来很严重的干扰:头皮皮疹因疼痛而无法平躺入睡,手指脚趾皮肤皲裂影响日常活动等。当患者出现皮疹时,由于面部皮疹密集影响外在形象,加之皮疹消退后的色素沉着,患者会出现自我形象紊乱,不愿出门进行社交活动,出现焦虑不安等情绪。此时对患者的心理安慰很重要,要耐心细致地向其说明轻度皮疹经对症治疗一般可缓解,无须停药,使其保持乐观的心情,坚持治疗。生理上嘱患者用碱性肥皂洗脸,穿全棉质宽松衣服,不要搔抓局部,多吃新鲜蔬菜水果,多喝水,保持大便通畅,防止紫外线照射。如疼痛明显,可使用镇痛药;有甲沟旁肉芽肿样病损时,每周 1 次局部使用酸银杀菌剂并予敷料包扎,通过积极的生活常识性应对措施,减轻皮肤毒性,也减轻心理压力。

(2)消化道毒性:消化道毒性反应也是常见不良反应之一,主要包括腹泻、恶心呕吐、腹胀疼痛、口腔溃疡等,这些症状可以发生在治疗的任何阶段。酪氨酸激酶抑制剂发生药物相关的腹泻比率较高,如吉非替尼为 48%～67%,厄洛替尼为 48%～54%,拉帕替尼为 65%,索拉非尼为 43%～55%,舒尼替尼为 40%～58% 等。而阿帕替尼、仑伐替尼等还会发生口腔黏膜炎的症状,包括疼痛、吞咽困难、发音障碍等。其他的反应还包括胃肠道黏膜炎,常表现为腹痛、腹胀或腹泻等。

消化道毒性反应给患者的生活质量带来了影响,降低了生活愉悦度。由于对自身疾病的恐惧以及对消化道不适症状的担忧,使患者在接受治疗过程中极易产生负性情绪,心理负担大、状态差。此时可在开展药物治疗前预先告知患者多数消化道反应为暂时性的,不必过分担忧,帮助患者对消化道不适形成正确认知,并向患者及家属讲解相对应对办法,避免出现消化道症状后引起患者紧张、恐惧心理。可嘱患者平时饮食注意减少油腻及刺激性食物摄入,适当补充水分。如症状严重,可及时咨询医生,按医嘱调整药物剂量。若出现更加严重者,影响生命体征和血流动力学的程度需及时到医院就诊。

(3)心脏与血管毒性:由于分子靶向药物的作用靶点,即激酶和受体等,不仅仅存在于肿瘤细胞,很多激酶和受体在心血管系统细胞亦有一定表达,当靶向药物作用于肿瘤细胞时,也作用于心血管系统细胞,造成靶外效应,产生心血管毒性。靶向治疗相关的心血管毒性主要包括:①左心室功能障碍和心力衰竭:如 HER2 抑制剂,HER2 抑制使神经调节蛋白 1 抑制,神经调节蛋白 1 抑制导致活性氧自由基在心肌细胞线粒体聚集,从而导致心肌细胞凋亡。HER2 抑制可导致心肌纤维紊乱和减少。曲妥珠单抗是重组的 HER2 单克隆抗体,其所致的无症状性左室射血分数(LVEF)下降的发生率为 3%,严重的慢性心力衰竭发生率为 0.6%。②心律失常:酪氨酸激酶抑制剂可使 QT 间期延长,其机制与抑制 hERG(human ether-a-go-go related gene)通道、延长心室动作电位有关。酪氨酸激酶抑制剂与其活性代谢产物阻滞 hERG 通路,使 IKr离子通道的通透性发生改变,从而使动作电位和 QT 间期延长。酪氨酸激酶抑制剂通过阻滞丝/苏氨酸磷酸化,可直接导致离子通道关闭,延长动作电位。③肺动脉高压:机制尚不清楚,研究显示有可能与肺动脉内皮细胞损伤、内质网应激、活性氧自由基的产生有关。④高血压:高血压是血管内皮生长因子(VEGF)抑制剂常见的不良反应。抗 VEGF 药物抑制 VEGF 受体,使得一氧化氮(NO)产生减少、内皮素(ET-1)产生增加,两者联合作用损伤血管舒张功能,增强血管收缩功能;此外 VEGF 受体抑制可导致毛细血管密度降低,因此增加了外周动脉阻力,从而导致高血压。⑤血栓:血栓是一个较为少见但十分严重的不良反应,包括脑梗死、心肌梗死、缺血性肠坏死、休克、短暂性脑缺血发作、心绞痛和外周动静脉血栓。VEGF 抑制剂可导致血小板减少,同时导致血管内皮完整性丢失,内皮下的基底膜暴露,组织因子进入血液,激活外源性凝血系统;可导致血管炎性反应,促使冠状动脉疾病进展及斑块破裂;可引起高血压或使已有的高血压加重,从而加速机体动脉硬化进展,增加心肌梗死、卒中和外周血管疾病的发生率。⑥出血:VEGF 抑制剂可导致血小板减少,同时导致血管内皮细胞增殖及其再生能力下降,另外,其亦可导致血管外膜细胞损伤,从而增加出血的风险。

心脏与血管毒性反应往往容易引起患者的警惕和恐惧心理,担心是自己身体机能下降的标志,心理负担较重。此时可鼓励患者正确认识靶向治疗的不良反应,告知患者并非身体机能下降,而是药物所带来的副作用,使患者对自己的身体机能充满信心。并告知患者定期规律监测血压,定期进行心电图、超声心动图、血管超声检查等。

(4)血液学毒性:靶向药物引起的血液学毒性远远低于化疗,主要体现为中性粒细胞减少、血小板减少、淋巴细胞减少及出血和贫血等症状。

轻度血液学毒性对患者的心理影响并不明显,重度血细胞减少可能导致患者出现贫血面容、出血、易感染等,此时常常引起患者生活质量下降和恐惧。此时可帮助患者正确认识病因,嘱患者加强自我防护意识,并向患者解释加强自我防护的目的及意义。提高患者及家属的认识,避免感染及磕碰。此外用药时需密切监控血液毒性,以便发现问题及时采取减量或停药等措施。

(5)神经系统毒性:靶向药物的神经毒性少见,但也会出现。如75%的患者长期服用沙利度胺后会出现周围神经病变,部分是可逆的,但有60%的患者需要减量或停药,43%~50%的患者有嗜睡,连续服用2~3周后嗜睡减轻。小于1%的患者应用VEGF抑制剂后可出现可逆性后脑白质病综合征,临床表现各异,包括头痛、意识障碍、视觉障碍或癫痫发作等。其余的神经毒副作用有震颤和头晕、头疼、肌肉疼痛、感觉异常等。

由于神经系统毒副作用往往临床表现较明显,此时患者往往对预后疑虑重重,存在一定烦躁、抑郁、无助感、无望感等。面对神经毒副作用,临床医师往往需提高警惕,严密观察治疗中患者的神经系统症状,一旦发现,做到早期发现、早期处理,减轻患者不必要的病痛。

(二)靶向药物疗效引起的心身疾病

近年来随着靶向药物治疗的逐渐普及,应用增多,越来越多的患者出现了治疗后进展耐药的问题。这是患者在接受靶向治疗一段时间后不可避免的问题,也是靶向药物治疗疗效相关心身疾病的主要问题。一旦出现耐药性,患者常需更换治疗靶向药物或联合其他手段进行治疗。部分患者在靶向治疗过程中,常常担心自己是否已经产生了耐药性,因此在治疗过程中会怀疑药物的有效性,或者治疗过程中时时对于自身出现的不适或变化猜忌,担心是药物无效的征兆,此时可能会削弱靶向药物的心理效应。部分患者在靶向药产生耐药后需更换化疗、放疗或联合放化疗等治疗时,不适应治疗方式的忽然转变,甚至认为自己已走到了治疗的山穷水尽之时,已经没有更好的治疗方法了,情况肯定会一天天地恶化下去,对下一步治疗没有信心,丧失生命意义与目的。

(三)其他社会心理问题

(1)"经济毒性":经济毒性指"在癌症治疗过程中患者所花费的高昂费用对患者及其家庭带来的负面影响,主要包括患者客观的经济负担和主观的经济困扰"。客观的经济负担与癌症治疗和护理(如长期护理、支持性护理)的高昂成本直接相关,而主观的经济困扰与癌症支出增加、财富减少引起的焦虑和不适,财务困境密切相关。治疗费用是在肿瘤病人中普遍存在的无奈困局,主要由于分子靶向药物普遍价格不菲且赠药政策较为严格,和其他慢性疾病患者相比较,肿瘤患者的自费额度较高,故经济负担更大,其所带来的经济副作用也更大,已经成为治疗过程中不可忽视的副作用。经济毒性导致患者生活质量下降、治疗依从性下降、工作能力受损,从而进一步导致疾病恶化、收入来源不稳定,形成恶性循环并进一步导致不良预后。此外,经济问题会蔓延消极的负面情绪,影响正常的治疗。

(2)对自身疾病的认知不够清晰:由于分子靶向治疗仅需在家口服药物治疗,因此导致患者对自身的疾病产生不正确的认知。一部分患者由于不需要频繁住院治疗而轻视自身病情,认为只是一种普通的慢性病,无须过分关注,平时生活中也不注意,复查不规律。另一部分患者恰恰相反,每日服药时对自己的病情进行一次提示:我患了癌症,这种长期的反复的自我提示,会加重患者的心理负担,过分重视自身病情。还有部分患者对靶向药物治疗效果期待值过高,一旦疗效未达到预期,会产生巨大的心理落差,使其对后续的治疗丧失信心。

(3)家属对患者的关心程度:由于分子靶向治疗仅仅需要在家口服药物,导致部分家庭对患者病情认识不正确,过分轻视病情,患者从家庭方面无法获得足够的支持与安全感。患者常常出现难以控制的无望、无助感,认为没有人关心、理解、爱护自己,从而产生绝望感,与此同时与家庭相处也出现种种矛盾与危机。

(4)无法及时获得专业指导:由于分子靶向治疗随访间隔长,面对服用药物过程中出现的种种问题,医师无法及时指导患者如何处理,部分患者可能出现不良反应后就自行停药、减量、换药等,严重影响治疗效果。

五、靶向治疗导致心身疾病的诊断

心身疾病的诊断方式和步骤与一般临床躯体疾病诊断有所不同,应更为详细深入,但是基本原则是一致的。必须剖析患者心身2方面的各个侧面,病史的收集和书写要求详细全面。

靶向治疗的心身疾病诊断的特点:

(1)病史搜集要求全面、详细,必须深入患者心身各个层面。不仅重视收集躯体疾病的发生、发展和现状的全过程,而且着重记录患者引起心身疾病的心理—社会因素的个人生活史、家庭史、既往史、精神应激史、性格缺陷等易患素质和精神状态。重点明确心理因素、性格缺陷和情绪障碍相关资料。

(2)必须做出躯体和精神2方面的诊断依据和结论,同时做出躯体与心理相互关系的诊断依据。

(3)心身疾病诊断首先应该先进行排除性诊断,其次是积极性(心理)诊断,最后综合分析,做出正确诊断结论、制订合理的心身相结合的综合防治方案。

六、靶向治疗导致心身疾病治疗

心身医学的基本核心思想是尊重患者、关心患者,最大限度地促进人类健康事业的发展。从心身相关的基本立场出发,考察人类健康和疾病问题。心身医学中有一句名言:"不仅要看到有病的心脏,更重要的,必须看到是活生生的人患有心脏疾病。"因此,作为医生,不能只看疾病,而不看患者,必须治病治心,采取心身结合的综合措施治病救人。

(一)医院一般心理支持

(1)保护性医疗:应根据患者的个性特征、应对能力及应对资源,患者的病程、患者对肿瘤的认知程度,以及患者、家属的意愿等灵活决定是否如实全盘托出患者病情。如经综合评判患者可接受病情,应在合适的时机,以适当的方式,告知患者病情,告知过程中应更多向患者传递有希望的信息,以帮助树立战胜癌症的信心。如经综合评判患者无法接受实际病情,可详细告知家属患者实际病情,由家属决定具体如何告知患者本人病情,并在患者面前避免流露出任何惋惜、痛苦、同情等表情及语句。

(2)倾听与解释疏导:对于患者对肿瘤及药物的不良反应的恐惧不安心理,应耐心地做出说明,以坚定的口吻、可信的数据,告知患者肿瘤并不意味着无法治疗,积极配合治疗、保持乐观心态,会使病情好转;对于靶向治疗过程中可能出现的不良反应要进行必要的说理解释,使患者不必过分恐慌。另外,学会倾听患者的内心世界,倾听能够使患者开放自己的内心,坦率地表达自己的关心与疑问,有助于医生全面了解患者的心身状态,并及时对患者消极的心态予以纠正和指导,有助于在医患之间建立相互信任的治疗关系。并在此基础上帮助患者主动寻找内心的症结,加深自我理解,为医师后续治疗做好准备。医师需放下自己的假设及先入为主,真正去关心患者,以患者为中心,认真倾听,设身处地为患者着想。

(3)鼓励支持:可根据患者的特点具体讲解该肿瘤的特点及发展过程、该靶向药物的特点及可能的不良反应,强调其有一定的治愈率及成功案例,消除患者的顾虑,主动配合治疗。部分患者求生欲望降低,情绪波动明显,此时,医护人员不能流露出束手无策或行为上表现疏远患者,应更主动了解和接近患者,通过心理上的支持,让患者感觉到没有被家庭及社会抛弃,从而调动患者抗病的心理潜能,积极对待。

(二)家庭支持

如果家庭中有一个成员确诊肿瘤,那么家庭的正常秩序就被打破。在患者靶向治疗过程中,面对人力、物力、财力、精力和情感上的巨大付出,家庭成员会面临诸多困难。首先家庭成员需调整心态,正确认知肿瘤及靶向治疗,与患者多多交流,及时了解患者的心理活动,面对患者的心理障碍及情绪困境,给予患者开导、支持与爱护。经常鼓励患者,帮助其树立抗癌的决心,让患者知道并不是只有自己一个人在承受病痛,而是整个家庭都在其后方做后盾。

(三)集体心理辅导

集体心理辅导或患者自助小组可以使肿瘤患者获得支持。其在专业人员指导下,患者进行相互间的情绪表达,并由小组内的其他患者提高心理支持。亦可使已经得到良好控制的患者现身说法,以榜样的力量激励患者。集体心理干预是专业的干预办法,其核心理念在于面对癌症这种威胁生命的疾病时,心理痛苦不可避免,但是如何应对则是可以选择的,通过帮助患者相互学习、相互鼓励、找到生活中的意义改善心理痛苦。

(四)暗示及催眠疗法

肿瘤的直接影响和靶向治疗药物的不良反应共同作用,会导致一系列严重的情绪反应,以至于患者每每表现悲观、紧张、疑虑、恐惧、抑郁等心理反应。研究提示,良好的心理情绪及应有的社会支持可起到调整机体平衡、增强免疫功能,有利于肿瘤向好的方面转归。相反,恶劣的情绪进一步降低了机体抵抗能力,可促使病情恶化,会产生各种不良反应。

肿瘤患者使用暗示及催眠疗法,主要用于缓解部分心身症状,如缓解焦虑、恐惧、抑郁,以及疼痛、失眠等。例如,患者在治疗过程中常对自身的病情非常关注,可采用暗示的方法,传递给其病情好转的信息,以增强其治愈的信心。又如癌性疼痛,可采用暗示、催眠与药物相配合,常较单一药物止痛的效果更明显。同时,靶向治疗患者自身也应该进行自我支持,包括建立继续生活的信念,矫正不健康行为,调整人际关系和改变心理应对方式等。

第十二章　肿瘤免疫治疗与心理

第一节　免疫治疗与心身疾病的关系

肿瘤免疫治疗起源于 20 世纪中期,有人用链球菌感染患者的肿瘤组织,取得了意想不到的疗效,人类意识到了免疫治疗可能是肿瘤治疗的有效手段。但随着外科手术水平的进步,以及放疗、化疗的出现,逐渐成为恶性肿瘤治疗的主要手段。且人们当时对于人体免疫系统的认识不足,免疫治疗在很长一段时间内没有取得实质性的进展。进入 21 世纪以来,经济的高速发展让人们对肿瘤患者的生存期及生活质量产生了更高的期望。但尽管有靶向治疗、生物治疗、抗血管治疗等新兴治疗手段的加入,恶性肿瘤的治疗却进入了瓶颈期,尤其是以肺癌、食管癌、结直肠癌、肝癌等为主的晚期肿瘤,没有取得令人满意的疗效。人们再次将目光投向了免疫治疗,人体免疫学、肿瘤学、分子生物学等相关学科的迅速发展成为免疫治疗出现的催化剂。美国免疫学家本庶佑因发现负性免疫调节治疗肿瘤的疗法,获得了 2018 年的诺贝尔奖。自此免疫治疗获得了迅猛的发展,特别是肿瘤免疫检查点抑制剂的出现及应用,使肿瘤免疫治疗与手术、放疗、化疗并驾齐驱,成为肿瘤治疗的又一重要手段,让肿瘤患者再次看到了攻克肿瘤的希望。

对患者来说,在恶性肿瘤的诊断治疗过程中,会不可避免地出现各种心理问题,包括恐惧、痛苦、抑郁、焦虑、紧张等负面心理因素。轻者可自我调节,重者则需要临床心理干预及药物治疗。但虽然肿瘤学发展迅猛,肿瘤心理学却发展相对滞后。免疫治疗作为近年来新兴的治疗手段,也不可避免地会使患者出现心理问题,甚至导致心身疾病。临床医师往往重视肿瘤的治疗,却忽视了患者的心理健康。患者及家属往往也对自身的心身疾病缺乏足够的重视,或者根本没有意识到自身存在心理疾病。这在很大程度上导致患者的依从性差,或者影响了治疗效果。医患双方如果能充分认识到心身疾病治疗的重要性,给予积极有效的治疗,可在很大程度上减轻患者抗肿瘤治疗的不良反应,建立战胜肿瘤的信心,还可以增加对医护人员的信任,具有更好的依从性,因此能起到事半功倍的效果。免疫治疗导致的心理问题与其他治疗手段并无明显不同,但免疫治疗应用时间相对较短,随着临床疗效、不良反应及其他临床相关问题的不断积累,可能会出现新的心理问题,需要临床医生解决。

第二节　肿瘤免疫治疗的机制及地位

一、肿瘤免疫治疗的机制

免疫系统杀伤肿瘤细胞有 2 种方式,包括肿瘤固有免疫及肿瘤适应性免疫;适应性免疫又分为 T 细胞介导的细胞免疫和 B 细胞介导的体液免疫 2 种方式。为防止免疫应答过度激活,维持免疫系统的平衡,人体免疫器官可分泌免疫检查点分子,抑制免疫应答。目前被研究最多的免疫检查点分子是 B7-H1(PD-L1),肿瘤细胞可表达免疫检查点分子(PD-L1),并与 T 细胞表达的 PD-1(程序性细胞死亡蛋白-1)结合,使免疫应答被抑制,从而逃避人体免疫系统的攻击。CTLA-4(细胞毒性 T 淋巴细胞相关抗原-4)也是研究较多的免疫检查点分子,它对 T 细胞激活起负性调节作用,帮助肿瘤细胞逃避免疫系统攻击。另外,肿瘤细胞通过阻止抗原提呈、释放可溶性因子、分泌细胞因子等方式抑制人体的免疫系统,从而逃避人体免疫系统的攻击。

临床常用的免疫治疗药物为免疫检查点抑制剂,包括 PD-1 抗体、PD-L1 抗体、CTLA-4 抗体等。PD-1/PD-L1 进入体内后,与 T 细胞上的 PD-1 或者肿瘤细胞上的 PD-L1 结合,使免疫系统激活,从而起到有效杀伤肿瘤细胞的作用。CTLA-4 抗体与 T 细胞表达的 CTLA-4 结合,总而正向调节 T 细胞的激活,而且可调动人体的自身反应性免疫细胞,以杀伤肿瘤细胞。因此,与传统的肿瘤治疗手段直接针对肿瘤不同,免疫治疗的直接靶点是人体免疫细胞,通过激活免疫细胞来杀伤肿瘤。死亡的肿瘤细胞又会释放更多的肿瘤特异性抗原,刺激下一轮免疫应答的活化,加强免疫治疗的效果。

二、免疫治疗在肿瘤治疗中的地位

近年来,以免疫检查点抑制剂为代表的免疫治疗,已经广泛应用于临床中,在肿瘤的一线、二线及后线治疗中均有免疫治疗的参与。免疫治疗在非小细胞肺癌、小细胞肺癌、结直肠癌、头颈部肿瘤、胃癌等多个癌种均取得突破性的进展。众多临床试验显示免疫检查点抑制剂明显地提高了疗效,改善了患者的生存,甚至改变了恶性肿瘤的治疗原则。免疫治疗的进步使其与手术、化疗、放疗、靶向治疗并列,成为恶性肿瘤重要的治疗手段。在肿瘤的新辅助治疗、辅助治疗、维持治疗及挽救治疗中均占有举足轻重的地位。免疫治疗也可以同其他治疗手段结合,有效配合,使患者生存期进一步延长。

为了准确预测免疫治疗的疗效,筛选出适合免疫治疗的患者人群,人们研究了多个分子标志物,其中 PD-L1 表达、微卫星不稳定(MSI)、肿瘤突变负荷(TMB)被认为可能对免疫治疗有预测作用,但需要临床进一步观察。

三、免疫治疗与其他治疗手段的结合

(1)免疫治疗联合放疗:放疗可以使死亡的细胞释放特异性抗原,引发机体免疫应答,同时

放疗可以调节肿瘤微环境,增加免疫治疗的疗效。有研究表明,放疗可以上调肿瘤细胞表达 PD-L1,增加 PD-L1 抗体治疗的疗效。免疫检查点抑制剂可以使肿瘤血管正常化疗,改善肿瘤乏氧状态,增加对放疗的敏感性。因此放疗与免疫治疗可以优势互补,是比较有前景的联合方式。

(2)免疫治疗联合化疗:化疗对肿瘤细胞的杀伤可以调节免疫系统状态,对淋巴细胞的杀伤可增强肿瘤特异性 T 细胞反应,促进效应 T 细胞的增殖,从而促进体内的抗肿瘤免疫。有研究表明,化疗可以克服免疫抑制导致的免疫治疗抵抗,从而更好地为免疫治疗创造条件,因此化疗联合免疫治疗越来越多地被应用于临床。

(3)免疫治疗联合靶向治疗:部分靶向治疗药物可促使 T 细胞活性增强,并减少了肿瘤细胞分泌免疫抑制因子,还可以使肿瘤细胞产生更大的突变负荷,增强免疫治疗疗效。

(4)免疫治疗联合手术:在新辅助治疗中,免疫治疗也有其独特的优势;手术前肿瘤负荷较大,应用免疫治疗激活免疫系统后,可能产生更多针对肿瘤细胞的免疫细胞,即使手术有残留,也可能被激活的免疫细胞杀伤。在临床应用中,免疫新辅助治疗联合手术也取得了很好的疗效,值得临床进一步探索。

第三节　肿瘤免疫治疗的种类及常见不良反应

一、肿瘤免疫治疗的种类

(1)免疫检查点抑制剂:包括抗 CTLA-4 抗体,PD-1/PD-L1 抑制剂等,药物进入人体后,通过与肿瘤细胞表达的 PD-L1 结合,或与人体免疫细胞表达的 PD-1 或 CLA-4 结合,激活免疫系统杀伤肿瘤。

(2)肿瘤疫苗:包括人乳头瘤病毒(HPV)疫苗、卡介苗等,药物作为抗原进入人体后,与相关抗体结合,激活免疫系统分泌更多免疫细胞,杀伤肿瘤。

(3)细胞因子:干扰素-α、白细胞介素-2 等,进入人体后可刺激 T 细胞的增殖和分化,形成效应 T 细胞,从而杀伤肿瘤。

(4)其他:肿瘤微环境治疗、细胞治疗等。

二、肿瘤免疫治疗的常见不良反应

(1)皮肤毒性:皮疹、斑丘疹、大疱性皮炎、皮肤毛细血管增生症等。

(2)内分泌毒性:甲亢、甲减、高血糖、肾上腺功能减退、垂体炎等。

(3)肝脏毒性:转氨酶或胆红素升高为主。

(4)肺脏毒性:主要表现为免疫相关性肺炎。

(5)胃肠道毒性:腹泻、腹痛、大便习惯改变、黏液便或大便带血。

(6)类风湿/骨骼肌毒性:肌炎、肌痛、类风湿性关节炎。

(7)神经系统毒性：格林-巴利综合征、重症肌无力、无菌性脑膜炎、脊髓炎等。

(8)血液系统毒性：自身免疫性溶血性贫血、再生障碍性贫血、免疫性血小板减少症。

(9)其他：心脏毒性、肾脏毒性、眼毒性等。

第四节　常用的免疫检查点抑制剂及其存在的问题

尽管免疫治疗的种类较多，但目前研究较多且大规模应用于临床的仍为以抗 PD-1/PD-L1 药物为代表的免疫检查点抑制剂。此类药物在不同的恶性肿瘤治疗中取得了令人瞩目的成就，甚至颠覆了肿瘤的治疗原则。但随着临床应用的逐渐普及，不可避免地也产生了一些相关的问题，其原因包括临床因素、经济因素、社会因素、家庭因素等，虽然问题不尽相同，但都不同程度地对患者的心理产生了影响，重者可影响肿瘤的治疗疗效，是临床工作中亟待解决的问题。

一、目前主要用于免疫治疗的抗 PD-1/PD-L1 药物

(1)纳武利尤单抗(Nivolumab)注射液：美国第一个获批治疗非小细胞肺癌(NSLCL)的免疫治疗药物，作用于 PD-1 的抗体。Check Mate 063、Check Mate 057、Check Mate 017、Check Mate 026 等研究中，纳武单抗无论在肺鳞癌还是非鳞非小细胞肺癌中均显示良好疗效。纳武单抗的用法为 3 mg/kg 或 240 mg 固定剂量，静脉注射，每 2 周 1 次，直至出现病情进展或不可耐受的毒性。

(2)帕博利珠单抗(Pembrolizumab)注射液：是最早获批用于 NSLCL 一线治疗的免疫治疗药物，作用于 PD-1 的抗体。KEYNOTE 001、KEYNOTE 010 等临床研究证实了帕博利珠单抗在 NSCLC 二线治疗中的疗效，后续的临床研究进一步证实了其在 NSCLC 一线治疗中的疗效，对于 PD-L1 表达大于等于 50% 的患者可作为首选治疗。帕博利珠单抗的用法为 2 mg/kg，静脉输注，每 3 周 1 次，直至出现疾病进展或不可耐受的毒性。

(3)特瑞普利单抗(Toripalimab)注射液：是我国首个拥有完全自主知识产权的免疫治疗药物，作用于 PD-1 的抗体，且具有双重机制，既阻断 PD-1/PD-L1 的信号通路，也能降低 PD-1 在细胞膜的表达，恢复 T 细胞活化功能。CT1、CT2、CT3 等临床研究，证实了特瑞普利单抗在恶性黑色素瘤、尿路上皮癌治疗中的疗效。在非小细胞肺癌、鼻咽癌、胃癌等肿瘤中也有良好的疗效。特瑞普利单抗用法为 3mg/kg，静脉输注，每 2 周 1 次，直至疾病进展或出现不可耐受的毒性。

(4)信迪利单抗(Sintilimab)注射液：是我国第一个批准用于治疗复发或难治性经典型霍奇金淋巴瘤(cHL)的免疫治疗药物，作用于 PD-1 的抗体。ORIENT-1、ORIENT-1、ORIENT-12、ORIEN-32 等临床研究证实了其在霍奇金淋巴瘤、NSCLC、肝癌等瘤种中的疗效。信迪利单抗用法为 200 mg，每 3 周 1 次，直至出现疾病进展或产生不可耐受的毒性。

(5)阿替利珠单抗(atezolizumab)注射液：为作用于 PD-L1 的抗体，通过阻断 PD-L1 与 PD-1 及 CD80 的结合，起到杀伤肿瘤的作用。IMpower110、IMpower133、IMbrave150 等临床研究

证实了其在非小细胞肺癌、小细胞肺癌、肝癌等瘤种中的作用,尤其是小细胞肺癌的疗效突破,为患者带来了曙光。阿替利珠单抗需与化疗联合,用法为 1200 mg,静脉输注,每 3 周 1 次,直至临床获益消失或出现不可接受的毒性。

(6)度伐利尤单抗(Durvalumab)注射液:是作用于 PD-L1 的单克隆抗体,PACIFIC、MYSTIC、ATLANIC、CASPIAN 等临床研究证实了其在非小细胞肺癌及小细胞肺癌中的作用。特别是 PACIFIC 研究,改变了Ⅲ期不可手术非小细胞肺癌的治疗格局,奠定了其在Ⅲ期 NSCLC 同步放化疗后维持治疗的地位。度伐利尤单抗的用法为 10 mg/kg,每 2 周 1 次,直至出现疾病进展或不能耐受的毒性,最长不超过 12 个月。

(7)替雷利珠单抗注射液:是作用于 PD-1 的人源化单克隆抗体,是唯一将抗体 Fc 段改造、去除 FcγR 结合能力的 PD-单抗。RATIONALE 102、RATIONALE 304、RATIONALE 307 等临床试验使其成为首个同时攻克鳞状和非鳞状 NSCLC 的中国自主研发的 PD-1 抗体。在尿路上皮癌、霍奇金淋巴瘤、胆管癌等瘤种中也有不错的疗效。替雷利珠单抗用法为 200 mg,每 3 周 1 次,直至疾病进展或出现不可耐受的毒性。

二、免疫治疗存在的问题

作为新兴的肿瘤治疗手段,免疫治疗不可避免地存在诸多问题,并且对患者及家属的心理产生了一定的影响。随着免疫治疗在临床的逐渐普及,将会有越来越多的问题需要面对和解决,这不仅对患者临床治疗有益,也对调整患者及家属的心理问题至关重要。

(1)部分免疫治疗药物费用昂贵,有些未纳入医保。相信随着免疫治疗药物价格的下调、国产免疫治疗药物的问世,和医保的逐渐纳入,将进一步提高免疫治疗的受众群体。

(2)国内应用时间仍较短,部分不良反应临床数据有限。根据目前的临床数据,免疫治疗的严重不良反应少见,多数不良反应患者可耐受,不会延误患者的治疗。对于如何避免或减轻免疫治疗的不良反应,以及如何预测不良反应的高危人群,随着临床数据的积累,将逐步形成共识。

(3)多数需患者于医院外购药,患者和照护者心存疑虑。出于控制医疗成本的诸多因素的考虑,多数医疗机构并没有购进免疫治疗药物。患者难免对院外购置的药物的质量产生疑虑,一旦使用过程中出现严重不良反应还可能成为医疗纠纷的导火索。

(4)临床适应证掌握不准确,影响患者疗效。目前免疫治疗已经应用于肿瘤的各线治疗,但不同免疫检查点抑制剂批准的瘤种及使用时机均不同。出于各种原因,免疫治疗难免有使用过度或使用不足的情况,随着今后肿瘤免疫治疗使用指南的逐步完善,这一问题将得以改善。

(5)存在假性进展或超进展问题,可能延误患者治疗。目前无有效的临床标准判断免疫治疗的假性进展,使得部分有效的患者失去了治疗机会。超进展患者则可能使患者丧失肿瘤控制的最佳时机,即使换用其他治疗手段也无法有效控制肿瘤。如何有效判断假性进展,或有效预测超进展的患者群体,将是今后主要的研究目标。

第五节　免疫治疗患者心理特征及常见心身疾病

一、肿瘤免疫治疗患者常见的心理特征

(1)对免疫治疗不了解导致的恐惧心理:传统的手术及放化疗直接针对肿瘤组织,免疫治疗作为新兴的肿瘤治疗手段,主要是调动机体免疫系统治疗肿瘤;患者及照护人员处于思维定式,对此可能不能完全理解。

(2)对免疫治疗费用导致的焦虑心理:免疫治疗由于暂时未进入基本医疗保险,费用相对较高,尤其进口免疫治疗药物价格昂贵,一旦治疗有效需长期维持治疗,部分家庭难以承受,甚至引发家庭矛盾。

(3)与其他患者交流产生的不安心理:部分患者认为与病友交流可以获得真实的信息,也容易受到其他患者的影响。身边有的患者治疗无效信息,将很快对自身造成困扰,动摇自己对抗肿瘤治疗的信心。

(4)治疗过程中出现不良反应的恐惧心理:免疫治疗的不良反应可能表现在人体全身多个系统上,一旦出现少见的且短期内不能缓解的严重不良反应,患者及照护人可能认为自己无法耐受,产生恐惧心理。

(5)治疗后疗效欠佳导致的焦虑心理:临床中患者认为自己应用了目前最新最好的治疗,但部分患者接受免疫治疗后效果仍欠佳,不知下一步如何选择治疗,显得忧心忡忡,陷入持续的焦虑情绪。

二、肿瘤免疫治疗患者常见心身疾病

(1)消化系统:功能性肠病、肠易激综合征等,主要表现为厌食、恶心、呕吐、腹痛、腹泻、腹胀、泛酸、嗳气、呃逆等。病情评估时应完善常规化验检查、腹背影像学检查,以排除消化系统疾病或肿瘤进展原因所致。若免疫治疗与放化疗联用时应注意药物副反应与心身疾病同时出现的可能。

(2)心血管系统:心脏神经症、高血压、心律失常等,主要表现为胸闷、胸痛、心悸、乏力、心律不齐等。病情评估时应完善包括心肌酶谱、心钠素、肌钙蛋白 T 在内的常规化验检查,完善心电图、心彩超,必要时可行心脏冠脉 CT 或冠脉造影检查,以排除原发心脏疾病。需注意有些抗肿瘤药物可能损伤心脏,在对患者进行精神心理治疗的同时应避免继续使用该类药物。

(3)呼吸系统:过度换气综合征、支气管哮喘等,主要表现为咳嗽、咳痰、气短、呼吸困难等症状。临床评估时除常规检查外,应完善血气分析、肺功能检查,注意患者有无发热,是否合并感染,必要时完善肺 CT 检查。注意排除药物过敏反应的可能,注意追问患者过敏史及家族史。

(4)内分泌系统:糖尿病、肥胖症、甲状腺功能亢进症等,主要表现为空腹或餐后血糖高于正常、体重较前明显增加、易怒、多汗、多食等。评估时除常规化验外,应注意空腹及餐后 2 h 血糖监测,监测甲状腺功能。因免疫治疗影响内分泌功能较为多见,应注意预防并及时处理,必要时可请内分泌科共同制订治疗方案。

(5)神经系统:偏头痛、脑血管病等,主要表现为持续性或阵发性头痛、头晕、视物不清、言语障碍等。临床评估时除常规检查外,应注意脑电图、脑血管彩超、头 CT、头 MRI 及头 MRA 等检查,以排除原发心脑血管疾病。

(6)妇科疾病:女性患者在应用免疫治疗过程中可能影响月经状态,出现痛经、经前期紧张综合征等。

(7)其他:包括皮肤病、耳鼻喉及口腔疾病等。

三、免疫治疗相关心身疾病的预防

免疫治疗前的准备工作:沟通前应初步了解患者的性格特点、家庭经济状况、文化程度等,以决定沟通病情的方式。沟通场所应选择人少、安静的地方,尽量保护患者的隐私,并允许家属的陪同。因对肿瘤缺乏正确的认识,多数肿瘤患者刚刚确诊时有恐惧、不知所措,且对免疫治疗往往也没有充分的认知,充满了疑虑。因此沟通开始时主要的目的是稳定患者的情绪,使之能听取医生的告知。病情告知的过程中尽量避免医学术语,利用通俗易懂的语言使患者能够听懂。客观地告知患者或家属病情的严重程度,告知其使用免疫治疗的必要性及可能出现的疗效及风险,帮助患者树立对治疗的信心,同时也有助于患者及家属更加信任医护人员。沟通过程中应允许患者打断并提出自己的疑问,医务人员应给予耐心的解释,给予患者对治疗充分的选择权,这样更有利于患者接受免疫治疗。

免疫治疗过程中的疏导工作:通常在同一时间病房内免疫治疗的患者人数少于传统的放化疗患者,因此接受免疫治疗的患者在治疗过程中出现不适时,难以找到理想的病友进行交流,家属因为对免疫治疗的不了解,也不是理想的倾诉对象。此时,医护人员不仅需要解答患者对治疗的疑问,也会成为患者的倾诉对象。此时应该站在患者的角度,进行以患者为中心的沟通。回答患者的疑问时应给予具体使用的建议,尽量避免模棱两可、无意义的回答。副反应明显的患者往往会加重焦虑的心理,应在迅速缓解症状的前提下,以患者能够理解的方式告知病情,并给出下一步治疗的指导,让患者平复情绪。对于副反应不明显但仍有明显焦虑的患者,需耐心倾听患者情绪的宣泄,对患者的情感给以共情和支持,必要时可配合抗焦虑药物,使患者顺利完成免疫治疗。

免疫治疗后的心理沟通工作:患者免疫治疗后要密切了解患者的情绪变化,部分免疫治疗后效果较好的患者可能会自行终止治疗,应充分告知患者如此做法的风险性。通过询问家属等方式了解终止治疗的原因,例如自认为肿瘤痊愈、经济因素、难以耐受不良反应等,针对不同的原因给以不同的沟通交流,使患者能完成治疗。对于免疫治疗疗效不好的患者,应注意告知的方式,可采用 SPIKES 模式或 SHARE 模式。不论哪一种模式,沟通前应了解患者的心理需求,有些患者不想家属知晓病情,有些患者自身不愿过多了解病情。沟通过程尽量委婉地表述,避免反复出现"晚期"或"转移"等字眼。给患者提供替代治疗方案,维护患者的求生欲望,减少患者的心理负担。

第六节　免疫治疗期间常见负性情绪的管理

一、疼痛

疼痛是继血压、心率、脉搏、呼吸之后的第 5 大生命指征；其定义为一种与实际的或潜在的组织损伤，或与这种损伤的描述有关的一种令人不愉快的感觉和情感体验，包括感觉、情感、认知和社会成分的痛苦体验。因此疼痛不只是躯体感受，心理及社会认知的异常也是癌痛产生的重要因素。按疼痛部位可分为躯体痛和内脏痛；按疼痛性质可分为伤害感受性疼痛和神经病理性疼痛。癌痛的评估常用数字分级法（NRS），评分为 0～10 分，无疼痛为 0 分，最痛时为 10 分，由医护人员进行宣教，告知患者具体评分方法，掌握疼痛程度。

（一）疼痛的非药物干预

首先要对患者的精神心理状态进行评估，如是否焦虑或抑郁，是否有来自家庭成员或社会的关注与支持，是否对肿瘤治疗充满信心等。常用方法为：

（1）减轻患者的心理压力：认知疗法，纠正患者的认知偏见。与患者建立相互信赖的友好关系，使患者感受到医护的关爱，可协助其克服疼痛；耐心倾听、鼓励患者表达疼痛感受，以同情、安慰和鼓励的态度理解患者疼痛时的行为反应。以获得患者充分信任为基础，向患者解释疼痛的原因及规律性，减轻患者的焦虑、恐惧及抑郁情绪，对疼痛的缓解有一定作用。

（2）分散注意力：放松疗法能分散患者对疼痛的注意力，可使其疼痛处于抑制状态，减轻其疼痛的感受强度。如可组织患者参加听音乐等感兴趣的活动，优美的旋律对缓解疼痛、减轻焦虑和抑郁均有效；又如给患者打针时边与其交谈边注射或轻柔地局部按摩，也可分散患者的注意力，对减轻注射及疾病所致疼痛具有良好的效果。

（3）积极暗示：消极暗示可引发或增加疼痛，积极暗示却可以消除或减轻疼痛。采用积极暗示可使患者放松、消除紧张，对减轻疼痛或止痛有良好效果。故采用安慰剂，或合理利用某些医生的权威均可有效缓解患者的疼痛。

（二）疼痛的药物干预

主要是三阶梯原则，轻度疼痛给予非甾体类药，中重度疼痛给予强阿片类止痛药。部分患者可辅以精神科的抗抑郁、抗焦虑、抗癫痫类药物，常用药物包括阿米替林、度洛西汀、帕罗西汀、奥氮平等。药物治疗效果不佳的病人可选择有经验的医疗机构进行介入性的神经阻滞治疗。与原发肿瘤密切相关的疼痛应积极治疗原发病，以期有效缓解疼痛。

二、失眠

癌症患者的各个病程阶段均可出现失眠，是普通人群的 2～3 倍，免疫治疗期间也是非常常见的心理问题。多数患者失眠为精神心理因素所致，而非器质性疾病导致。失眠常见的临床表现为入睡困难，往往需要镇静催眠药物帮助入睡。除此之外，睡眠维持时间段短、睡眠质量差、醒后精力无明显恢复也是常见的临床表现。失眠严重程度的评估可采用匹兹堡睡眠质量评分法评价,得分为 0～21 分之间,总分越高,睡眠质量越差。

（一）失眠的非药物干预

（1）认知行为治疗是主要的非药物干预手段,其核心是改变患者对失眠的错误态度,患者到睡眠时间时内心紧张,过分在意自己是否能入睡,甚至强行让自己入睡却难以实现,最后形成恶性循环,要纠正不良的自我暗示,使患者能够自然入睡。

（2）行为疗法,通过改变患者的不良行为达到良好睡眠,包括松弛疗法,或告知患者准备入睡时不要做与睡眠无关的活动,入睡困难时可起床活动,等有睡意时再上床。

（3）音乐疗法,用催眠音乐帮助入睡,提高睡眠质量。

（二）失眠的药物干预

部分患者非药物治疗效果不佳,可在此基础上联合药物治疗。常用药物为苯二氮䓬类受体激动剂,包括地西泮、阿普唑仑、劳拉西泮、右佐匹克隆等,部分药物兼有止吐作用,对于失眠同时伴恶心呕吐的患者可以选择使用,包括奥氮平、盐酸曲唑酮、米氮平等。用药期间注意不良反应,及时给予对症处理。

三、疲乏

疲乏在癌症治疗过程中有很高的发生率,因患者临床表现不明显,往往被医护人员忽略,甚至患者本人也并不在意。疲乏主要的病因包括恶性肿瘤的消耗、抗肿瘤治疗对患者身体的损伤、患者营养摄入不足等,患者的焦虑、抑郁、失眠等不良心理状态也会加重疲乏的程度。疲乏的评估主要采用数字分级量表法,评分范围为 0～10 分,评分越高,程度越重。

（一）疲乏的非药物干预

包括适当运动、社会心理干预、认知行为治疗、针灸、按摩、营养咨询等。应注意的是,癌症患者身体耐受性较差,例如合并骨转移、脑转移、骨髓抑制、骨密度下降、静脉血栓等,上述治疗出现意外的风险较大,应在专业医师的指导下进行。干预的同时应积极治疗原发肿瘤、纠正贫血、改善营养不良等,可有效减轻疲乏的程度。

（二）疲乏的药物干预

疲乏目前并没有疗效确切的药物,因此药物治疗不是疲乏主要的治疗手段。可在非药物干预的基础上,联合扶正、益气、补血类中药辅助治疗,帮助患者改善症状。

四、焦虑

癌症患者在刚刚确诊时多数会出现焦虑,在接受身患癌症的现实后,这种焦虑状态可逐渐缓解,但部分患者的焦虑状态可贯穿于整个治疗过程。有统计表明,癌症患者中焦虑的发生率约为 20%～50%。焦虑的常见表现为胸闷、多汗、呼吸困难、头晕等,有时容易误诊为心脏、肺脏来源的器质性疾病。常用的焦虑评估标准为临床症状自评量表、汉密尔顿焦虑量表等。

（一）焦虑的非药物干预

（1）认知行为疗法是主要的治疗手段,其要点是纠正癌症无药可治的错误观念,告知患者癌症可以是与高血压、冠心病类似的慢性病,可以长期带瘤生存的理念,帮助患者看到生存的希望,树立治疗的信心。

(2)放松训练:在医生的指导下进行放松训练,如肌肉放松、深呼吸、心理松弛、转移注意力、排除杂念,帮助患者放松心情。

(3)支持性疗法是提供心理支持。根据患者的信息需求、理解能力等具体情况,有针对性地开展健康宣教,耐心向患者解释疾病的病因、特点和转归,特殊检查的目的和过程,缓解患者因疾病知识缺乏而引起的焦虑。鼓励患者表达焦虑感受,讨论处理焦虑的方式,帮助患者获得家人朋友的支持。另外有效的抗肿瘤治疗也可以使患者的焦虑状态明显减轻。

(二)焦虑的药物干预

重度焦虑及持续性焦虑可以应用药物治疗,主要为抗焦虑药,如枸橼酸坦度螺酮、盐酸丁螺环酮等,其次为苯二氮䓬类药物,如地西泮、劳拉西泮、阿普唑仑等。除此之外,可选择的药物包括抗抑郁药,包括帕罗西汀、文拉法辛等;抗精神药,包括富马酸喹硫平、奥氮平等。

五、抑郁

肿瘤患者的抑郁在近年来越来越受到人们的重视,它可以出现在肿瘤发生发展的各个阶段,约 20%～30% 的肿瘤患者会出现抑郁,其发生率是普通人的 3 倍左右。抑郁影响患者的生活及学习,降低治疗的依从性,最终影响疗效,目前认为抑郁已经成为肿瘤患者生活质量的一项独立预测因素。抑郁的临床表现包括:①悲观绝望、烦躁不安、易怒,严重者有自杀行为;②有自卑、多疑、过度敏感、胆怯等人格改变;③社会活动范围缩小,人际交往明显减少。常用的评估工具包括临床症状自评量表和贝克抑郁自评量表。

(一)抑郁的非药物干预

(1)支持性心理治疗:通过倾听、解释、指导、安慰、激励等方法,给予心理支持,要耐心倾听患者诉说,真正理解患者的心理需求,对患者给予安慰和鼓励,对病情进行有效的探讨和解释等。

(2)认知疗法:纠正患者对肿瘤的认知偏见,帮助患者接受患肿瘤的事实,使患者度过“心理应激”阶段,让患者感觉到医护关心和真诚,鼓励患者主动表达自己的情绪和不愉快的感受,树立治疗肿瘤的信心。

(3)其他疗法:包括行为心理治疗、团体心理治疗、家庭心理治疗等多种方法帮助患者缓解抑郁。

(二)抑郁的药物干预

首选五羟色胺再摄取抑制剂,常用药物为氟西汀、西酞普兰、舍曲林,能显著改善患者抑郁状态,且副反应可耐受。其他可选药物包括文拉法辛、米氮平、氟派噻吨美利曲辛、马普替林、盐酸曲唑酮等。

第十三章　肿瘤营养与心理

第一节　概述

　　目前,恶性肿瘤成为我国人口死亡的首要因素,严重威胁人类的身体健康,对人们的生活质量以及社会资源损耗都造成了严重的影响。营养风险和营养不良的发生严重影响肿瘤患者的预后,降低患者对手术、放疗和化疗的耐受性和敏感性。国内外研究资料表明,40%～80%的肿瘤患者合并营养不良,50%～80%的肿瘤患者会进一步发生恶病质,20%的肿瘤患者直接死因是营养不良和恶液质的进一步发展。营养不良影响着患者的结局,世界范围内死于恶性肿瘤的患者大约占总死亡人数的13%,而其中约有1/5的患者死于肿瘤相关营养不良及其并发症,而非肿瘤本身。

　　营养治疗是肿瘤患者重要的治疗手段之一。合理的营养治疗可以缩短患者住院时间,降低并发症发生率和住院费用,提高患者生活质量,同时延长患者的总生存期和降低总死亡率。但是肿瘤患者自身的营养状态和针对肿瘤的治疗本身亦会对患者产生抑郁、焦虑、睡眠障碍等诸多心理上的影响,这种心理状态反过来又会影响肿瘤治疗疗效和预后,肿瘤—营养—心理三者之间形成一种复杂而微妙的关系。当前肿瘤治疗体系中评估生活质量是重要的一环,恶性肿瘤患者生活质量的决定性因素主要体现在心理和营养状态方面。因此在恶性肿瘤的治疗过程中,不仅需要采取合理的放化疗等综合治疗手段,同时也需要积极调整患者的心理状态和营养状态,最终使患者对治疗和康复产生良好的效果,提高患者的生存时间及生活质量。

第二节　肿瘤营养相关状况与心理现状的关系

一、肿瘤营养状况分类与心理的关系

　　营养相关状况是欧洲临床营养与代谢学会(原欧洲肠外肠内营养学会,ESPEN)提出的一个名词,指与营养或营养治疗密切相关的疾病的总称,主要包括营养不良(营养不足)、肌肉减少症、虚弱症、超重和肥胖、微量营养素异常和再喂养综合征。肿瘤营养状况主要涉及营养不良方

面。肿瘤相关性营养不良（cancer-related malnutrition）简称肿瘤营养不良，是一种慢性疾病相关性营养不良（chronic disease-related malnutrition，CDRM），特指肿瘤本身或肿瘤各种相关原因如抗肿瘤治疗、肿瘤心理应激导致的营养不足（undernutrition），是一种伴有炎症的营养不良。

中国抗癌协会肿瘤营养专业委员会调查数据显示：我国三等甲级医院住院肿瘤患者的中、重度营养不良发病率达 58%，全部营养不良的发病率则为 79.4%，其中食管癌、胰腺癌、胃癌营养不良发生率最高。其发病情况除了与肿瘤分期、瘤种、部位密切相关外，还具有明显的人口学特征，老年人、无医疗保险者、受教育程度低者营养不良的发病率较高。部分肿瘤的营养状况还表现出明显的性别差异、地区差异、职业差异。

针对不同肿瘤营养状况，肿瘤营养过剩所致的肥胖和肿瘤营养不良均可以产生一系列的心理问题。晚期肿瘤患者由于长期病痛的折磨、医院陌生的环境、抗肿瘤治疗效果不明显、生活自理能力差、经济负担重，大多患者具有焦虑、失望、抑郁、压抑、愤怒等情绪反应。这些情绪反应作为应激源，并通过中介机制，使患者免疫功能进一步被削弱，而引起恶性肿瘤的发生发展。这个中介机制常见于肿瘤患者发生食欲改变，对食物厌恶、食物偏好的变化和预期性恶心呕吐。肿瘤患者心理状态的好坏直接影响着机体的功能并间接影响其生活质量和生存时间。由于对疾病缺乏正确认识、手术的打击、肿瘤的不良预后、医院的特殊气氛都可使患者产生恐惧心理，最终导致抑郁，营养不良程度进一步加重。

二、肿瘤营养过剩与心理

肥胖已成为继吸烟之后的第二大重要致癌因素，我国每 5 例患者死因中，有 1 例就是死于恶性肿瘤。大城市则每 4 例死因中有 1 例死于恶性肿瘤，这中间很多患者与营养过剩有关。流行病学调查表明，高脂肪会影响肠道菌群和某些胆酸与胆固醇的水平，而这些则可成为结肠癌的促进剂。饮食中脂肪摄入与大肠癌流行之间呈正比，脂肪摄入量高的人群大肠癌发病率明显增高。过度肥胖是多种肿瘤发生的重要危险因素，如乳腺癌、子宫内膜癌、肾癌、食管癌、肝癌、胰腺癌、结直肠癌等。在过去的几十年里，已有很多流行病学证据显示肥胖症可提高肿瘤的发病率和死亡率。

关于肥胖等营养过剩因素导致恶性肿瘤发生的机制包括：炎症因子的增加，高胰岛素血症造成的胰岛素抵抗，肠道菌群紊乱，机体免疫系统紊乱。其中炎症因子通路激活和抑郁焦虑等心理因素明显相关。正常体重的人体内脂肪细胞中，巨噬细胞偏向于 M2-抗炎表现型，但肥胖时 M1-促炎症表现型巨噬细胞更加丰富，它能产生促癌细胞因子，主要包括过量的肿瘤坏死因子（TNF）和白介素-6（IL-6）等。TNF 可促进 DNA 的破坏，增加突变负荷；IL-6 能过度活化信号转导转录激活因子 3（STAT3），调控相关基因的表达，促进细胞的增殖、存活、血管生成，增强细胞的侵袭性、转移性和多能性，从而促进肿瘤的发生、发展。一项队列研究评估了轻度炎症和偶发抑郁症状之间的关联是否独立于腹部肥胖和代谢紊乱，hs-CRP 和年化 ΔhsCRP 与抑郁症状呈正相关。进一步研究腹型肥胖和代谢紊乱在炎症-抑郁假说中的作用是有必要的。另外一项来自巴西的研究显示，肥胖与巴西成年工作年龄肿瘤幸存者当前抑郁显著相关（概率增加 119%）。

三、厌食与体重下降与心理

尽管肿瘤患者对食物摄入的心理影响可分为行为、情感、认知和态度等方面,但最常见的 3 种后果为厌食、偏食,以及预期性恶心呕吐。厌食症的定义是失去进食的欲望,这往往导致营养素的摄入最小化。这 3 种心理反应均会造成患者的体重下降,由于营养状况变差,影响了机体的免疫稳态,可能使肿瘤的发生发展加快,同时对抗肿瘤治疗的耐受性进一步下降。对肿瘤和肿瘤治疗的情绪反应也会影响患者的营养状况。新诊断的肿瘤患者有 50% 存在厌食症,晚期肿瘤患者中厌食症是次于疼痛、疲劳和虚弱的第四大症状。继发性厌食症是肿瘤患者中较为常见的症状,与患者的食物摄入量减少,疾病恶化,发病率和死亡率增加以及生活质量下降密切相关。

厌食症的神经系统调节主要受下丘脑支配,与食物摄入有关的中枢神经,在信号转导和外周因子的作用下诱导疾病发生。一项涉及 1853 名肿瘤患者的研究表明,下丘脑炎症是调节肿瘤恶病质中食欲抑制的关键信号,下丘脑炎症是通过下丘脑—垂体—肾上腺轴和 5-羟色胺途径激活而导致厌食—恶病质综合征的发展,促炎细胞因子可抑制下丘脑前馈神经元的活性,同时上调 5-羟色胺可增强下丘脑厌食神经元的活性,而 5-羟色胺在肿瘤恶病质条件下对食物摄入的抑制作用可能是通过影响神经肽 Y(NPY)系统。此外,炎性细胞因子如肿瘤坏死因子-α(TNF-α),干扰素-γ(IFN-γ),白细胞介素-1(IL-1),白细胞介素-1β(IL-1β)和白细胞介素-6(IL-6)也促进了厌食症的发生和发展,潜在的机制可能与这些细胞因子直接通过血脑屏障进入中枢神经系统并与下丘脑区域的相应受体结合从而发挥其作用。

近年来,青年肿瘤患者群体不断扩大,呈迅猛增长趋势。目前其致病因素尚不明确,但与患者生活习性、环境、遗传等多种因素有关。青年肿瘤患者在治疗期间出现多种不良反应,增加患者心理痛苦。青年患者因年龄相对较小,其心理痛苦程度明显加重。同时在接受放化疗治疗时,受药物不良反应的影响,厌食、体重下降等营养不良表现的发生率较高,不利于患者的治疗及生活质量的改善。

2020 年第七次人口普查结果显示,我国全国人数为 141178 万人,其中 60 岁以上老人为 26402 万人,占比 18.7%,比 10 年前上升了 5.44%,中国已经进入"老龄化"阶段,老年人已经成为肿瘤患者的主要群体。老年人因生理功能减退,罹患多种慢性病的可能性增加,且多种慢性病共存好发于肿瘤患者,这种多种慢性病共存的状态称为一体共病,伴随着高血压、糖尿病、脑卒中等疾病,老年人群体中的厌食和体重下降更为明显。同时抑郁和抑郁状态是影响老年肿瘤共病患者营养状况的因素之一。老年肿瘤患者多伴有悲伤失望、情绪失落等负性情绪,容易产生抑郁等心理,同时共病是老年患者产生抑郁情绪的独立危险因素,而抑郁等负面情绪与营养状况密切相关。研究表明,抑郁情绪是影响老年人营养状况的重要预测因子,老年人抑郁程度越高,营养不良风险越高。大多数患者存在抑郁状态,可能是因为老年患者除年龄和肿瘤本身疾病困扰外,还担心共病对疾病的治疗方式的选择、预后和医疗费用的影响,提示医护人员应将老年肿瘤共病患者的抑郁情绪筛查作为护理常规,密切关注其抑郁情绪,减少抑郁情绪引起营养不良发生。

四、恶病质与心理

超过一半的晚期肿瘤患者会患恶病质,22%死于恶病质。恶病质是肿瘤患者的不良预后因素,因为肿瘤恶病质会削弱机体功能,增加临床并发症,加重治疗的毒性,降低生活质量和缩短生存时间。恶病质的特点是瘦体重和体脂肪的深度进行性消耗。在长期禁食或饥饿状态下,体重逐渐减轻,以消耗身体脂肪作为能量来源来维持瘦体重,而在肿瘤恶病质中,脂肪和肌肉的损失是相等的。简单饥饿时的代偿机制包括蛋白质的保存和能量消耗的减少,从而延长长期禁食状态下的存活时间。这些机制可能在恶性肿瘤中消失或被抑制。这很可能解释了为什么在临床研究中,明显充足的能量供应常常得到令人失望的结果,这表明肿瘤患者中存在高代谢状态。与简单的饥饿相比,肿瘤患者的恶病质是一种晚期的消瘦状态,表现为骨骼肌和脂肪组织相对于总体重的过度消耗。

研究显示,在合并恶病质的肿瘤患者中各种心理状况问题明显高于非恶病质组患者,抑郁症(30.2%:15.2%)、焦虑(18.6%:11.1%)、重度抑郁(6.7%:0.8%)和严重焦虑(8.4%:1.6%),这些结果可能是由于恶病质在肿瘤晚期患者中更常见,对患者的生理和心理均有显著的影响。研究发现肿瘤恶病质存在负性因素表现:行为成分,如运动能力和功能下降表现,食欲和饮食模式的变化,伴随着这些变化的是情绪成分改变,如情感平淡、冷漠、超然,甚至对死亡的渴望。

五、能量代谢和微量元素代谢异常与心理

一般认为肿瘤患者的能量代谢比正常情况下高10%,体重下降是肿瘤患者常见的一种现象,可能一方面是食欲下降引起的摄入减少,也可能是消耗增加引起的。碳水化合物代谢异常主要是许多肿瘤患者出现葡萄糖不耐受;蛋白质代谢异常表现在蛋白质转换率增加、肝脏合成蛋白增加、肌肉合成蛋白减少、血浆支链氨基酸下降;脂肪代谢出现脂肪分解作用增强,血清脂蛋白脂酶活性降低,出现高脂血症;维生素代谢主要表现在维生素C、维生素E等抗氧化维生素下降;微量元素代谢可见肿瘤患者血硒和血锌含量降低。微量元素在人体内含量虽然极微小,但具有强大的生物学作用,它们参与酶、激素、维生素和核酸的代谢过程,其生理功能主要表现为协助输送宏量元素,作为酶的组成成分或激活剂;在激素和维生素中起独特作用;影响核酸代谢等。当相关能量代谢及微量元素发生改变,也会引起一系列心理和精神状态的变化。

第三节　肿瘤营养治疗与心理的联系与影响

肿瘤自身的生长和肿瘤的多种治疗手段如手术、放疗、化疗、肠内或肠外营养对患者既有心理上的作用,也有患者心理作用下饮食控制的生理学影响。肿瘤营养治疗在患者接受充分评估后实施,对心理上的影响主要为接受肠内营养或肠外营养治疗。在这种情况下,食物摄入并不取决于患者的食欲或意愿正常进食。肿瘤患者生理和心理上的问题,与对患者的创伤以及营养

目标问题有关,并依从于人工喂养。

一、肠内营养(enteral nutrition,EN)与心理

肠内营养是通过胃肠道吸收代谢所需营养素的营养支持方式,研究表明,肠内营养可有效补充骨骼肌肉内的糖原和脂肪,提高肌肉的运动耐量,增强患者的运动能力。肠内营养包括口服及管饲。当膳食提供的营养素在目标需求量的50%～75%时,应用肠内营养制剂或特殊医学用途配方食品进行口服补充,通常提供300～900 kcal /d(1 kcal=4.185 kJ),用于肿瘤患者等慢性消耗性疾病患者,也可以作为其唯一的营养来源。相对肠外营养而言,营养制剂的种类和形式少了很多限制,普通的自制食糜、大分子聚合物制剂、根据病情需要的要素饮食或特殊配方制剂等均可。根据欧洲社会肠外肠内营养(ESPEN)发布的指南,对于接受根治性治疗的肿瘤患者,营养不良的治疗以消化道功能正常时的肠内营养为基础,早期的肠内营养有助于减少患者住院时间,降低平均住院费用。

多数肿瘤患者在放化疗阶段,患者有更多的营养消耗,尤其是晚期头颈部肿瘤患者,通过经口营养支持的方式无法满足营养需求。因此,管饲的营养支持非常重要。临床上,管饲常见的方式有鼻饲胃管、经鼻空肠营养管及经皮胃(肠)造瘘术鼻胃管是由鼻孔插入,经由咽部通过食管到达胃部,可用来进行胃肠减压或是营养支持的一种方法。随着近年来内镜技术及介入技术的发展,经鼻空肠营养管置入及胃肠造瘘术得到了迅猛的发展。经鼻空肠营养管与鼻胃管类似,通常在内镜或 DSA 引导下,将营养管末端深入空肠内,在能够保持营养支持和胃肠减压作用的同时,降低了移位胃肠反流吸入性肺炎的发生率,也提高了营养的效率,但增加了治疗成本。经皮胃(肠)造瘘术经皮穿刺至胃腔,将造瘘管固定于腹壁,连通胃腔及外界进行营养支持。对于晚期头颈部肿瘤及食管肿瘤患者等无法经鼻经食道进行喂养的患者提供了新的方式,同时对患者外观和心理等方面起到了积极的作用。研究指出,对比经鼻空肠营养管及经皮胃(肠)造瘘 2 种方式,对于食管癌患者,胃(肠)造瘘管较空肠营养管在营养改善方面并无明显差异,置管时间和治疗成本方面空肠营养管组较占优势,但在患者舒适度方面,造瘘管组明显优于空肠营养管组。在晚期胃癌患者中,术后排气及营养指标方面,空肠造瘘组较经鼻空肠营养管组有显著的优势。在鼻胃管和造瘘管的选择上,一项前瞻性研究证实,通过胃造瘘管置入的方式予以营养支持,具有更好的营养效果,并且在生活质量评分及并发症方面也有显著的改善。虽然目前没有足够的证据和大量完善的随机对照研究结果可以比较两者的优缺点,但在目前的随机对照研究中,胃造瘘管较鼻胃管在喂养方面有绝对的优势,包括导管移位可能性小,管饲食物范围更大,更适合长期喂养,显著提高生存质量,改善患者外观等。但在治疗成本、吞咽困难及局部感染发生率上,经皮胃造瘘的方式明显高于鼻胃管,且经过一定时间治疗后,造瘘组患者体重减轻更为明显,这有可能是由于造瘘组患者的平均营养需求高于鼻胃管组。

由于鼻饲是一项侵入性操作,对清醒患者而言,必然造成躯体的不适和心理上的负担,使患者产生恐惧、自卑、排斥等抑郁心理。长期通过经皮内镜下胃/空肠造口管进行肠内营养,不能正常生活和工作,肿瘤患者也易产生自卑心理。相关研究表明,合并吞咽障碍肿瘤患者由于无法正常进食,生活质量显著下降,因此极易导致患者情绪低落,抑郁发生概率也显著升高,发生率约占患者总数的 50%。肿瘤抑郁患者临床表现为对事物的淡漠、头脑反应迟钝、情绪低落

等,严重者甚至会导致患者出现自杀行为,因此对于采用管饲尤其是经胃肠造瘘管患者应加强心理疏导。教育患者从科学的角度去进行自身的心理调适,掌握一些缓解心理压力的方法,帮助患者找回自信,重建自尊是非常有必要的。患者家属陪伴患者的时间最长,是患者最主要的照顾者和社会支持来源,在患者的康复过程中起着重要的作用。研究显示,良好的社会支持可使患者从中得到情感支持,有安全感,个人的价值得到保证,产生自尊,易保持和恢复健康。

二、肠外营养(parenteral nutrition,PN)与心理

肠外营养,即经静脉途径提供机体代谢所需要的营养素,往往是长时间通过深静脉对患者补给每天所需要的全部营养或部分营养如葡萄糖、脂肪乳、氨基酸和电解质等,适用于胃肠结构破坏、功能障碍、应激高消耗状态5～7 d以上未正常进食、早产儿及低体重新生儿等。肿瘤患者尤其是胃肠道肿瘤患者,由于肿瘤本身的高消耗状态,手术的应激作用,及肿瘤生长部位所限而无法正常进食,严重影响自身营养状态。研究表明,对于危重患者早期肠外营养优于肠内营养,当肠内营养无法达到目标或患者胃肠功能无法实施肠内营养时建议补充肠外营养,肠外营养确保正常食物摄取不足的患者营养摄入的可能性。可保证患者每日营养,增强自身免疫功能,延长患者生存期及为下一步的抗肿瘤治疗提供营养储备等。

长期肠外营养需要置入输入性导管(VAD),对肿瘤患者的心理影响主要来自置管导管的相关并发症,包括机械损伤静脉血栓形成、血管硬化、空气栓塞、导管源性感染、导管移位、渗漏、堵塞、断裂等。尤其是导管源性感染直接关系到死亡率及医疗成本。其中,导管源性的血液感染是使用置入性导管最频繁发生,治疗成本极高并且可能危及生命的并发症之一。由于肿瘤患者的免疫抑制状态,导管源性的血液感染风险更高。一旦患者出现焦虑障碍,将会影响自身神经分泌和免疫调节功能,从而削弱防御能力,激素刺激和活跃恶性肿瘤细胞。若患者持续出现严重焦虑障碍,则会增加体内肾上腺皮质激素和儿茶酚胺的分泌,直接影响其后期的治疗与康复。肿瘤患者焦虑和抑郁总分在性别、职业状况、婚姻关系、家庭收入情况、医药费用来源、病理分期、并发症发生情况、自身身体条件以及对疾病是否恐惧等方面的分布上存在差异。

积极对患者行肠内和肠外营养相关护理能够增强患者对营养支持的依从性和耐受性,同时还能减少肠内和肠外营养不良反应,进而增强营养治疗效果。对患者施行必要的心理护理干预,加强与患者的沟通能减轻患者焦虑和悲观的不良情绪和增强治疗疾病的信心,同时给予健康宣传教育,使患者充分认识自身疾病阶段,有效提高患者的角色实现、社会功能和心理积极性。

第四节　肿瘤营养康复与心理

营养评估应该是肿瘤治疗日常工作的一个组成部分。营养评估应在治疗结束后继续进行,以监测患者状态,必要时实施干预措施。肿瘤患者在康复期的营养相关问题主要包括厌食、味觉和嗅觉的改变、口腔炎和黏膜炎、口干、恶心呕吐、饱腹感、吞咽困难和心理调整。对于每一个

问题,总结了以下推荐的方法。

一、厌食症

对于厌食症,建议给予量小而频繁膳食;高热量、高蛋白零食;乳糖补充剂治疗乳糖缺乏症;在提供食物时考虑口味偏好,最吸引人的食物;对患者、家人的饮食指导,以及有关高蛋白、高热量食物的信息。

增加食物摄入的其他干预措施包括改变饮食环境和放松技巧。研究发现放松训练能有效增加患者的食物摄入量,在医院里,食物摄入可以通过帮助患者面部清洁、口腔清洁,去除不必要的设备来增加患者的食欲。控制疼痛和恶心症状,适当饭前服用药物会导致患者有更好的进食意愿。

二、味道和气味的变化

对于味觉和嗅觉的变化,营养护理的建议包括使用合适的蛋白质来源,如鱼、鸡蛋和奶酪,因为患者往往有强烈的厌恶苦味和肉类等意愿;在食物中添加甜味剂使其更可口;添加香料和调味品以增加味道;调味品一定量配给食物,使进食看起来令人愉快和诱人。

三、口炎和黏膜炎

口炎和黏膜炎症状可以通过以下方法缓解:口腔护理和咽区护理,每天至少 2 次;如果允许,刷牙和用牙线清洁冲洗;必要时使用局部麻醉剂;使用黏性药物减少干燥。其中一些方法可能是一旦黏膜炎或口腔炎严重就不合适了。患者应该避免吃刺激口腔的食物。某些冷食,如冰棒可以舒缓口腔炎症状和促进食欲。

四、口干

对于口干的问题,建议包括漱口、喷雾、洗澡、增加水分和人工唾液。一些食物如木瓜汁可以用来降低黏度。食物也可以用酱汁和液体来湿润,以帮助消化吞咽。泥状食物和液体补充剂可能有助于保持热量和蛋白质的摄入。

五、恶心和呕吐

根据护士以及患者的报告,针对恶心呕吐使用止吐药是最常使用且最有效的方法,建议提前至少 30 min 服用止吐药预防,某些特定食物可减轻患者的恶心和呕吐。由于个人对食物的偏好不同,因此评估最能减少恶心和呕吐的食物很重要。强调控制恶心和呕吐的重要性,识别引起恶心呕吐的病因,遵守治疗方案的依从性,补液及补充电解质,家庭与医院恶心呕吐的处理。

事实证明,有几种行为策略可以减少恶心和呕吐。包括催眠疗法,引导产生放松的想象;渐进式肌肉放松训练;多肌肉肌电生物反馈应用,结合放松训练和(或)想象脱敏。上述研究对象主要为成年患者,因此还需要研究减少儿童和青少年恶心和呕吐的行为干预疗法。同时还应防止化疗所致恶心引起的厌食,建议在化疗前对患者暴露新奇的味道,这种新奇的味道可以保护正常的饮食,避免获得性厌食成为条件反射。建议患者在治疗前少吃,以防止获得性厌食的发生。

六、饱腹感

为了应对早期的饱腹感,把早餐做成是一天中最丰盛的一餐,因为最丰盛的一餐可使患者减轻早期饱腹感的痛苦。食物尽可能保证营养丰富且蛋白质含量高,足够的热量和蛋白质是最重要的。

七、吞咽困难

液体和半固体食物有助于吞咽困难患者,提供的食物应该是高热量和高蛋白质,用最少的食物量给患者提供最大的营养元素。

八、心理社会适应

对于肿瘤患者需要面对的社会心理问题,建议采用以下方法来增加食物摄入:在用餐时间提供家庭支持,提供患者熟悉的环境,没有难看的东西设备和难闻的气味,避免饭前疼痛和活动后疲劳,做好患者口腔护理,用轻柔、积极的态度来鼓励患者吃饭进食。

对于某些治疗期间和治疗后需要控制体重的恶性肿瘤如乳腺癌的建议:收集个人适当营养信息,设定现实的目标,避免强迫性的热卡计数,预测体重平稳期,个人需求适应家庭饮食计划,在餐厅用餐时注意分量,避免使用食欲减退剂和细致的饮食计划。

肿瘤营养支持治疗的目的是通过控制恶心、呕吐和与食物摄入有关的疼痛等症状,延缓失去自主性来改善患者的生活质量。同时根据肿瘤患者的心理状态分析,针对性进行心理干预。①肿瘤知识的宣传:仔细向肿瘤患者讲明病情、治疗及预后,消除患者的不良认知,配合治疗,增强患者战胜疾病的信心;②放松治疗:如松弛治疗和音乐治疗,消除紧张与焦虑,使患者保持清醒稳定,改善临床症状、提高生活质量,增强机体免疫力和战胜疾病的信心;③团体心理治疗:使肿瘤患者自我交流,各自谈谈就治的情况及如何保持良好的心态,同时患者的健康信息可以共享,增加对疾病的了解,提高对治疗的依从性,减少由于缺乏信息带来的恐惧、焦虑等不良情绪;④社会支持:社会支持是个体的一种对抗应激的"外部资源",有减轻应激反应作用,对于减轻肿瘤患者的心身症状有积极作用。家庭的支持不但可增加肿瘤患者的抗病能力,还可以减少不良情绪的发生,对肿瘤患者的康复是至关重要的。

第十四章　肿瘤康复与心理

第一节　肿瘤康复概述

肿瘤是危害人类健康的最主要疾病之一,其发生率和死亡率呈现逐年上升趋势,疾病负担逐渐加重。据世界卫生组织估计,在 2020 年全球约有 1929 万肿瘤新发病例和 996 万肿瘤死亡病例。随着现代医疗水平的提高,肿瘤在手术治疗、化学治疗、放射治疗等领域取得了长足进展,肿瘤从之前的无法治愈到现在部分肿瘤可以达到临床治愈,早期诊断的大部分肿瘤患者可以长期生存。世界范围内,肿瘤幸存者不断增多,2020 年,肿瘤确诊后 5 年内存活的人数达到了 5060 万。因此肿瘤康复日益受到重视。

"肿瘤康复"的概念系 1971 年美国在国家癌症计划中首次提出。Cromes 将其定义为"在癌症疾病本身和(或)抗癌治疗副作用给患者造成功能局限的情况下,帮助他们最大限度地恢复躯体、心理、职业和社会功能"。一直以来,肿瘤患者的躯体功能受到医生、患者及家属的极大重视,而心理和职业、社会功能的康复则往往容易被忽略。

肿瘤患者需面对巨大的心理社会挑战。其中包括情绪问题、心理问题、躯体问题、生活实际问题,以及临终问题等。比如,肿瘤患者的情绪问题包括焦虑、抑郁、恐惧、痛苦、愤怒、无助、自罪感等负性情绪;心理问题包括自我概念、身体意象、性问题、人际交往问题、人格特征与应付方式问题,以及精神症状,或出现精神疾病等;躯体问题包括大量的躯体不适症状而严重影响生活与治疗;生活实际问题诸如医保、照顾孩子或老人、劳动能力丧失、经济负担等;临终问题包括对死亡的恐惧等。

随着现代医学模式的转变,对于肿瘤患者的处理,需要用整体医学观来考虑,即需要生物、心理、社会适应等综合与多维干预方法。因此,如何帮助肿瘤患者减轻心理负担、摆脱情绪困扰、改善生活质量、提高社会适应能力,已成为肿瘤康复不可或缺的重要内容。

第二节　肿瘤康复常见心理问题及处理原则

一、抑郁焦虑情绪

抑郁焦虑是肿瘤患者常见的情绪反应。肿瘤患者的抑郁表现为情绪低落,言语和活动减少,对周围的事物失去兴趣,不愿意与外界交流,封闭自己,失去生活信心。焦虑是患者对疾病等不良刺激所产生的情绪反应,可表现为精神紧张、惊慌、坐立不安、失去自我控制,部分患者可能会出现自主神经功能失调症状,如心慌、心悸、出汗等。抑郁焦虑情绪通常结伴而行。

肿瘤被大多数人视为"绝症",使得在最初确诊罹患肿瘤时,大部分患者因担心可能出现的疼痛和死亡,而产生消极情绪,并感到惶恐不安。在治疗之前,患者因担心可能出现的不良反应和后遗症,也会出现紧张、担心、恐惧的情绪。随即而来的手术治疗、化疗、放疗给患者带来的不良反应、痛苦和高昂的经济负担,导致患者的抑郁焦虑情绪进一步加重。即使治疗结束后,患者也会时刻担心复发和不良的预后,产生预期性焦虑。终末期,患者因恐惧死亡或临终相关事件而感到强烈的不安、忧虑或害怕,害怕被遗弃、害怕无法保持镇静以及失去尊严、担心连累家人等等因素,均可能让患者处于一种极度抑郁焦虑甚至绝望的状态。

值得注意的是,某些患者的抑郁焦虑症状还可能与治疗过程中使用的药物有关。此外,脑部放疗也可引起抑郁症状。

肿瘤患者的抑郁焦虑情绪可能降低患者的治疗依从性,从而影响治疗效果。同时,大脑可能通过神经内分泌系统调节免疫功能,使抑郁焦虑状态下的患者免疫功能低下,免疫监视失调,不利于免疫系统清除肿瘤细胞。焦虑的患者存在一定的自主神经症状,如心慌心悸,可能会影响到患者的睡眠,不利于肿瘤的康复。此外,中重度抑郁的患者还可能出现自杀自伤观念和行为,在治疗过程中均需要引起高度重视。

对肿瘤患者抑郁焦虑情绪最有效的干预包含心理治疗和药物治疗。心理治疗可采取个体心理治疗或团体治疗的方式。常用的心理治疗方法有:支持性心理治疗、认知行为治疗等。药物治疗推荐选择性 5-羟色胺(5-HT)再摄取抑制剂(SSRIs)等近年临床广泛应用的抗抑郁焦虑药;苯二氮类药物亦常用于治疗肿瘤患者的焦虑,特别是惊恐发作,也用于治疗恶心和失眠。

二、疼痛

癌痛是恶性肿瘤患者最常见的症状之一。研究显示,转移性肿瘤或者终末阶段患者64%存在癌痛,超过 1/3 患者疼痛严重影响了日常生活,40%以上的癌痛患者没有得到充分镇痛。随着现代医学的发展,癌症患者的生存时间得到最大的延长,但为了延长生命的抗癌治疗本身可能会导致患者出现疼痛。

国际疼痛研究协会给疼痛的定义为"疼痛是一种令人不快的感觉和情绪上的感受,伴有实际的或潜在的组织损伤"。WHO指出疼痛是一种主观感觉,已成为第五生命体征。疼痛的感觉是由感觉神经和心理因素相互作用决定的,虽然感觉神经在其中占据主导地位,但心理因素能够影响疼痛的表现。疼痛的心理效应可以影响疼痛冲动的传递过程、疼痛的反应过程、镇痛的效应以及疼痛的原发因素。由此临床疼痛提出了"心因性疼痛"的概念,即无躯体疾病的疼痛发生是由心理因素引起。心因性疼痛可能是解决心理矛盾、缓解恐惧、宣泄焦虑、解除抑郁的一种心理防御机制。肿瘤患者是一类具有特殊心理素质和人格特征的人群,肿瘤作为一种心身疾病其患者尤其容易受到精神、心理状态和社会、经济因素等影响而产生抑郁和(或)焦虑症状,以及睡眠障碍,反过来又加重疼痛的程度,严重影响患者的生活质量和疾病康复。

癌痛的治疗仍遵循 WHO 三阶梯镇痛原则。同时癌痛与心理社会痛苦密切相关,因此,所有癌痛患者都需要给予心理社会方面的照护。

三、睡眠障碍

肿瘤患者的睡眠障碍很常见。睡眠障碍又以失眠为主要表现,通常指患者的睡眠时间和(或)质量不能满足并影响白天社会功能的一种主观体验。临床常见的失眠形式有:①睡眠潜伏期延长:入睡时间超过 30 min;②睡眠维持障碍:夜间觉醒次数大于或等于 2 次或凌晨早醒;③睡眠质量下降:睡眠浅、多梦;④总睡眠时间缩短:通常少于 6 h;⑤日间残留效应:次晨感到头昏、精神不振、嗜睡、乏力等。

肿瘤相关的睡眠障碍通常系继发性睡眠障碍。目前肿瘤相关睡眠障碍的发生率缺乏准确的资料,不同文献报道的发生率范围波动较大,从 18%～95% 不等。睡眠问题在一些患者中可转为慢性,并在肿瘤治疗后很长一段时间持续存在。

由于肿瘤的存在和发展导致的各种躯体不适是导致睡眠障碍的主要原因。疼痛是各种类型肿瘤患者最常体验的症状,睡眠障碍的严重程度与疼痛呈正相关。其他由肿瘤引起的躯体不适,包括肺癌所致咳嗽、气促、呼吸困难,消化系统肿瘤所致腹胀、恶心、呕吐,泌尿生殖系统所致尿频,以及各种肿瘤导致的类癌综合征(心动过速、水样腹泻、潮热、盗汗)等,均可影响肿瘤患者的睡眠质量。到肿瘤晚期,各种躯体不适加剧,睡眠质量也就越差。

另一方面,抗癌治疗的不良反应如手术后的疼痛、化疗所致胃肠道反应、放疗所致周围组织器官的功能破坏等,均加重患者的睡眠障碍。同时,由肿瘤的确诊所致的心理创伤可引起精神心理障碍,如抑郁、焦虑、创伤后应激障碍等,也会影响睡眠。

不良的睡眠可影响患者体力和精力的恢复,影响白天的功能活动以及生活质量,并可使机体的免疫功能下降,不利于清除肿瘤细胞,增加转移复发的可能性。

推荐认知行为治疗(包括睡眠卫生教育、睡眠限制、刺激控制、认知重构和放松疗法)作为睡眠障碍患者的首选治疗。对于认知行为治疗失败的顽固性睡眠/觉醒紊乱的患者,可以考虑药物治疗。

四、创伤后应激障碍

创伤后应激障碍(post-traumatic stress disorder,PTSD)是指个体在经历异乎寻常的创伤性应激事件后出现的一组有特征性且持续存在的症状群,表现为对创伤事件的再体验、回避与情感麻木及持续性高警觉状态。研究显示,PTSD 是癌症的一个重要的并存疾病,其发生率在癌症诊断早期达 3%～4%,治疗后再评估则高达 35%。

肿瘤的诊断和治疗中存在一系列的应激源,疾病本身及癌症的确诊作为重大的应激性事件产生的巨大心理冲击、手术切除造成的形体缺陷、外貌变形或体象障碍,以及长期反复放化疗的毒副作用(食欲不振、恶心呕吐、睡眠障碍、脱发、皮肤放射性损坏、骨髓抑制、极度疲劳等)必然导致身心处于应激状态。同时,随时要面临的癌细胞复发转移的风险,使得患者面临挥之不去的恐惧和残留的身体和情绪后遗症状。

继发 PTSD 的癌症患者可能对病情以及治疗采取回避态度,不利于肿瘤的康复。同时,反复重现的创伤性体验和高度警觉状态会影响患者的睡眠,不利于身体和精力的恢复。

治疗应包括药物治疗和心理治疗,药物治疗推荐选择性 5-HT 再摄取抑制剂。心理治疗推荐认知行为治疗、眼动脱敏再处理以及团体心理治疗。

五、神经认知障碍

肿瘤患者也可能出现神经认知障碍,表现为继发于疾病及其治疗的轻度(有时重度)认知障碍或急性精神错乱状态(谵妄)。

轻度神经认知障碍可继发于化疗,可导致神经心理领域的损害,如记忆力、注意力、学习功能、计算和视觉空间感知。

其他认知障碍,包括痴呆(特别是接受脑放射治疗的脑转移瘤患者)估计发生率为 2%～5%,可能是由原发性疾病(如原发性脑肿瘤)或癌症治疗对中枢神经系统的影响所致。脑转移还可诱发精神病理性障碍,特别是与人格改变相关的记忆障碍,失语症、失读症、失认症、失用症、健忘症和情绪障碍。

谵妄是癌症中最常出现的综合征之一,尤其是在疾病的晚期。谵妄是一种短暂的,以认知功能损害和意识水平下降为特征的可逆性的脑器质性综合征,通常急性发作,多在晚间加重,持续时间数小时到数日不等。在住院的恶性肿瘤患者中,谵妄的发生率大约在 15%～30%,终末期患者则高达到 85%。谵妄的发生影响患者的疾病进程、延长住院时间,甚至会影响其生存期,增加死亡危险,给家属带来沉重的护理负担和心理压力。

治疗上首先需要纠正病因,如脑肿瘤、化疗放疗的副反应、水电解质紊乱等。还需营造良好的治疗环境,监测与预防并发症。抗精神病药物可以控制肿瘤患者的谵妄症状,但目前 FDA 尚未批准任何一种药物用于治疗和预防谵妄。

六、自我形象不满

自我形象又称身体意象,是基于自身观察和他人反应,个体对自身身体结构和机体功能状态的主观理解和感知。肿瘤患者常由于治疗手段造成外表和功能损伤,自我形象水平随之下降。

头颈部癌症的主要治疗方式为手术,而手术在去除病灶的同时可导致患者外貌或功能的改变,从而使患者的自我形象也随之发生变化,同时往往伴随交流障碍、容貌改变、进食困难,以及疼痛等症状,并经历着因身体问题引起的被关注和尴尬情况等,致使头颈癌患者极易出现自我形象问题。

乳腺癌患者经过根治术后造成的乳房缺失,使半数以上的患者造成心理影响,产生身体残缺感,不愿意参加诸如游泳等活动。部分躯体的丧失和女性特征的丧失,使病人往往担心女性魅力的降低或消失,失去对配偶的吸引力,严重影响自信心和感情生活。乳房缺失会让她们惊慌失措,对疼痛、死亡、形体残疾等无比恐惧,担心治疗对身体的损害。其他妇科肿瘤涉及患者的生殖系统和女性特征,亦可导致患者担心自己的生育能力和今后的婚姻生活,自我形象评分也较低。

直肠癌肠造口患者多数存在自我形象不满,这与肠造口不可避免地引发患者躯体形象改变、性生活质量下降、人际交往障碍、缺乏社会支持等密切相关。膀胱全切是治疗膀胱癌一种有效的方法,术后因患者腹部形态及排尿方式的改变,患者常伴有情绪低落、绝望、不敢面对现实,甚至自我形象紊乱,影响治疗效果及术后生活。前列腺癌患者中接受雄激素去势治疗的患者对自我形象满意度亦显著下降。

对于有困扰的患者建议进行体象方面的评估,推荐进行心理治疗,包括健康教育、放松训练、认知行为治疗、团体疗法。

七、病耻感

病耻感指个体由于患有某种疾病而体验到羞耻的内心感受,是一种负性心理体验。这种负性体验长期存在则对患者的身心健康产生不良影响。手术和放化疗等会引起肿瘤患者身体形象改变,导致患者产生病耻感,影响生活质量和康复。

年轻乳腺癌患者存在一定程度的病耻感。年龄大、受教育程度高、家庭收入高、自尊和社会支持水平高是病耻感的保护性因素,而术后时间越长、婚姻状况差、乳房全切除是危险因素。特别是乳房全切除的患者病耻感水平较高,可能因为切除乳房造成的身体残缺和形体改变使患者的自尊心受损,从而引起强烈的病耻感,导致患者在心理、情感和人格等方面产生严重改变或障碍。

直肠癌手术需要做肠造口,手术干预使患者的排便方式发生改变,失去了括约肌的控制功能,不能控制排泄行为,对性功能及日常生活产生影响,使患者的生活方式发生改变。患者对于造口的存在感到耻辱,他们害怕造口被他人发现,为了避免由于肠道运动响声导致的尴尬情形而尽量避免外出,甚至进行自我孤立。

有研究表明,有关吸烟危害的健康教育使公众普遍认为"肺癌是由于患者本人的吸烟行为导致的",因而会对肺癌患者产生谴责、歧视等负面情绪,也可能使一部分肺癌患者对自身患病产生病耻感。病耻感可能使肺癌患者产生沮丧、害怕被抛弃等负面情绪,限制了患者寻求社会资源的帮助,这对患者的治疗依从性、疾病康复和预后带来不利影响。

病耻感可能引起其他心理社会问题,推荐进行认知行为治疗干预。

八、自杀

肿瘤患者自杀事件是精神心理问题中最严重的表现,是生理、心理、社会综合因素导致的结果,其自杀意念和行为是由多种因素综合作用的结果。其产生因素常见有以下几个方面。

首先,心理因素是自杀事件的重要因素。恶性肿瘤患者多存在严重的抑郁、焦虑和其他心理障碍,各种不良的情绪极易诱发自杀意念的形成。Madeira 等运用简易国际神经精神病学问卷和 Beck 自杀意念量表对恶性肿瘤患者的心理状况和自杀意念现状进行调查,结果显示恶性肿瘤患者常见的心理问题有重度抑郁、焦虑障碍、适应障碍、心境障碍,发生率分别为 47.7%、30.4%、23.8% 和 10.0%,且以上因素均与患者自杀意念相关。

其次,癌痛也是导致患者自杀的重要因素。当长期严重的疼痛缓解欠佳,患者心理往往产生绝望感,人格独立性受到威胁,同时给家庭、社会带来负面影响,而情绪改变加重患者对疼痛的感知和体验,形成恶性循环。

此外,治疗造成的经济负担也是自杀意念及行为不可忽视的因素。肿瘤是一种慢性疾病,治疗周期长,费用昂贵,但效果不一定显著。对经济状况不佳的患者及其家属是一种巨大的压力,经济问题也是家庭分歧产生的主要原因。患者害怕拖累家人或加上癌症的复发、转移、治疗效果不佳,感觉自己成为家庭的沉重包袱,而采取极端的方法寻求解脱;也有患者因经济困难无法选择继续治疗而产生轻生的念头。

建议及时评估肿瘤患者的自杀意念,加强看护。同时预防自杀意念的产生,如缓解患者的不良情绪、合理降低患者的疼痛体验。

第三节　影响肿瘤心理康复的因素

一、肿瘤的分期

肿瘤患者康复的心理状态受到肿瘤分期影响。晚期恶性肿瘤,临床分期晚,治疗有效率低,治疗相关费用高,病情进展快,转移部位多,躯体症状明显,预期寿命短。患者心理痛苦的程度明显高于早中期的恶性肿瘤患者。随着治疗病程的延长,治疗相关毒副作用的影响,患者躯体耐受性越来越差,躯体痛苦增加,使患者的心理痛苦增加。

二、性别

女性患者的心理痛苦程度较男性更为严重,且焦虑、抑郁情绪反应也比男性患者更大。有学者认为女性癌症患者的情感更加脆弱,在强大应激源作用下女性更容易产生心理痛苦,但同时女性较男性更倾向于寻求社会支持。面对癌症这一负性生活事件,女性的心理反应较男性更为剧烈。提示临床中更需要关注女性患者的心理变化。

三、年龄和文化程度

不同年龄、文化程度的患者其心理状态存在差异。年龄越轻、文化程度越高者,其抑郁指数及焦虑指数明显增高。中青年患者正处于家庭和事业的上升期,他们担心生病后会影响自己的事业发展,失去或降低经济能力,担心不能抚养子女、赡养父母,他们的角色从照顾者转变成被照顾者,心理负担远远比年长患者重。而文化程度高的患者,对自身疾病更了解,对器官切除的后果及化疗副反应的负性自我暗示更大,对婚姻、人际交往及生活的不确定性,心理无法及时调整,影响术后的治疗和康复,严重影响患者的生存质量。

四、经济情况

经济问题与肿瘤患者的心理痛苦显著相关。患者因为疾病可能失去工作,且不想用积攒下来给孩子的钱来治病,或者不想给原本不富裕的子女造成经济负担,他们常常内疚自责,甚至绝望,从而想放弃治疗。研究报道,低收入者的负性应激反应和心理障碍显著高于高收入者,他们因经济状况较差而担心错过最佳治疗时机。而经济收入高的患者,可调动更多的资源,其获得的医疗和社会支持也必然更高。

五、社会支持

肿瘤作为重大的应激事件,使得患者特别需要良好的社会支持,否则易产生孤独无助感,甚至出现消极悲观的负性思维和不良应对方式,幸福感也随之降低。良好的社会支持系统可增强患者的正性应对,研究显示,提高领悟社会支持的干预措施可改善癌症患者的心理健康水平和生活质量。

患者的社会支持主要来源于家庭、医务人员和社会方面给予的客观实际的支持和主观体验到的情感支持。家庭是社会的基本单位,家人特别是配偶的支持有利于患者自由表达想法和感情,继而增强他们对生活的期望和提高心理适应能力,减轻负性情绪,以积极心态面对疾病与治疗。研究发现,癌症患者主观社会支持度与生活质量呈显著正相关,它比客观支持的多少或程度更重要。医护人员是患者社会支持的重要组成部分,与家人和朋友的支持相比,癌症患者从医护人员获得的支持与生活质量更具相关性。

六、人格因素

人格因素也会影响肿瘤患者的心理状态。个性特征可以影响个体对生活事件的感知、认知评价及应对方式,也与社会支持相关。肿瘤患者的个性特征可以影响其生活质量、情绪的调整、对疾病的应对方式以及疾病的进程。如"C"型人格(又称为癌症倾向人格)与肿瘤的发生密切相关,即这类人在面临挫折时,表现为无助、无望感,行为退缩,过分压抑。一旦得知罹患肿瘤,则会产生较大的心理应激反应。可表现为焦虑不安、悲观失望、自责自罪等负性情绪;产生无助、死亡威胁,或"宿命观";出现否认回避、反复求医,或自伤自杀行为;同时带来家庭、婚姻及工作的适应不良。

七、认知评价

许多研究表明,对事件的认知评价决定应激反应。个体的认知评价受诸如个性、情绪、身体状况等因素的影响。癌症之所以会造成患者强烈的、消极的心身反应,就是因为个体通过次级评价,认为癌症的治愈可能性很小且会在痛苦中死亡。

八、应对方式

如上所述,患癌症本身是一种应激,可导致一系列心理症状。根据认知应激理论,心理应激既不是单纯的刺激,也不是单纯的反应,其受应对方式等多种中介因素的影响。应对是心理应激的重要中介变量。不同的应对方式可降低或增加应激反应水平,对个体的身心健康起着重要的调节作用。Arraras等对癌症疼痛患者和非癌症的慢性疼痛患者进行研究,结果表明,回避应对方式与癌症患者的焦虑及抑郁程度呈正相关。

第四节　肿瘤康复的心理治疗

对肿瘤患者加强心理治疗,可使其消除不良心理反应,避免采取对抗行为,减轻精神压力,配合治疗,变消极心态为积极心态,树立战胜疾病的信心,对维持器官系统正常功能和心理平衡、增强应激能力和免疫力、减轻痛苦、提高生存质量和生存率有着非常积极的作用。目前,心理治疗已经成为肿瘤综合治疗的主要组成部分。

肿瘤心理治疗的目标,可归纳为:①减轻患者的焦虑、抑郁等不良情绪和其他精神症状;②改善患者对肿瘤的心理适应能力;③帮助和鼓励患者积极配合治疗和独立生活;④帮助患者建立有效的应对策略来处理与肿瘤相关的问题;⑤改善患者与家人的心理沟通与情感交流;⑥鼓励患者情感的表达和宣泄,尤其是愤怒和其他负性情绪;⑦提高患者的心理健康和对自身存在的意义和价值感。

研究显示,肿瘤心理治疗可采取多种方法。如支持性心理干预、心理教育、认知行为治疗、叙事疗法、尊严疗法、写作情感宣泄疗法、支持—表达性团体心理干预、意义中心治疗、正念减压训练、夫妻团体治疗、以家庭为中心的哀伤辅导等。其中认知行为治疗、意义中心团体治疗、正念减压训练等方法系《中国肿瘤心理治疗指南》强烈推荐,且具有高质量证据。

一、认知行为治疗

认知行为治疗(cognitive behavioral therapy,CBT)是通过帮助来访者识别他们自己的歪曲信念和负性自动思维,并用他们自己或他人的实际行为来挑战这些歪曲信念和负性自动思维,以改善情绪并减少抑郁症状的心理治疗方法。

认知行为治疗用于肿瘤患者的主要技术包括:

(1)情感的疏泄:尽管情感疏泄是一般性治疗技术,但却是肿瘤患者认知行为治疗过程中的一个核心。因为大多数肿瘤患者具有明显的焦虑、抑郁、紧张、担忧等负性情绪,通过与治疗师的交流和倾诉,情绪可能得以宣泄和缓解。

(2)行为治疗技术:一般在治疗初期应用行为干预技术,目的是减轻焦虑、抑郁情绪,提高患者的自信心。主要的行为技术包括放松训练、转移注意力、制订活动计划、安排逐级加量的行为作业,以及社交技巧训练等,以帮助患者学会生活自理,适应周围环境和循序渐进式康复。

(3)认知治疗技术:治疗师需发掘和了解肿瘤患者存在的自动性思维,告诉患者如何识别这些负性想法,并指导患者去诘难和纠正这些错误认知。常用的技术有真实性检验、替代法、逻辑式提问、消除灾难感等技术。

(4)家属参与:肿瘤患者的认知行为治疗过程中,往往需要配偶或家属的协同参与。一方面帮助观察患者,督促其行为家庭作业的有效完成,强化和巩固有效的心理应付方式。另一方面促进和改善夫妻间的相互沟通,解决有关因肿瘤引起的婚姻矛盾和性问题,改善家庭成员间人际关系的协调与稳定。

二、意义中心团体治疗

意义中心团体治疗(meaning-centered group psychotherapy,MCGP)本质上是一种教育性团体,通过让患者学习 Frankl 关于意义的概念,并将意义来源转化为自己应对晚期恶性肿瘤时的一种资源,其目的是改善患者的灵性幸福和意义感,并减少焦虑和对死亡的渴求。

以意义为中心的心理治疗理论认为,创造意义是人类生存动机的主要力量,人们都渴望在自己的存在中寻找意义,即使遭受巨大苦难,亦有能力找到意义。此外,寻找意义可以帮助减少痛苦,也许有助于未来的心理健康。以意义为中心的心理治疗旨在提高肿瘤患者对自身存在意义的确认、促进心理健康和提高生活质量。

意义中心团体治疗的内容包括 8 个方面:①自身意义的概念与来源;②肿瘤与自身意义;③历史性的意义来源(过去的价值);④历史性的意义来源(现在与未来的价值);⑤意义的态度来源:理解生命的局限;⑥创造意义的源泉:充分参与生活;⑦意义的经验来源:与生活的联系;⑧过渡:对未来的反思与希望。研究表明,意义为中心的肿瘤幸存者团体心理治疗是一种能有效改善对自身存在意义的确认和促进心理健康的干预措施。

三、正念减压训练

正念减压训练能够帮助患者舒缓压力,从认知上完完全全接纳自己,因此适用于所有类型和分期的恶性肿瘤患者。"正念"是指自我调整注意力到即刻的体验中,更好地觉察当下的精神活动,对当下的体验保持好奇心,并怀有开放和接纳的态度。研究显示,坚持正念减压训练的肿瘤患者,能有效改善焦虑、抑郁情绪,提高其免疫功能,提高患者的生活质量。

四、支持性团体治疗

支持性团体治疗最初是为转移性乳腺癌患者设计的,主要目的是帮助这些患者应对生存危机的严峻考验。目前该疗法除了主要被应用于乳腺癌患者外,也被应用于其他类型的恶性肿瘤患者,是一种密集的,每周一次的团体心理治疗,处理恶性肿瘤患者所面临的最基本的生存、情绪及人际关系问题。它是通过创造一种可以相互支持、充分表达内心感受的团体氛围,帮助患者更有意义地生活。干预团队多由护士、社会工作者、心理治疗师组成,干预者通过引导团体成员一起讨论和表达各种相关的主题,如:获取社会支持、表达情绪、控制疾病症状、处理对死亡的恐惧等进行心理干预和支持。支持性团体治疗主要用于改善肿瘤患者的不良心理状态和提高生存质量。

五、尊严疗法

尊严是一种有价值感、被尊重或尊敬的生活状态,对于濒死的患者来说,尊严还意味着要维持躯体舒适、功能自主、生命意义、灵性慰藉、人际交往和归属关系。尊严疗法(dignity therapy)是对生存期已很短暂的患者所面临的现实困难和心理社会痛苦施予的帮助,其独特性在于鼓励患者追忆生命中重要的、难忘的事件,并以此提高他们的生活质量。尊严治疗更多的是在接受姑息治疗的晚期恶性肿瘤患者中进行的。

六、哀伤疗法

最为常用的是以家庭为中心的哀伤疗法(family focused grief therapy,FFGT)模型,这一模型特别适用于功能不良的家庭。该干预适用于2种功能失调家庭和中度功能家庭,其中一种是敌对家庭,其特点是高冲突、低凝聚力和低表达力,且往往拒绝帮助;另一种是沉闷家庭,这种家庭在沟通、凝聚力和解决冲突方面也存在障碍,但他们的愤怒是无声的,且他们寻求帮助。而中度功能家庭则表现出适度的凝聚力,但在丧亲的压力下家庭功能趋于恶化。

第五节 肿瘤创伤后成长

肿瘤在给患者造成巨大痛苦和负面影响的同时,也可使患者产生积极的心理变化,即创伤后成长(posttraumatic growth,PTG)。PTG具有使患者从创伤和苦痛中自我恢复、痊愈和成长的力量,成长的激发有赖于个体自身内在信念体系的改变,有利于患者身心机能的恢复和发展。

PTG可表现为利用社会资源能力的提升、个人能力的增强和应对技能的提高。Weiss指出,那些PTG水平较高的患者更能够直面创伤、主动应对。PTG可以使患者重要的心理结果获得改善或提升,如积极的幸福观、健康行为和积极影响,这种积极的变化不仅能够为患者战胜疾病带来更多希望,还可以通过改变患者对癌症的感知,降低其负性情绪,使其更好地接受相关治疗。Manne等发现,PTG的产生使患者对消极情绪不再敏感,增强了耐受性,将关注点更多地放在积极情感和收获上,从而促进其对创伤事件的调适。PTG还可以减轻癌症对患者心理和社会生活质量的负性影响,起到缓冲心理压力、减轻心理痛苦、促进心理调适的作用。所以,我们应该意识到,PTG的产生可以帮助患者从不同视角看待此次经历,将创伤看作一种契机,努力从困境中寻找积极的意义,增强自我力量,实现自我超越,从生活中获得更多快乐和满足。

有研究表明,社会背景因素、创伤事件的特征、人格、认知、社会支持与应对方式等都对创伤后成长有直接的影响。有研究发现,情绪表达和情绪加工可以预测创伤者创伤后的成长程度,即积极情感水平高者更容易从创伤中获得成长。与那些低积极情感、高消极情感及积极消极情感都低的人相比,那些具有高积极情感和低消极情感者,能从创伤中获得更高水平的活力和成长。创伤后成长高分组在抑制或宣泄调节、积极情感和自我效能得分上显著高于低分组,在消极情感上差异无统计学意义,这似乎意味着创伤后成长的体验并不会抵消或减少创伤引起的心理困扰。积极情感、宣泄或抑制调节、自我效能感与创伤后成长总分呈显著正相关,能较好地预测创伤后成长,可解释总变异的54.8%。这表明肿瘤患者越善于进行有效的情绪调节,越能在创伤事件中获得更多的成长。此外,高水平积极情感及高水平自我效能感也是促进创伤后成长的保护性因素。因此,经历高创伤事件后可以通过采用合理宣泄的情绪调节、提高自我效能等方式增加个体的积极情感,促进个体在遭遇创伤事件后积极的心理成长。

第十五章 肿瘤心理药物治疗

肿瘤患者的心理问题越来越受关注,心理问题可能影响患者对肿瘤、躯体症状和治疗的应对能力。心理问题是一个连续变化的过程,从常见的情绪状态如脆弱、悲伤和恐惧,到严重问题如抑郁、焦虑、恐慌、社交隔离和精神危机等。虽然肿瘤患者不同时期,其心理反应不同,但主要表现为焦虑、抑郁和失眠。一般来说对于轻度的心理问题,主要进行非药物干预,包括心理治疗等;而对中重度的心理问题,药物治疗是重要的治疗方法。谵妄是癌症患者最常见的一组非特异的脑器质性综合征,尤其老年和晚期癌症患者发生率较高。目前对谵妄的治疗主要采取非药物和药物干预的综合手段。本章内容着重针对肿瘤患者焦虑、抑郁、失眠和谵妄,展开阐述常见治疗药物的药理学特点和治疗上述疾病的临床应用,以及归纳推荐目前有临床循证证据支持的药物治疗方案。

第一节 抑郁的药物治疗

所有肿瘤患者在抗肿瘤治疗过程中应定期评估抑郁症状,对肿瘤患者抑郁的治疗包括非药物治疗和药物治疗。抑郁状态与轻度抑郁障碍的患者可进行心理治疗,包括认知行为疗法、健康教育以及支持性心理治疗等。若抑郁状态或轻度抑郁障碍在心理治疗后仍然存在或干扰抗肿瘤治疗,可使用抗抑郁药药物治疗;而中、重度抑郁障碍患者则应尽早开始药物治疗。

一、常用的治疗药物

抗抑郁药是指主要用于治疗情绪低落、抑郁消极的一类药物,有助于控制肿瘤患者的抑郁和焦虑等症状。抗抑郁药的作用部位在去甲肾上腺素(norepinephrine,NE)能和 5-羟色胺(5-hydroxytryptamine,5-HT)能神经末梢。抗抑郁药主要有以下几类:三环类抗抑郁药,如丙米嗪、阿米替林等;选择性 5-HT 再摄取抑制剂,如舍曲林、艾司西酞普兰等;5-HT 和 NE 再摄取抑制剂,如文拉法辛、帕罗西汀等;5-HT 受体拮抗/再摄取抑制剂,如曲唑酮;NE 和特异性 5-HT 能抗抑郁药,如米氮平;NE/多巴胺(dopamine,DA)再摄取抑制剂,如安非他酮;以及第二代抗精神病药物。

（一）三环类抗抑郁药（tricyclic antidepressants，TCAs）

1. 丙米嗪（imipramine）

（1）药理作用与作用机制：①抗抑郁作用：通过拮抗 NE 能转运体（norepinephrine transporter，NET）和 5-HT 能转运体（serotonin transporter，SERT），减少了神经元对 NE 和 5-HT 的再摄取，增加了 5-HT 和 NE 的神经传递。②抗胆碱能作用：治疗剂量下的丙米嗪还可阻断 M 受体，导致视物模糊、口干、便秘、尿潴留等不良反应。③催眠作用：丙米嗪还可以阻断 H1 受体，产生催眠作用。④对心血管作用：丙米嗪可引起血压下降、心律失常、心电图 T 波倒置或低平，可能与其阻断 α1 受体有关。

（2）药代学特点：口服吸收迅速，由于个体差异大，生物利用度范围为 29%～77%。在肝脏代谢，其活性代谢产物为地昔帕明。丙米嗪及其代谢产物经肾脏排泄。丙米嗪平均半衰期为 12 h，地昔帕明的平均半衰期为 22.5 h。

（3）抗抑郁的临床应用：①适应证：与其他 TCAs 相比，丙米嗪的镇静和抗胆碱作用中等。可作为抑郁伴失眠的二线治疗。大多数抗抑郁药通常在治疗的 1～2 周开始起效，在 6～8 周才能最大限度地改善症状。②用法用量：初始剂量为每天 2 次，每次 25～50 mg，睡前服用；维持剂量为每天 2 次，每次 50～150 mg。青少年和老年患者的剂量不建议每次超过 100 mg。肝肾功不全者应减量。③相互作用：TCAs 与单胺氧化酶抑制剂（monoamine oxidase inhibitors，MAOIs）同时使用会增加 5-HT 综合征的风险，应在停用 MAOIs 的 14d 后再开始使用 TCAs 类药物。吩噻嗪类抗精神病药物、抗心律失常药物，以及其他具有抗胆碱、抗组胺和 α 肾上腺素能拮抗作用的药物，应避免与 TCAs 合用。④禁忌证：对 TCAs 类药物过敏者禁用；青光眼、前列腺肥大、尿潴留患者禁用。⑤不良反应：可出现抗胆碱能反应，如多汗、口干、排尿困难、便秘或麻痹性肠梗阻等；大剂量可发生心脏传导阻滞、心律失常、焦虑、直位性低血压。

2. 阿米替林（amitriptyline）

（1）药理作用与作用机制：同丙米嗪相比，阿米替林具有更强的抗胆碱和镇静作用。

（2）药代学特点：口服后迅速吸收，生物利用度为 30%～60%。经肝脏代谢，主要的活性代谢产物是去甲替林。阿米替林及其代谢产物主要经肾排泄。半衰期约为 25 h。

（3）抗抑郁的临床应用：①适应证：具有较强的镇静催眠作用，可作为抑郁伴失眠、焦虑的二线治疗。②用法用量：常用起始剂量为每天 3 次，每次 25 mg，睡前服用；维持剂量为每天 3 次，每次 25～50 mg，肝肾功能不全者应减量。③相互作用、禁忌证：同丙米嗪。④不良反应：常见不良反应包括过度镇静、嗜睡、口干、排尿困难、便秘、心律失常、昏迷等。

（二）选择性 5-HT 再摄取抑制剂（selective serotonin reuptake inhibitors，SSRIs）

1. 舍曲林（sertraline）

（1）药理作用和作用机制：抗抑郁作用、抗焦虑作用；是强效的 SSRIs，选择性地抑制突触前膜对 5-HT 的再摄取，使神经突触间隙中 5-HT 能的浓度增加，导致许多与 5-HT 能传递增强相关的功能改变。对突触后膜肾上腺素受体、DA 受体、M 受体、H1 受体无影响。

（2）药代学特点：生物利用度约为 44%。在肝脏中代谢，活性代谢物 N-去甲基舍曲林，其药理活性远低于舍曲林。舍曲林的代谢主要由 CYP3A4 和 CYP2D6 催化。舍曲林及其代谢产物从粪便和尿液中排泄。半衰期约为 26 h。

(3)抗抑郁的临床应用:①适应证:可用于中、重度抑郁障碍的一线治疗。②用法用量:抗抑郁治疗常用起始剂量为每天1次,每次25~50 mg;维持剂量为每天1次,每次50~150 mg。伴有肝脏疾病的患者应慎用舍曲林,肝功能异常患者应降低给药剂量或频率。轻度肝功能不全:应给予患者初始和维持剂量的50%,中度至重度肝功能障碍不推荐使用。③相互作用:与MAOIs同时使用会增加5-HT综合征的风险。因舍曲林是CYP2D6的抑制剂,对于乳腺癌患者,他莫昔芬与抑制CYP2D6的抗抑郁药之间相互作用,会减少他莫昔芬向活性代谢物去甲基他莫昔芬的转化,增加乳腺癌复发和死亡的风险。他莫昔芬应避免与CYP2D6较强的抑制剂合用,除了大剂量舍曲林外,还有帕罗西汀、氟西汀、安非他酮。他莫昔芬可选择与CYP2D6抑制程度较低的抗抑郁药合用,如小剂量舍曲林(100~150 mg)、西酞普兰/艾司西酞普兰、文拉法辛/地文拉法辛、米氮平。SSRIs与其他抗肿瘤药物的相互作用如表15-1所示。④禁忌证:对舍曲林过敏者禁用;禁止与MAOIs合用。⑤不良反应:常见不良反应主要有腹泻、恶心、头晕、头痛、嗜睡、厌食症等。

表15-1 其他抗肿瘤药物与SSRIs药物的相互作用

抗肿瘤药物	SSRIs类药物	相互作用
阿比特龙	帕罗西汀、氟西汀、舍曲林	抑制CYP2D6和2C8,增加阿比特龙血药浓度
环磷酰胺、甲基苄肼、达卡巴嗪	氟西汀、氟伏沙明、帕罗西汀	抑制CYP2B6、2C19和1A,降低化疗疗效
烷化剂(异环磷酰胺、噻替派)	氟西汀、氟伏沙明、帕罗西汀、舍曲林	抑制CYP3A4,降低活性代谢物浓度,降低疗效
皮质类固醇、依托泊苷、紫杉醇、长春新碱等	氟西汀、氟伏沙明、帕罗西汀、舍曲林	出现CYP3A4竞争性抑制,增加药物毒性
伊立替康	所有SSRIs类药物	增加横纹肌溶解症和严重病的风险
砷	所有SSRIs类药物	增加QTc延长的风险

2.艾司西酞普兰(escitalopram)

(1)药理作用和作用机制:同舍曲林。

(2)药代学特点:口服吸收良好,生物利用度约为80%。主要在肝脏代谢,主要由CYP2C19和CYP3A4介导。大部分药物代谢后经肾脏排泄。半衰期为27~32 h,老年人的消除半衰期增加约50%,肝功能减退的患者则增加1倍。

(3)抗抑郁的临床应用:①适应证:可用于中、重度抑郁障碍的一线治疗。艾司西酞普兰相较于西酞普兰,是更具药理活性的S-对映异构体,具有良好的耐受性,而且药物相互作用的可能性较小。②用法用量:起始剂量为每天1次,每次10 mg,维持剂量为每天1次,每次10~20 mg。老年患者及肝功能异常的患者要减少用药剂量;对于轻度至中度肾功能不全的患者,无须调整剂量。③相互作用:与 MAOIs 合用可增加 5-HT 综合征风险。④禁忌证:对艾司西酞普兰过敏者禁用;禁止与 MAOIs 合用;已知患有 QT 间期延长或先天 QT 综合征的患者禁用;严重肾功能不全的患者应谨慎使用。⑤不良反应:艾司西酞普兰不良反应较轻,包括中枢神经系统症状(头晕、疲乏、嗜睡),胃肠道不适(恶心、呕吐)或低血压,体重增加等。开始使用艾司西酞普兰前,需监测心电图上的 QT 间期。

其他 SSRIs 类药物抗抑郁的临床应用见表 15-2。

表 15-2 其他 SSRIs 类药物抗抑郁的临床应用

药物名称	适应证	常用剂量(mg/d)	主要不良反应
西酞普兰	用于治疗重度抑郁障碍	起始剂量:20 维持剂量:20～60	恶心、嗜睡
帕罗西汀	可用于治疗抑郁障碍、抑郁伴焦虑、抑郁伴强迫症	起始剂量:20 维持剂量:20～60	恶心、疲乏
氟西汀	用于治疗抑郁障碍、抑郁伴强迫症	起始剂量:10～20 维持剂量:20～60	恶心、口干、食欲减退
氟伏沙明	用于治疗抑郁障碍、抑郁伴强迫症	起始剂量:50～100 维持剂量:100～300	恶心、嗜睡

(三)5-HT 和 NE 再摄取抑制剂(serotonin-norepinephrine reuptake inhibitors,SNRIs)

1. 文拉法辛(venlafaxine)

(1)药理作用和作用机制:抗抑郁作用、抗焦虑作用、镇静作用;其作用机制尚不完全明确,可能与通过抑制突触中 5-HT 和 NE 的再摄取,从而增强了中枢神经系统中神经递质的活性有关。对 DA 受体产生弱抑制作用,且对 H1 受体、M 受体、α1 受体没有抑制作用。

(2)药代学特点:口服后的生物利用度为 45%。食物对药物的吸收无影响。主要在肝脏代谢为活性代谢产物为地文拉法辛,文拉法辛及其代谢产物主要经肾脏排泄。半衰期平均为 5 h;地文拉法辛半衰期为 11 h。

(3)抗抑郁的临床应用:①适应证:用于严重抑郁障碍的一线治疗,还可用于治疗抑郁伴神经性疼痛。②用法用量:初始剂量为每天 2～3 次,每次 25 mg;维持剂量为每天 2～3 次,每次 25～75 mg。肝、肾功能不全者需减少用量。③相互作用:与 MAOIs 合用可增加 5-HT 综合征风险。④禁忌证:对文拉法辛过敏者禁用;禁止与 MAOIs 合用。⑤不良反应:常见不良反应包括恶心、呕吐、腹泻、食欲下降、血压升高。服药期间避免饮酒,用药过程中应监测血压,血压升高应减量或停药。

2. 度洛西汀(duloxetine)

(1)药理作用和作用机制:①抗抑郁作用、抗焦虑作用:机制同文拉法辛。②疼痛调节:通过增加脊髓后角的 5-HT 和 NE 作用通路,使疼痛刺激传递到大脑所需的激活阈值增加,能有效缓解疼痛特别是神经病理性疼痛。③治疗压力性尿失禁:通过增加 Onuf 核中的 5-HT 和 NE 浓度,增强了阴部运动神经的谷氨酸能激活,从而增加尿道括约肌收缩力。

（2）药代学特点：生物利用度约为 50%，肠溶衣片制剂可增加本药的生物利用度。在肝脏中主要由 CYP1A2 和 CYP2D6 酶代谢，度洛西汀及其代谢产物经肾脏排泄。半衰期平均为 12 h。

（3）抗抑郁的临床应用：①适应证：用于中重度抑郁障碍的一线治疗，还可用于治疗抑郁伴疼痛。②用法用量：初始剂量为每天 1 次，每次 20～30 mg；维持剂量为每天 1 次，每次 60～120 mg。肝、肾功能不全患者需减少剂量。③相互作用：度洛西汀可影响其他与 CYP1A2 和 CYP2D6 代谢相关的药物；与 MAOIs 合用会增加 5-HT 综合征的风险。④禁忌证：对度洛西汀过敏者禁用；青光眼患者禁用；严重肝、肾功能不全的患者及肾病终末期的患者禁用；有躁狂症、躁郁症及其他情绪障碍的个人或家族病史的患者慎用。⑤不良反应：常见不良反应有恶心、乏力、腹泻、嗜睡、血压升高等。用药过程中应监测血压变化。

其他 SNRIs 类药物抗抑郁的临床应用见表 15-3。

表 15-3　其他 SNRIs 类药物抗抑郁的临床应用

药物名称	适应证	常用剂量（mg/d）	主要不良反应
地文法拉辛	文法拉辛的活性代谢产物，用于治疗重度抑郁障碍	起始剂量：50 维持剂量：50～100	头晕、恶心、嗜睡
米那普仑	可用于重度抑郁障碍的治疗	起始剂量：25～50 维持剂量：100	恶心、便秘、血压升高
左旋米那普仑	可用于重度抑郁障碍的治疗	起始剂量：20 维持剂量：40～120	恶心、便秘、血压升高

（四）5-HT 受体拮抗/再摄取抑制剂

曲唑酮（trazodone）：

（1）药理作用和作用机制：①抗抑郁作用：可拮抗 5-HT 受体起作用；还可通过抑制 SERT，抑制 5-HT 的再摄取。②镇静和催眠作用：与其阻断 5-HT、H1、α1 受体有关。

（2）药代学特点：口服吸收迅速，生物利用度为 63%～91%。在肝脏中被 CYP3A4 酶大量代谢，转化为仍具有活性的代谢产物间氯苯哌嗪。曲唑酮及其代谢产物主要经肾排泄。半衰期为 6～9 h。

（3）抗抑郁的临床应用：①适应证：用于治疗重度抑郁伴情绪低落、失眠的二线治疗。②用法用量：通常起始剂量为每天 1 次，每次 50 mg；若需增加剂量，可每 3～4 天递增 50 mg。肝肾功能不全者，需减少用量。③相互作用：曲唑酮与抑制 CYP3A4 的药物联合使用时，会增加其血药浓度，加重曲唑酮的不良反应，此时需要降低曲唑酮的剂量。④禁忌证：对曲唑酮过敏者禁用。⑤不良反应：常见不良反应包括嗜睡、头晕、恶心、呕吐、视力模糊等；曲唑酮可能会降低记忆力、感知和认知能力，尤其是老年患者较为严重；曲唑酮的心脏毒性较大，可致心脏 QT 间隔延长，心律不齐。

（五）NE 和特异性 5-HT 能抗抑郁药

米氮平（mirtazapine）：

（1）药理作用和作用机制：①抗抑郁作用：与其他类抗抑郁药不同，不通过阻断神经递质的再摄取发挥作用;而是阻断突触前膜 α2 受体,促进 NE 和 5-HT 的释放。②抗焦虑作用:拮抗突触后膜 5-HT2 受体,从而抑制该受体兴奋引起的焦虑不安与烦躁。③镇静催眠作用:与突触后膜 5-HT2 受体和拮抗 H1 受体有关。

(2)药代学特点:口服吸收快速,生物利用度约为 50%。在肝脏代谢,本药及其代谢产物主要通过肾脏排泄,少部分通过粪便排泄。米氮平的半衰期为 16～30 h。

(3)抗抑郁的临床应用:①适应证:老年患者重度抑郁障碍的一线治疗,可首选用于抑郁伴失眠的肿瘤患者。本药起效快,治疗效果好,副作用可控,能增加肿瘤患者的食欲和减少恶心,可改善睡眠潜伏期、持续时间和睡眠质量。②用法用量:推荐初始剂量为每天 1 次,每次 15 mg,睡前服用;维持剂量为每天 1 次,每次 15～45 mg。老年患者及中、重度肝肾功能损害的患者,应注意减少药物的用量。③相互作用:可加重苯二氮类的镇静作用;与 MAOIs 合用会增加 5-HT 综合征的风险。④禁忌证:对米氮平过敏者禁用;禁止与 MAOIs 合用。⑤不良反应:常见不良反应包括嗜睡、头晕、食欲增加、体重增加。避免与其他精神类药物合用,用药期间避免饮酒。

(六)去甲肾上腺素/多巴胺再摄取抑制剂

安非他酮(bupropion):

(1)药理作用和作用机制:①抗抑郁作用:本药是 NE/DA 再摄取抑制剂,它通过抑制去 NE 和 DA 转运体的再摄取来增强 NE 能和 DA 能神经传递,从而产生抗抑郁作用。安非他酮缺乏 5-HT 能的相关作用,对 H1 受体和 α 受体没有明显的抑制作用。②戒烟的辅助治疗:用于戒烟的作用机制尚不完全清楚,其可能的机制为拮抗烟碱受体,或增加伏隔核和蓝斑部位的神经突触间隙 NE 及 DA 的浓度,从而降低了吸烟者对尼古丁的渴求,同时不引起戒断症状。

(2)药代学特点:吸收快速,食物对药物的吸收影响较小。在肝脏中代谢,有 3 种活性代谢物羟基安非他酮、红氢安非他酮和苏氢安非他酮。大部分药物及代谢产物经肾脏排泄,少部分可从粪便排出,半衰期为 21 h。

(3)临床应用:①适应证:治疗抑郁障碍的一线药物,也可用于预防季节性抑郁障碍。②用法用量:常用缓释制剂的初始剂量为每天 1 次,每次 150 mg;逐步增加至维持剂量,即每天 1 次,每次 300 mg。重度肝硬化患者每隔 1 天给药 1 次,单日最大剂量应为 150 mg;对于肾功能受损的患者,也应考虑减少剂量。③相互作用:与 MAOIs 合用会增加 5-HT 综合征的风险。④禁忌证:对安非他酮过敏者禁用;有癫痫病史者禁用;禁止与 MAOIs 同时使用;贪食症或厌食症的患者禁用。⑤不良反应:不良反应包括焦虑、轻度心动过速、易怒和诱发癫痫发作。安非他酮可降低癫痫发作阈值,增加癫痫的发作风险,且与给药的剂量和频次有关。

(七)第二代抗精神病药

1.奥氮平(olanzapine)

(1)药理作用和作用机制:作用机制不完全明确,可拮抗脑内多种神经元受体,包括 DA 受体,5-HT 受体,α1 受体,H1 受体和多种 M 受体。奥氮平具有广泛的作用靶点,从而产生以下药理作用:①抗精神病作用:通过拮抗 DA 和 5-HT2 受体,产生抗精神分裂作用。②抗抑郁作用:通过拮抗 5HT2A 受体,可防止出现冷漠、失语症、意志力缺乏和注意力不集中。③催眠作用:通过拮抗 H1 受体及相关 5-HT 受体产生。④止吐作用:通过拮抗 DA 和 5-HT 受体,可减少化疗引起的恶心和呕吐。⑤抗胆碱能作用:与 M 受体结合产生抗胆碱能作用。⑥引起血压下降:拮抗 α1 受体,易引起直立性低血压。

(2)药代学特点:口服给药后吸收良好,血浆蛋白结合率约为 93%。在肝脏主要通过葡萄糖醛酸苷酶和肝酶 CYP1A2 和 CYP2D6 代谢。大部分药物及其代谢产物经尿液和粪便排泄。半衰期约为 30 h。

(3)抗抑郁的临床应用:①适应证:用于治疗难治性抑郁障碍。②用法用量:奥氮平/氟西汀组合剂量可在 5 mg/20 mg 与 12.5 mg/50 mg 之间的剂量范围调整,每天 1 次服用,睡前服用。肝、肾功能不全以及 65 岁以上老年患者建议使用较低起始剂量组合(5 mg/20 mg)。③相互作用:与具有 CYP1A2 诱导作用的药物合用,会加快奥氮平的清除率,导致其血药浓度降低,必要时可增加奥氮平的初始剂量;与具有 CYP1A2 抑制作用的药物合用(如环丙沙星),会显著抑制奥氮平的代谢,增加其血药浓度,应考虑降低奥氮平的起始剂量。④禁忌证:对奥氮平过敏者禁用;禁用于已知有闭角性青光眼危险的患者;有癫痫病史或其他易患因素的患者应慎用;肝功能严重受损的患者以及已使用潜在肝毒性药物治疗的患者应慎用。⑤不良反应:常见不良反应包括嗜睡、直立性低血压、口干、体重增加、躁动不安等;本药还易诱导癫痫发作和迟发性运动障碍。

2.阿立哌唑(aripiprazole)

(1)药理作用和作用机制:同奥氮平,但其具有与 5-HT,D2、α1、α2 和 H1 受体的高亲和性。

(2)药代学特点:口服吸收良好,生物利用度约为 87%。在肝脏代谢,主要由 CYP3A4 和 CYP2D6 介导,其活性代谢物为脱氢阿立哌唑,阿立哌唑的半衰期为 75 h,对于 CYP2D6 代谢不良的人群,阿立哌唑的半衰期为 146 h。

(3)抗抑郁的临床应用:①适应证:与 SSRIs 或 SNRIs 联合应用于治疗难治性抑郁障碍。②用法用量:初始剂量为每天 1 次,每次 2～5 mg;维持剂量为每天 1 次,每次 2～15 mg;单日最大剂量为 15 mg。轻度至重度肝功能障碍以及轻度至重度肾功能不全不建议调整剂量。③禁忌证:对阿立哌唑过敏者禁用。④不良反应:常见不良反应包括焦虑不安,呕吐,精神错乱,震颤,癫痫发作或晕厥。应提醒正在接受抗抑郁药治疗患者的家属和照顾者注意需要监测患者出现的躁动、烦躁、行为异常变化以及上述其他症状。

二、药物治疗原则

肿瘤患者抗抑郁治疗的目标在于尽可能早期诊断,及时规范治疗,控制症状,提高抑郁的临床治愈率,防止抑郁复燃及复发。抑郁症在肿瘤患者为高复发性疾病,倡导全程治疗,包括急性期、巩固期、维持期三阶段。急性期治疗(8～12 周)目的是控制症状,尽量达到临床痊愈,提高生活质量;巩固期治疗(4～9 个月)目的是预防复燃;维持期治疗一般倾向 2～3 年,多次复发以及有明显残留症状者主张长期维持治疗。抗抑郁治疗的用药原则如下:

(1)个体化合理用药原则:考虑药物疗效或不良反应的性别差异选择药物种类;考虑不同年龄患者的代谢差异调整药物剂量;考虑患者既往用药史,优先选择过去药物疗效满意的种类。

(2)抗抑郁药单一使用原则:通常抗抑郁药尽可能单一使用。对难治性病例可联合用药以增加疗效;伴有精神病性症状的抑郁障碍,应该采取抗抑郁药和抗精神病药合用的药物治疗方案。

（3）确定起始剂量及剂量调整原则：结合耐受性评估，选择适宜的起始剂量，根据药动学特点制订适宜的药物滴定速度，通常在1～2周达有效剂量。

（4）换药原则：对于依从性好的患者，如果抗抑郁药的剂量达个体耐受的最大有效剂量或足量至少4周仍无明显疗效，即可确定药物无效并考虑换药。换药并不局限于不同种类之间，也可以在相同种类间进行；如果已经使用2种同类抗抑郁药无效，建议换用不同种类的药物治疗。

（5）联合治疗原则：当换药治疗无效时，可考虑2种作用机制不同的抗抑郁药联合使用以增加疗效，一般不主张联用2种以上抗抑郁药。

（6）停药原则：对再次发作风险低的患者，维持期治疗结束后数周内逐渐停药，如果存在残留症状，最好不停药。在停止治疗后的2个月内应坚持随访，仔细观察停药反应或复发迹象，必要时可快速回到原有药物的有效治疗剂量进行治疗。

三、药物治疗方案

总体来说，临床实践中 SSRIs、SNRIs、米氮平和安非他酮是抗抑郁治疗的一线药物。SSRIs 具有良好的耐受性，而且药物相互作用的可能性小；SNRIs 特别适用于抑郁伴有慢性疼痛、潮热的肿瘤患者；米氮平能增加肿瘤患者的食欲和减少恶心，可改善睡眠潜伏期、持续时间和睡眠质量；安非他酮镇静程度较低，可考虑用于伴有疲劳的患者。TCAs 有助于肿瘤患者在神经性疼痛、恶心和睡眠障碍方面的管理，但它们具有较为严重的不良反应，通常不被用作治疗抑郁障碍的一线药物。第二代抗精神病药作用受体广泛，药理作用较多，不良反应也较为突出，多与 SSRIs 或 SNRIs 合用治疗难治性抑郁症。针对患者的临床特点，具体治疗方案推荐如下：

（1）伴有明显激越的抑郁症的治疗：选用有镇静作用的抗抑郁药，如 SSRIs 中的氟伏沙明、帕罗西汀；SNRIs 中的文拉法辛；TCAs 中的阿米替林、氯米帕明；米氮平、曲唑酮等。

（2）伴有强迫症状的抑郁症的治疗：药物治疗常使用 SSRIs 的氟伏沙明、舍曲林、帕罗西汀、氟西汀和 TCAs 中的氯米帕明。通常使用的剂量较大，如氟伏沙明可用至 200～300 mg/d，舍曲林 150～250 mg/d，氯米帕明 150～300 mg/d。

（3）伴有精神病性症状的抑郁症：伴有幻觉、妄想、阳性思维形式障碍或木僵等精神病性症状，在使用抗抑郁药物治疗的同时，可合并第二代抗精神病药如利培酮、奋乃静、舒必利等。当精神病性症状消失后，继续治疗1～2个月，若症状未再出现，可考虑减药，直至停药，减药速度不宜过快，避免出现停药综合征。

（4）伴有躯体疾病的抑郁障碍的治疗：躯体疾病与抑郁症状同时存在，抑郁障碍常常会加重躯体疾病，甚至使躯体疾病恶化。故需有效地控制躯体疾病，并积极地治疗抑郁。可选用不良反应少、安全性高的 SSRIs、SNRIs、安非他酮或米氮平。

第二节　失眠的药物治疗

失眠是指尽管有合适的睡眠机会和睡眠环境,依然对睡眠时间和(或)质量感到不满足,并且影响日间社会功能的一种主观体验。主要症状表现为入睡困难、睡眠维持障碍、早醒、睡眠质量下降和总睡眠时间减少,同时伴有日间功能障碍。根据病程分为短期失眠(病程小于 3 个月)和慢性失眠(病程大于等于 3 个月)。失眠是肿瘤患者高发的临床症状,增加了肿瘤患者的症状负担,严重影响患者的生活质量。肿瘤患者失眠的因素包括肿瘤和治疗引起的疼痛和不适;抑郁和焦虑心境;药物引起的不良反应等。

一、常用的治疗药物

能够引起近似生理睡眠的药物称为催眠药。一般讲镇静和催眠并无严格的区别,常因剂量不同产生不同的效果。小剂量产生镇静作用;中等剂量引起近似生理性睡眠;大剂量时则产生麻醉、抗惊厥作用。目前,临床上使用的催眠药还未能模拟生理性睡眠。长期使用催眠药几乎都可以产生耐受性和依赖性,突然停药可产生戒断症状。临床上使用的催眠药主要有以下几类:苯二氮类药物,如地西泮、替马西泮、三唑仑等;非苯二氮类药物,如唑吡坦、扎来普隆等;其他类,包括抗抑郁药物、食欲素受体拮抗剂和褪黑素受体激动剂等。

（一）苯二氮类药物(benzodiazepine durgs,BZDs)

BZDs 根据各药物及其活性代谢物的消除半衰期的长短可分为 3 类:长效类如地西泮;中效类如替马西泮;短效类如三唑仑。由于目前临床上主要将非苯二氮类的受体激动剂作为治疗失眠的首选药物,故现在一般不将 BZDs 作为治疗失眠的一线药物。总体而言,BZDs 的毒性较小,安全范围大,很少因用量过大而引起死亡。BZDs 过量中毒可用氟马替尼进行鉴别诊断和抢救。

1. 地西泮(diazepam)

(1)药理作用与作用机制:BZDs 的作用机制与 γ-氨基丁酸(γ-aminobutyric acid,GABA)的能神经递质有关。GABA-A 型(GABAA)受体的 α 亚基上有特异的 BZ 结合位点,常被称为 BZ 受体。当 BZDs 占据 BZ 受体时,形成 BZ-Cl 通道大分子复合物,增加 Cl-通道开放频率,进一步增加 GABAA 受体与 GABA 的亲和力,增强 GABA 作用,从而产生以下药理作用:①抗焦虑作用:焦虑症患者常表现紧张、忧虑、恐惧等。地西泮在小于镇静剂量时就显著改善上述症状。②镇静和催眠作用:小剂量表现出镇静作用,较大剂量产生催眠作用,明显缩短入睡时间,减少觉醒次数。③抗惊厥和抗癫痫作用:BZDs 均有抗惊厥作用,其中地西泮的作用较明显,通过抑制病灶的放电向周围皮质下扩散,终止或减轻发作。④中枢性肌肉松弛作用:具有较强的肌松作用和降低肌肉张力的作用,对大脑麻痹患者的肌肉强直有缓解作用。

(2)药代学特点:生物利用度约为 76%,平均血药浓度达峰时间为 1~1.5 h。主要经肝脏代谢,代谢产物仍有活性并以葡萄糖醛酸结合的形式通过尿液排出体外。有肠肝循环,长期用药有蓄积作用。口服半衰期为 $40\sim48$ h。

（3）催眠的临床应用：①适应证：由于其抗焦虑、镇静催眠药理作用，尤适用于焦虑性失眠患者。地西泮可增加总睡眠时间，缩短入睡潜伏期，减少夜间觉醒频率，但可显著减少慢波睡眠，导致睡后恢复感下降。因其不良反应较多，尚不推荐作为肿瘤患者治疗失眠的一线用药。此外不建议用于慢性失眠症。②用法用量：治疗催眠时，常用成人剂量为 $5\sim10$ mg，睡前服。③药物相互作用：与阿片类药物合用可能导致深度镇静，肺换气不足，昏迷和死亡。④禁忌证：肝肾功能损害患者；重症肌无力患者；中重度阻塞性睡眠呼吸暂停综合征患者；重度通气功能障碍患者。⑤不良反应：包括日间困倦、头昏、肌张力减低、跌倒、认知功能减退等。长期使用会出现耐受性和依赖性以及戒断症状和反跳性失眠。

2. 替马西泮（temazepam）

（1）药理作用与作用机制：同地西泮。相较于地西泮，替马西泮的催眠活性较弱、半衰期较短、不良反应较少。

（2）药代学特点：口服吸收良好且迅速，达峰时间为 $2\sim3$ h。替马西泮是地西泮的活性代谢产物，主要在肝脏代谢，大部分游离药物直接与葡糖醛酸结合并随尿液排出。半衰期为 $8.5\sim18.4$ h。

（3）催眠的临床应用：①适应证：可用于治疗睡眠起始困难及睡眠维持困难性失眠症，主要用于失眠的短期治疗。②用法用量：治疗失眠的口服常规剂量为 $15\sim30$ mg，睡前服。老年及体虚患者剂量减半。③禁忌证、相互作用、不良反应：同地西泮。

其他 BZDs 治疗失眠的临床应用，见表 15-4。

表 15-4　其他 BZDs 用于治疗失眠的临床应用

药物名称	作用时间	适应证	常用剂量(mg/d)	主要不良反应
劳拉西泮	中效	用于入睡及睡眠维持困难	$0.5\sim2.0/0.5\sim1.0$[a]	镇静、疲劳、嗜睡、步态不稳
氟西泮	长效	入睡困难及睡眠维持障碍	$15.0\sim30.0$	宿醉、头昏、乏力、共济失调、次日嗜睡
夸西泮	长效	入睡困难及睡眠维持障碍、早醒	$7.5\sim15.0/15.0$[a]	困倦头晕、疲乏、口干、消化不良
阿普唑仑	中效	入睡困难或睡眠维持障碍	$0.4\sim0.8$	撤药反应、呼吸抑制、头痛、乏力、言语不清

注：[a] 分别为小于 65 岁/大于等于 65 岁推荐剂量。

（二）非苯二氮䓬类药物（non-benzodiazepine drugs，non-BZDs）

non-BZDs 能与 BZ 受体上的某一种或某几种亚基特异性结合。该类药物半衰期短，次日残余效应被最大限度地降低，一般不产生日间困倦，产生药物依赖的风险较传统 BZDs 低，治疗失眠安全、有效，无严重药物不良反应。这类药物能有效缩短失眠症患者的睡眠潜伏期，延长总睡眠时间，尤其是对于年轻患者和女性患者更明显，目前已成为临床治疗失眠的首选用药。对于肿瘤患者，在与可能会影响 CYP3A4 底物浓度的抗肿瘤药物合用时，要尽可能寻找伴随治疗的替代方法,如果不能避免伴随治疗,则应密切监测 CYP3A4 底物的临床效应。

1. 唑吡坦(zolpidem)

(1)药理作用与作用机制:镇静催眠作用:本药可与 GABAA 受体上的 BZ1 亚基高亲和力结合,调节 Cl-通道,产生镇静催眠作用。这种选择性使得吡唑坦具有镇静催眠效果,但没有显著的抗焦虑、肌肉松弛或抗惊厥作用。

(2)药代学特点:口服吸收快,达峰时间为 1.6 h。经肝脏代谢,其代谢产物无药理活性,并主要通过肾脏排出体外。有首过效应,生物利用度为 70%。半衰期为 2 h。

(3)催眠的临床应用:①适应证:适用于治疗睡眠起始困难及睡眠维持困难性失眠症。②用法用量:在临睡前服药或上床后服用 10 mg,每晚只服用 1 次,不得多次服用。所有服药患者每日剂量皆不得超过 10 mg,对于具有严重肝脏功能不全的患者而言,此类药物有可能促发肝性脑病。③相互作用:与其他中枢神经系统抑制剂联合应用会增加抑郁的风险;诱导或抑制 CYP3A4 的药物可能会影响唑吡坦的血药浓度。④禁忌证:对唑吡坦过敏者;严重呼吸功能不全者;睡眠呼吸暂停综合征患者;严重、急性或慢性肝功能不全者;肌无力患者。⑤不良反应:主要不良反应包括遗忘、头晕、镇静、头痛、恶心及味觉倒错。停药后可能出现一过性的症状反弹。另外,若服药时间距离觉醒间隔时间小于 8 h 或使用 10 mg 等较高剂量患者可能表现过度困倦。唑吡坦中毒也可采用氟马替尼解救。

2. 扎来普隆(zaleplon)

(1)药理作用与作用机制:同唑吡坦。

(2)药代学特点:主要通过肝脏代谢,有显著的首过效应,生物利用度约为 30%。半衰期约为 1 h。口服给药后,被大量代谢为葡糖醛酸结合物,只有少于 1% 的药物在尿液中以原药排泄。

(3)催眠的临床应用:①适应证:适用于成人入睡困难的短期治疗,能够有效缩短入睡时间。与唑吡坦相比,若服用超过 4 h,次晨的后遗作用小。具有良好的耐受性,并且长期使用几乎无依赖性。②用法用量:口服,每次 5~10 mg,睡前服用或入睡困难时服用。每晚只服用 1 次。老年病人、糖尿病患者和轻、中度肝功能不全的病人,推荐剂量为每次 5 mg。③相互作用:同唑吡坦。④禁忌证:对扎来普隆过敏者;严重肝、肾功能不全者,肝损害患者谨慎使用,轻度至中度损害患者建议调整剂量;睡眠呼吸暂停综合征患者;重症肌无力患者;严重呼吸困难或胸部疾病患者。⑤不良反应:安全性和耐受性良好,常见不良反应包括头痛、虚弱、疼痛、疲劳及镇静等。不良反应小于唑吡坦。

其他 non-BZDs 治疗失眠的临床应用,见表 15-5。

表 15-5　其他 non-BZDs 治疗失眠的临床应用

药物名称	适应证	常用剂量(mg／d)	主要不良反应
佐匹克隆	入睡及睡眠维持困难	7.5／3.75[a]	口苦
右佐匹克隆	入睡及睡眠维持困难、早醒	2~3／1~2[a];肝损害者睡前 1~2	味觉异常

注:[a] 分别为小于 65 岁／大于等于 65 岁推荐剂量。

（三）褪黑素（melatonin，MT）受体激动剂

MT 是一种昼夜节律信号分子，是松果体分泌的主要激素。研究表明，MT 分泌减少与睡眠障碍有关。近年来，一些 MT 受体激动剂新型催眠药相继问世，已被用于调节时差和其他睡眠障碍。MT 受体激动剂可以作为不能耐受 BZ 受体激动剂催眠药物的患者和已经发生药物依赖患者的替代治疗。

雷美替胺（ramelteon）：

（1）药理作用与作用机制：催眠作用：本药是选择性 MT 受体激动剂，与视交叉上核中的 MT1 和 MT2 受体具有很高的亲和力，能够缩短睡眠潜伏期、提高睡眠效率、增加总睡眠时间。与其他类型的受体结合作用未知，如 DA 受体、BZ 受体。

（2）药代学特点：生物利用度不到 2%。经肝脏代谢，约有 84% 从尿液中排出，大约 4% 从粪便中排出，只有不到 0.1% 的药物以原药的形式从尿液和粪便排出。半衰期为 1～2.6 h。

（3）催眠的临床应用：①适应证：起效快，半衰期短，长期用药没有依赖性，不产生戒断症状，被 FDA 批准可长期应用治疗失眠，是首个不被特殊管制的催眠药。可用于治疗入睡困难以及昼夜节律失调性睡眠觉醒障碍，对合并睡眠呼吸障碍的失眠患者安全有效。②用法用量：睡前 30 min 左右顿服 8 mg，最大口服剂量为 8 mg/d。③禁忌证：肝功能受损者禁用；有曾接受雷美替胺治疗的血管性水肿病史患者。④不良反应：常见不良反应有疲乏、头晕、恶心呕吐、失眠恶化与幻觉。

（四）食欲素（orexin，OX）受体拮抗剂

OX 可使人保持清醒，OX 受体拮抗剂能竞争性地阻断 OX 和 OX 受体的结合，可使人尽快进入睡眠状态，可用于治疗失眠和睡眠紊乱，代表药物为苏沃雷生。

苏沃雷生（suvorexant）：

（1）作用机制与药理作用：催眠作用：苏沃雷生是 OX 受体 OX1R 和 OX2R 的双重拮抗剂。OX 由下丘脑外侧的神经元产生，广泛传播到整个 CNS，在睡眠周期的调节中起着重要作用。通过抑制唤醒系统的增强，适量使用会使唤醒和清醒性降低，而不具有直接的促进睡眠的作用。

（2）药代学特点：生物利用度约为 82%，平均半衰期约为 12 h。主要的循环代谢物是无药理活性的苏沃雷生羟基化物。大约 66% 的药物通过粪便中排出，23% 随尿液排出。

（3）催眠的临床应用：①适应证：是该类药物中第一个获得 FDA 批准用于治疗失眠的药物，具有较好的临床疗效和耐受性。主要适用于治疗睡眠维持困难性失眠症。有效改善入睡后觉醒时间、睡眠总时长及睡眠效率。②用法用量：有 5 mg、10 mg、15 mg 和 20 mg 多种剂量。建议每天睡前 30 min 内服用 10 mg，最大剂量为 20 mg。如果 10 mg 时耐受性良好，但没有效果，剂量可以增加。③相互作用：应注意本药与抑制或诱导 CYP3A4 活性的抗肿瘤药物可能发生相互作用。④禁忌证：嗜睡症和对本药过敏者禁用；肝、肾功能不全者不建议使用。⑤不良反应：最常见的不良反应是日间嗜睡、抑郁或自杀念头有恶化的可能。

（五）具有催眠作用的抗抑郁药

1. 多塞平（doxepin）

（1）药理作用与作用机制：同丙米嗪，见本章第一节相关内容。

（2）药代学特点：口服吸收良好，生物利用度为 13%～45%，半衰期为 8～12 h。主要被肝

脏广泛代谢,随后与葡糖醛酸结合通过尿中排泄,只有小于3%的多塞平作为原药或去甲基化物通过尿液排泄。

(3)催眠的临床应用:①适应证:在较低剂量下就可以发挥镇静催眠作用,主要适用于睡眠维持困难和短期睡眠紊乱的患者。多塞平3 mg及6 mg顿服可用于治疗失眠维持困难性失眠症。②用法用量:每天口服3 mg,最大剂量为6 mg/d;老年人的建议起始剂量为3 mg,若需增加剂量之前必须先进行评估。③相互作用:不得与MAOIs合用,应在停用MAOIs后14 d方能使用本药。④禁忌证:严重心脏病;近期有心肌梗死发作史;癫痫;青光眼;尿潴留;甲状腺功能亢进;肝功能损害;谵妄;粒细胞减少;对TCAs过敏;儿童患者;肾功能严重不全、前列腺肥大、老年或心血管疾病患者慎用。⑤不良反应:TCAs抗抑郁药有抗胆碱能等不良反应,并且容易诱发癫痫出现直位性低血压等。

其他治疗失眠伴抑郁药物的临床应用,见表15-6。

表 15-6   其他治疗失眠伴抑郁药物的临床应用

药物名称	适应证	常用剂量(mg/d)	主要不良反应
曲唑酮	尤适用于抑郁伴失眠者	25.0～150.0	口干、便秘、残留镇静作用、直位性低血压
米氮平	抑郁伴失眠者首选	3.75～30.0	口干、便秘、食欲及体重增加
氟伏沙明	抑郁伴失眠者	50.0～100.0	消化道症状

2.加巴喷丁(gabapentin)

(1)药理作用与作用机制:加巴喷丁是人工合成的环状氨基酸,结构与GABA相近,能透过血脑屏障。其作用机制尚不清楚,药理作用与可能的作用机制如下:①抗癫痫作用:可能通过抑制神经元电压门控钙通道的辅助性α2δ-1亚基的作用,从而降低了突触前电压门控钙通道的密度和兴奋性神经递质的释放。②抗惊厥作用:可以抑制兴奋性神经递质的释放。③镇痛作用:浓度依赖性抑制N-甲基-D-天冬氨酸受体的活性,减少Ca^{2+}、Na^+内流和K^+外流,抑制兴奋性突触后电位产生和神经元兴奋性,从而减少高钙电导诱发的神经元异常放电及其所导致的神经疼痛。

(2)药代学特点:生物利用度与剂量不成比例,当剂量增加时,生物利用度下降。在人体内没有明显代谢,代谢剂量不到给药剂量的1%,主要以原药的形式被肾脏清除。消除半衰期为5～7 h。

(3)催眠的临床应用:①适应证:对酒精依赖患者戒断后的焦虑性失眠、睡眠时相前移者有效,可用于治疗慢性疼痛性失眠。②用法用量:12岁以上患者在给药第1天可采用每日1次,每次300 mg;第2天为每日2次,每次300 mg,第3天为每日3次,每次300 mg,之后维持此剂量服用。在用药过程中无须监测其血药浓度。肾功能受损的患者应谨慎使用加巴喷丁治疗,剂量应根据产品的标签说明和患者个体反应调整。③禁忌证:对本药过敏或急性胰腺炎患者禁用。④不良反应:常见的不良反应包括共济失调、头晕、嗜睡、疲劳、发热、眼球震颤障碍、镇静和病毒感染。

二、药物治疗原则

失眠的治疗目的为缓解症状，改善睡眠质量和（或）延长有效睡眠时间，缩短睡眠潜伏期，减少入睡后觉醒次数，提高肿瘤患者的生活质量。失眠的干预方式主要包括心理治疗、物理治疗和药物治疗。具有催眠作用的药物种类繁多，药物治疗的关键在于把握获益与风险的平衡，选择药物时需要考虑症状的针对性、既往用药反应、患者一般状况、与当前用药的相互作用、药物不良反应以及其他的现患疾病。药物长期应用需承担药物不良反应、成瘾性等潜在风险。药物治疗原则如下：

（1）基本原则：在病因治疗、针对失眠的认知行为治疗和睡眠健康教育的基础上，酌情给予催眠药物。

（2）个体化：用药剂量应遵循个体化原则，应该按照临床症状、既往治疗疗效、共患疾病、禁忌证、联合用药之间的相互作用、不良反应来选择药物。小剂量开始给药，一旦达到有效剂量后不轻易调整药物剂量。

（3）给药原则：按需、间断、足量。每周服药 3～5 d 而不是连续每晚用药。需长期药物治疗的患者宜"按需服药"，即预期入睡困难时，镇静催眠药物在上床前 5～10 min 服用。上床30 min 后仍不能入睡时服用；比通常起床时间提前大于等于 5 h 醒来，且无法再次入睡时服用（仅适合使用短半衰期的药物）；当第 2 天日间有重要工作或事情时可于睡前服用；抗抑郁药不能采用间歇疗程的方法。

（4）疗程：应根据患者睡眠情况来调整用药剂量和维持时间。短于 4 周的药物干预可选择连续治疗；超过 4 周的药物干预需要每个月定期评估，每 6 个月或旧病复发时，需对肿瘤患者睡眠情况进行全面评估；必要时变更治疗方案，或者根据肿瘤患者的睡眠改善状况适时采用间歇治疗。

三、药物治疗方案

（1）首选 non-BZDs，如唑吡坦、右佐匹克隆等。若最初使用的 non-BZDs 对失眠治疗无效，则优先考虑选用同类药物中的其他药物，应根据患者对最初药物治疗的反应来重新选择药物。部分 BZDs 并没有明确推荐用于治疗失眠，需考虑药物活性持续时间对患者的影响，或者存在共病的患者能否从此类药物中获益。

（2）如首选药物无效或无法依从，更换为另一种短-中效的 non-BZDs、MT 受体激动剂、OX受体拮抗剂，其中 MT 受体激动剂用于治疗以入睡困难为主诉的失眠及昼夜节律失调导致的失眠症。

（3）具有镇静催眠作用的抗抑郁药物（如多塞平、曲唑酮、米氮平等）可与 BZDs 或 non-BZDs 联用，尤其适用于伴焦虑和抑郁症状的失眠患者，失眠的治疗剂量低于抗抑郁作用所要求的剂量。

（4）抗癫痫药、抗精神病药一般不推荐使用，仅适用于某些特殊情况和人群。

第三节 焦虑的药物治疗

焦虑可干扰抗肿瘤治疗过程,会加剧疼痛或睡眠障碍,阻碍医疗决策或患者坚持治疗。肿瘤患者常发生的焦虑障碍包括一般医疗状况引起的焦虑、广泛性焦虑障碍(generalized anxiety disorder,GAD)、惊恐障碍(panic disorder,PD)、特定恐怖症、场所恐惧症、社交焦虑障碍(social anxiety disorder,SAD)和物质/药物所致焦虑障碍。严重的临床焦虑症状对联合用药等方法仍然无效以及依从性差均会导致难治性焦虑障碍。抗焦虑药物主要用于减轻紧张、焦虑、恐惧的情绪,大多并伴有镇静、催眠、抗惊厥的作用。目前临床上使用的抗焦虑药主要有以下几类:SSRIs、SNRIs、BZDs 和选择性 5-HT1A 受体激动剂。

一、常用的治疗药物

(一)选择性 5-HT 再摄取抑制剂

1. 舍曲林(sertraline)

(1)药理作用和作用机制、药代学特点见本章第一节相关内容。

(2)抗焦虑的临床应用:①适应证:治疗 GAD、PD、SAD 的一线用药。②用法用量:GAD:初始剂量 50 mg/d;维持剂量 50～200 mg/d。PD:初始剂量 25 mg/d;维持剂量 50～200 mg/d。SAD:初始剂量 25～50 mg/d;维持剂量 50～200 mg/d。③相互作用、禁忌证、不良反应:见本章第一节相关内容。

2. 帕罗西汀(paroxetine)

(1)药理作用和作用机制:抗焦虑作用、抗抑郁作用:本药是强效的 5-HT 再摄取抑制剂,提高突触间隙中 5-HT 的浓度,导致许多与 5-HT 传递增强相关的功能改变。其对 M 受体、H1 受体、肾上腺素受体的亲和力低。

(2)药代学特点:口服吸收良好,生物利用度为 30%～60%。肝脏代谢,代谢产物无活性。原药及其代谢产物的 2/3 通过尿液排泄,其余则从粪便中排泄。半衰期约为 21 h。

(3)抗焦虑的临床应用:①适应证:治疗 GAD、PD、SAD 的一线用药。②用法用量:GAD:初始剂量 20 mg/d;维持剂量 20～50 mg/d。PD:速释口服剂初始剂量 10 mg/d;维持剂量 20～60 mg/d。SAD:初始剂量 10 mg/d;维持剂量 10～60 mg/d。肝、肾功能不全的患者需要降低剂量。③相互作用:与 MAOIs 类药物、其他 5-HT 活性药物合用,可能引起 5-HT 综合征;与 CYP2D6 或者其他 CYP 同工酶的抑制剂合用如丁螺环酮、阿普唑仑,导致血药浓度升高;与非甾体抗炎药合用会容易瘀伤或流血。④禁忌证:对帕罗西汀过敏者禁用;禁止与 MAOIs 合用;避免与非甾体抗炎药合用。⑤不良反应:头晕、嗜睡、失眠、恶心、性功能障碍等。避免饮酒。

（二）5-HT 和 NE 再摄取抑制剂

1. 文拉法辛（venlafaxine）

（1）药理作用和作用机制、药代学特点见本章第一节相关内容。

（2）抗焦虑的临床应用：①适应证：治疗 GAD、PD、SAD 的一线用药。②用法用量：GAD：初始剂量 37.5 mg/d 或 75 mg/d；维持剂量 75～225 mg/d。PD：初始剂量 37.5 mg/d；维持剂量 75～225 mg/d。SAD：初始剂量 75 mg/d；维持剂量 75～225 mg/d。肝肾功能不全患者谨慎使用。③相互作用、禁忌证、不良反应：见本章第一节相关内容。

2. 度洛西汀（duloxetine）

（1）药理作用和作用机制、药代学特点见本章第一节相关内容。

（2）抗焦虑的临床应用：①适应证：治疗 GAD 的一线用药。②用法用量：初始剂量 30 mg/d 或 60 mg/d；维持剂量 60～120 mg/d。慢性肝病或肝硬化患者、严重肾功能不全的患者应避免使用。③相互作用、禁忌证、不良反应：见本章第一节相关内容。

（三）苯二氮䓬类

1. 氯硝西泮（clonazepam）

（1）药理作用和作用机制同地西泮，见本章第二节相关内容。

（2）药代学特点：口服吸收迅速，生物利用度为 90%，血药浓度在 1～4 h 内达到峰值。肝脏代谢，大约 50%～70% 剂量随尿液排泄，10%～30% 随粪便排泄。平均半衰期为 30～40 h。

（3）抗焦虑的临床应用：①适应证：治疗 PD 的二线用药。②用法用量：初始剂量每次 0.25 mg，每天 1 次或 2 次；维持剂量 1～4 mg/d。肾损害患者也应谨慎使用。③相互作用：与阿片类药物合用可能会导致严重的镇静作用、呼吸抑制、昏迷和死亡。④禁忌证：对氯硝西泮过敏者禁用；青光眼患者禁用；妊娠期妇女禁用；有明显肝病临床或生化证据的患者的禁忌证。⑤不良反应：最常见的不良反应是嗜睡、头晕、乏力和记忆力下降，久服可发生依赖性和成瘾，停用可出现反跳现象和戒断症状。避免饮酒。

2. 阿普唑仑（alprazolam）

（1）药理作用和作用机制同地西泮，见本章第二节相关内容。

（2）药代学特点：口服在胃肠道迅速吸收，生物利用度为 84%～91%。在肝脏会被 CYP3A4、CYP3A5、CYP3A7、CYP2C9 等多种 CYP 代谢为低活性代谢物。主要通过尿液排出。平均半衰期为 11.2 h。

（3）抗焦虑的临床应用：①适应证：治疗 GAD、PD、与抑郁有关焦虑症的二线用药。②用法用量：GAD：初始剂量 0.75～4 mg/d；老年患者最大剂量 2 mg/d。PD：初始剂量每次 0.25 mg，每天 3 次；维持剂量 4～10 mg/d。对于肾功能或肝功能受损的患者，初始剂量应减少。③相互作用：与阿片类药物合用可能会导致严重的镇静作用、呼吸抑制、昏迷和死亡；与肝药酶 CYP3A 抑制剂合用，会显著提高血药浓度；与中枢神经系统抑制药、乙醇合用，中枢抑制作用增强。④禁忌证：对阿普唑仑过敏者、青光眼、睡眠呼吸暂停综合征、严重呼吸功能不全、严重肝功能不全者禁用；妊娠及哺乳期妇女禁用。⑤不良反应：共济失调、认知功能障碍、便秘、性欲下降等。久服可发生依赖性和成瘾，停用可出现反跳现象和戒断症状。避免食用葡萄柚、饮酒。

（四）选择性 5-HT1A 受体激动剂

丁螺环酮（buspirone）：

（1）药理作用和作用机制：①抗焦虑作用：本药对 5-HT1A 受体具有选择性亲和力，既是一种突触前膜 5-HT1A 受体的部分激动剂，又具有突触后膜该受体的部分激动作用，通过激动 5-HT1A 受体发挥抗焦虑作用。此外，大剂量本药能拮抗 D2 受体，可增进抗焦虑效果。与 BDZs 相比，不良反应较少，不会损害精神运动和认知功能。②增效抗抑郁作用：可能通过部分激活突触后 5-HT1A 受体增效抗抑郁药物的抗抑郁作用。

（2）药代学特点：口服吸收迅速，生物利用度大约为 5%。与食物摄入吸收会降低，但首过代谢也降低，导致生物利用度提高。主要在肝脏经 CYP3A4 酶代谢为 1-嘧啶基哌嗪（1-pyrimidinylpiperazine，1-PP）。大部分药物及其代谢产物通过尿液和粪便排泄。半衰期约为 2～3 h。

（3）抗焦虑的临床应用：①适应证：治疗 GAD 或短期缓解焦虑症状，焦虑障碍或抑郁焦虑混合状态的二线用药。②用法用量：GAD：初始剂量每次 7.5 mg，每天 2 次；维持剂量 15～60 mg/d。SAD：初始剂量每次 10 mg，每天 2 次；维持剂量 45～60 mg/d。③相互作用：与 MAOIs、SSRIs 合用会增加 5-HT 综合征的风险；与 CYP3A4 抑制剂合用，会增加血药浓度，增加不良反应的发生率。④禁忌证：严重肝肾功能不全、重症肌无力患者禁用；青光眼、癫痫患者及对丁螺环酮过敏者禁用；儿童、妊娠期妇女及分娩期禁用。⑤不良反应：头晕、头痛、恶心、失眠、烦躁不安等。避免食用葡萄柚、饮酒。

二、药物治疗原则

心理治疗和药物治疗在焦虑障碍治疗中相辅相成。药物治疗需要根据焦虑障碍的临床分类和临床特点选择药物，需考虑肿瘤患者合并躯体疾病状况、药物相互作用、药物耐受性、有无合并症，以实现个体化合理用药。各国指南推荐焦虑障碍一般治疗时间为 12～18 个月，对于 GAD 持续存在则需要长期治疗，甚至终身治疗。药物治疗原则如下：

（1）疗程：焦虑达障碍程度者药物治疗要足量足疗程。急性期争取在 6～12 周完全缓解；巩固治疗期需持续 4～6 个月；维持治疗期首次发作 6～12 个月，第 2 次发作 3～5 年，3 次以上发作应长期维持。未达障碍严重程度或与躯体疾病共病者，疗程可视躯体疾病状况及症状与躯体疾病的关系而定。达躯体化障碍程度原则上也应长程治疗。

（2）药物调整：药物治疗起效时间有一定差异，一般 1～2 周开始起效，治疗 6～8 周后仍然应答不良，可换用另一类药物或联合用药。一般不推荐 2 种以上抗焦虑药物联用，伴有严重失眠的焦虑抑郁、躯体化患者治疗初期，或足量、足疗程、单一药物治疗疗效不佳时可考虑联用不同机制的药物或增效剂。

三、药物治疗方案

抗焦虑的一线药物治疗通常是 SSRIs 和 SNRIs，BZDs 或丁螺环酮通常是二线药物治疗。第二代抗精神病药物不作为治疗的初始用药，使用时最好与一线抗焦虑药合用，但需权衡不良反应及早期疗效。除在其他药物或认知行为疗法无效的情况下，BZDs 不建议长期使用，待症状完全缓解撤药时应逐渐减量。BZDs 起效迅速,通常在癌症治疗中用于急性焦虑症患者。不同临床分类的焦虑障碍具体药物治疗方案推荐如下:

(1)GAD:一线治疗药物是 SSRIs 和 SNRIs。SSRIs、SNRIs、BZDs 和丁螺环酮均可用于 GAD 的急性治疗,其中 SNRI 度洛西汀疗效更好。对于难治性患者,如果既往无药物滥用史则可使用 BZDs 如阿普唑仑。

(2)PD:一线治疗药物是 SSRIs。SSRIs、SNRIs 和 BZDs 均可用于 PD 的急性治疗,其中 SNRI 文拉法辛疗效更好。若既往无药物滥用史的难治性患者,可使用 BZDs 氯硝西泮。

(3)SAD:一线药物是 SSRIs。SSRIs、SNRI 义拉法辛和 BZD 氯硝西泮均可用于 SAD 的急性治疗。不建议将 BZDs 作为一线治疗药物,因为 BZDs 会导致滥用和长期依赖性,但可用于对其他治疗无效的难治性患者。

第四节 谵妄的药物治疗

谵妄是一种神经认知综合征,通常发生在老年人和癌症患者,尤其是在那些疾病进展晚期的患者。癌症及其并发症会导致个别患者发生谵妄,许多癌症的干预方法也会增加谵妄的风险。谵妄不仅可增高癌症患者死亡的风险,也是癌症患者及其家庭的一段痛苦的经历。

一、常用的治疗药物

目前全球范围内没有一种药物批准用于治疗谵妄,并且关于癌症患者谵妄药物治疗的临床循证证据有限,目前较为推荐的治疗药物主要包括第二代抗精神病药物和苯二氮类药物。治疗谵妄的药物临床应用详见表 15-7。

表 15-7　谵妄治疗药物的临床应用

药物种类	药物名称	适应证	用法用量	主要不良反应
第二代抗精神病药物	奥氮平	有知觉障碍的困扰,如幻觉、错觉、严重的躁动,或存在伤己伤人风险的谵妄	2.5～5 mg 口服,即刻或每天睡前;老年患者和肝损害患者应减少剂量	可能引起困倦、直立性低血压;与苯二氮类药物联合使用会导致过度镇静和呼吸抑制
	喹硫平		25 mg 口服,即刻;或每天 2 次,每次 25 mg;老年患者和肝损害患者应减少剂量	可能引起直立性低血压、头晕
	阿立哌唑		5 mg 口服,即刻或每天 1 次;老年患者和 CYP2D6 代谢不良的患者应当减少剂量	可能引起头痛、躁动、焦虑、失眠、头晕、嗜睡

续表

药物种类	药物名称	适应证	用法用量	主要不良反应
苯二氮类药物	劳拉西泮	作为急救药物治疗患有严重躁动和痛苦的谵妄	1 mg 皮下或静注，即刻(最大量 2mg)；对年龄较大或体弱的患者或慢性阻塞性肺病患者或与抗精神病药联合使用的患者使用低剂量，例如 0.25～0.5 mg 皮下或静注，q1h	可能引起谵妄、嗜睡、反常躁动
	咪达唑仑		2.5 mg 皮下或静脉注射，q1h 必要时(最多 5mg)；对年龄较大或慢性阻塞性肺病患者，或与抗精神病药联合使用的患者使用低剂量(每次 0.5～1 mg)，q1h	可能引起谵妄、嗜睡、头晕、反常躁动、焦虑、失眠

二、药物治疗原则

谵妄的防治是一个多项目、多目标、多手段组成的系统诊疗方案，其中非药物干预是很重要的防治手段，但是仍需更多的临床证据来证明非药物干预对癌症患者谵妄防治的有效性。癌症相关因素及并发症、抗癌治疗药物、疼痛、焦虑以及不合理地使用精神类药物均为癌症患者谵妄发生的危险因素，而针对这些危险因素的治疗是治疗癌症患者谵妄的关键。目前，关于药物用于治疗癌症患者谵妄的临床证据有限。如果病人有知觉障碍或伤己伤人的风险，那么短期使用最低有效剂量的抗精神病药或苯二氮类药物治疗谵妄症状。对于持续的令人痛苦的谵妄症状，可能需要定期给药，并且应尽可能在最短的时间内使用。

三、药物治疗方案

(1)系统地减少或停止可能有害或不再有益的谵妄癌症患者的药物治疗，以减少药物相互作用以及调整不合理的用药。

(2)阿片类药物替换为芬太尼或美沙酮是治疗阿片类药物相关谵妄的有效策略，临床实践中治疗阿片类药物相关谵妄的标准方法是减少剂量或改用不同的阿片类药物(减少 30%～50%阿片类药物等效剂量)。

(3)谵妄患者苦于知觉障碍的困扰，如幻觉、错觉、严重的躁动，或存在伤己伤人的风险，可以考虑应用第二代抗精神病药物——奥氮平、喹硫平、阿立哌唑，因为这些药物本身会引起病人躁动和谵妄，需使用药物的最小有效剂量。

(4)如果较重的躁动持续存在，或者新出现严重躁动或痛苦的谵妄，应考虑肠外应用短效的苯二氮类药物，因为这些药物本身会引起病人躁动和谵妄，需使用药物的最小有效剂量。

(5)第一代抗精神病药氟哌啶醇和第二代抗精神病药利培酮治疗轻中度谵妄没有明显益处，在此背景下不作推荐。

第十六章　肿瘤心理非药物治疗

人的心理是非常神奇且客观存在的，人与人之间的交流其实就是心理的沟通反馈的过程。心理与身体是紧密结合体，相互依存，相互影响，乐观积极向上的心理是良好的心身健康的前提。心理具有巨大的潜能和弹性，可以帮助我们应对各种负性事件，像失去工作、失去爱情、失去那些生命中我们最看重的东西等，我们也不会一直躺在内心痛苦的旋涡里爬不起来，相反，我们一定能从痛苦中走出来，继续大笑着积极地工作，热情地相爱，全心地拥抱生活。

恶性肿瘤是目前危害人类健康的重大疾病之一，它的发生和发展不仅与遗传、环境、生活习惯、社会压力等因素有关，还与精神心理因素存在着密切关系。精神心理因素不仅与肿瘤的发生发展有关，也会影响到肿瘤的治疗及预后。因此，在治疗和护理癌症患者时，根据患者的心理状态和发病原因有针对性地特别注意加强对肿瘤患者的心理陪伴、心理支持和心理咨询与治疗等，对提高治疗依从性，增强治疗的效果，减轻放化疗的副作用，改善肿瘤患者的生活质量，促进患者的身心康复等方面都有非常重要的作用。

第一节　肿瘤患者心理情绪变化过程

随着社会的发展，人们的生活节奏、社会压力、价值观念有了很大改变。人不会总是享受"甜蜜"，人生不可能一片坦途，总可能会遇到各种各样的负性事件，这时候人就会对这些事件产生心理反应，通过防御机制去解决这些问题。遭遇恶性肿瘤是一个巨大的负性事件。"癌症等于宣告死亡"这种错误的观念依然停留在好多人的观念中，轻视了现代医疗的能力及患者的心理韧性。作为特殊人群，从确诊开始，癌症患者的心理就会出现明显或不明显、剧烈或不剧烈的波动，一般来说有 5 个阶段：

（1）怀疑否认与恐惧阶段：刚确诊时，患者及其家属几乎都会持怀疑和否认态度，从心底里否认这个事实，不敢相信自己真的得了癌症，怀疑是不是医生弄错了对象或者检测仪器出了问题，这是人本能的防御机制；同时，害怕死亡的恐惧会时不时地纠缠患者，尤其是在诊断初期。

（2）抱怨与愤怒发泄阶段：当癌症被确诊后，患者往往会认为命运不公，自己的命不好，"许多人和我一样的生活方式啊，天底下嚼槟榔、吸烟、喝酒、吃腊制品的人那么多，为什么只有我得了癌症？"

（3）寻求支援与接受治疗阶段：最初的情绪反应过后，患者一般会开始冷静下来，开始愿意接受各种各样的治疗信息，会想到要好好治病，要好好活下去，一定有办法治疗的，就会找医院寻求正规治疗,也可能会寻求偏方治疗。

(4)沮丧与情绪低落阶段:随着病情发展和治疗过程的原因,身体会出现各种不适,例如放化疗的反应,免疫力下降,担忧经济压力,担心给家庭的压力,担心年幼亲属的抚养教育等,情况可能会越来越不好,反复到医院接触的其他病人的痛苦或死亡等情景也可能导致情绪的极大变化,情绪低落沮丧,感觉希望渺茫,往往会挣扎和徘徊要不要继续坚持治疗,严重时甚至会想到放弃生命。

(5)心理代偿与平静阶段:等到逐渐适应沮丧和情绪低落阶段,一般会积极配合医生的治疗,也接受癌症这个现实,有的患者会主动面对身体不适及治疗的副反应,主动锻炼身体,按时作息,自我调节情绪,有的开始争取完成自己的未尽事宜,但也可能是"听天由命"被动式的平静。

对癌症患者来说,身体上的不适往往与心理上的痛苦、情绪上的纠结变化交织在一起,处理不好会导致恶性循环,即使是一个身体正常的人被错误诊断为癌症后,心理上的折磨也可能会导致免疫力及身体机能活动的下降,因此,心理干预与辅导,陪伴和帮助患者及其家属去应对和处理面对的各种问题,才可能使患者有更大的获益。

第二节　肿瘤患者个人心理健康教育及自我心理调节

一、肿瘤患者的心理健康教育

1."乐观积极活在当下"教育,宣战癌症

许多患者一旦知道自己患癌,便认为是收到了"死神通知",这个观点是错误的,是患癌的心理冲击造成理性的暂时缺位引起来的。有些患者可能会积极面对,有些患者"顺其自然",有可能是消极地等待死神降临,有可能从此悲悲切切或愤怒诅咒,也有可能采取极端手段加快生命结束的进程。面对癌症的勇气及对抗癌症的决心决定着抗癌治疗的效果及患者的生活质量。"乐观积极活在当下"是一种全身心地投入人生的生活方式,肿瘤患者的心态若是活在当下,积极主动配合医生的治疗,就会珍惜生命的宽度,追求生命质量,做有意义的事,做让自己放松和让人快乐的事,而这样做却可以延长生命的长度,甚至可能出现肿瘤的改善甚至消失。

2."失落与生死"教育,摒弃负性情绪

对肿瘤患者的教育中,不能没有失落、悲伤及死亡教育,要和患者探讨失落与生死相关的话题,探讨"我们"会经历的从病到死的过程,探讨悲伤的5个阶段,即否认(失落)、愤怒、协商(迷茫)、绝望(消极)、接受。探讨死亡的3个特征(即普遍性、不可逆性、功能丧失性),探讨哲学界所说"生即是死,死即是生"等等,"未知的才恐惧",不谈死亡的生命教育是不完整的,可能更快地把癌症患者推向"死亡",如果能够帮助患者理解及正视才有可能帮助患者"向死而生",激发身体潜能,提高自身抗癌力量。

3.健康生活方式教育

中医讲究"阴阳平衡"和"有度有节",教育患者直视人生,正确合理安排生活起居,加强与外界的沟通交流,努力做到:

(1)生活有规律,起居宜有时。

(2)适度运动,具体要视患者实际情况来定。①慢跑及游泳。慢跑及游泳不但可以改善病人心肺功能,更能够愉悦心情,且简单易行。②瑜伽或气功。肿瘤病人宜选择舒缓瑜伽,以舒缓心情、缓解压力、舒展身体为目的。③太极拳。太极拳是中国民间流传的一种卓有成效的保健拳法。④八段锦。八段锦动作简练、易懂易学,运动量可大可小,男女老少皆宜。既可单练,也叫集体练,不受气候、季节、场地器械的限制。

(3)按摩理疗。①耳穴按摩。《灵枢·口问》曰:"耳者,宗脉之所聚也。"耳朵与脏腑、经络密切相关,耳穴是人体各部在耳部的特殊反应点。②足底按摩。《素问·厥论》曰:"阳气起于足五指(趾)之表,阴脉者集于足下而聚于足心。"③经络拍打。经络拍打有快速疏通经络、调和气血的作用。患者可沿经络循行双手轻轻拍打身体,以轻微的痛感为度,并注意避开肿瘤部位和转移瘤部位。

(4)结交同圈子的朋友,如参加"癌友俱乐部"之类的团体,分享生活教育,分享彼此的抗癌经验,彼此互相支持。

(5)捡起兴趣和爱好,如种花养草、钓鱼爬山、下棋唱歌、茶道书法等患者自己感兴趣的积极向上的游乐活动,陶冶情操,放开心境。

二、肿瘤患者自我心理调节

(一)应对身体不适:学习放松

学会使肌肉和神经放松的技术,可以通过有意识地使全身肌肉、精神放松,使身体各部分放松。这种建立在养生学基础上的松弛方法,能使患者感到全身轻松舒坦,甚至忘掉疼痛,同时,也会调整身体内部气血阴阳的运行,每天坚持做,常可收到药物起不到的作用。

例:自我催眠放松,首先,请找一个安静的环境,选择位置坐下,调整好自己的坐姿,以舒适为宜。然后,我邀请您闭上自己的眼睛,开始进行深慢的呼吸,将你的注意力放在你的呼吸上。

好,请深吸一口气,憋住,然后慢慢地呼出来。

好,继续进行深慢的呼吸。

当你进行深慢呼吸过程中,你可能会听到环境中其他的声音,没有关系,这是环境中自然呈现的声音,如果你的注意力转移到环境中其他声音上,没有关系,接受它,然后慢慢地再将自己的注意力转移到自己的呼吸上来。

好,你的呼吸越来越深,越来越慢。

你的呼吸,越来越深,越来越慢。

你做得很好。

随着你的呼吸越来越深、越来越慢,你感觉到你的头部越来越放松,越来越沉重,你感觉到你的头部越来越放松,越来越沉重。

随着你的呼吸越来越深、越来越慢,你感觉到你的面部越来越放松,越来越沉重,你感觉到你的面部越来越放松,越来越沉重;你的呼吸越来越深、越来越慢,你做得很好。

随着你的呼吸越来越深、越来越慢,你感觉到你的双肩越来越放松,越来越沉重,你感觉到你的双肩越来越放松,越来越沉重。

随着你的呼吸越来越深、越来越慢,你感觉到你的双臂越来越放松,越来越沉重,你感觉到你的双臂越来越放松,越来越沉重;你的呼吸越来越深、越来越慢,你做得越来越好。

随着你的呼吸越来越深、越来越慢,你感觉到你的背部越来越放松,越来越沉重,你感觉到你的背越来越放松,越来越沉重。

随着你的呼吸越来越深、越来越慢,你感觉到你的腰部、腹部越来越放松,越来越沉重,你感觉到你的腰部、腹部越来越放松,越来越沉重。

随着你的呼吸越来越深、越来越慢,你感觉到你的臀部越来越放松,越来越沉重,你感觉到你的臀部越来越放松,越来越沉重。

你的呼吸越来越深、越来越慢,做得非常好。

随着你的呼吸越来越深、越来越慢,你感觉到你的双侧大腿越来越放松,越来越沉重,你感觉到你的双侧大腿越来越放松,越来越沉重。

随着你的呼吸越来越深、越来越慢,你感觉到你的双侧小腿越来越放松,越来越沉重,你感觉到你的双侧小腿越来越放松,越来越沉重。

随着你的呼吸越来越深、越来越慢,你感觉到你的双脚越来越放松,越来越沉重,你感觉到你的双脚越来越放松,越来越沉重。

好,你做得非常好,你感觉你的全身越来越放松,越来越沉重。

你感觉你的全身越来越放松,越来越沉重。

请你好好地感受一下身体放松的感觉,好好体会一下心情平静的感受,然后,再美美地、美美地停在这个放松、舒适的感觉中,再停一会,再停一会……

现在,邀请你跟着我的指导语,慢慢地回到现实中来,我从倒数 10 开始数数,10、9、8、7、6、5、4、3、2、1,请你慢慢睁开眼睛,然后活动活动一下自己身体,再感受一下此时此刻自己的身体感受。

(二)应对失落:学习找到安全的地方

有时候,让自己完全拥有一个安全的地方感觉很好,全部都是你的,不会被打扰,可以自在做自己,想要去这样的地方? 我想邀请你躺在地板上,或毯子上,或是在床上,把头放在枕头上,当你这样躺着,把注意力带到你的身体,不用多想,就是把注意力的亮光带到你的身体上,去感觉它现在怎么样,也许你可以感觉到头躺在枕头上,感觉到脖子和肩膀,你可以感觉到自己躺在地板上,或是床上,背部的重量感,手臂轻轻地放在身体两侧。只是让自己躺在这里,什么都不用做,如果你意识到自己在想事情,也不需要跟着想法跑,就让想法通过,像天空的云飘过去一样,你整个身体慢慢地在安静下来,不需要做任何事情,不用去管任何人,也不必去任何地方,就在身体里面找到自己的稳定和平静。当你感到放松,你可以把心带到一个你觉得安全的地方,它可以是一个你去过的地方,或者是你想去的地方,或者现在在脑袋自然出现的地方,你可能去那里度过假,或者是某个你想拜访的人的家,这个地方可能突然出现在脑子里,美好和平静,在那里,你感觉舒服,而且安全,这是一个你爱的地方,你在那里非常完美,就是你现在这个样子,让我们去这个地方,感觉它的美好和安全,你看到什么? 你的周围有什么? 也许你看到美丽的景色、动物,或其他的人,你注意到了什么? 不用去想什么,不用去做什么,你不用去照顾别人,就是这样,和你自己在这个安全的地方,它是如此美丽,而且温暖。在这里一切都好,不需要改变,只要有需要,你总是可以回来,它就在你身边,就让自己祝福自己拥有全世界的幸福与安全,温暖在你心中滋长,你可以看到自己现在这个样子,美丽、甜蜜,这么完美,安全而且美好。

记得,你总是可以回来这个地方,这个安全而又美好的地方,你可以待久一点,当你听到铃声,你可以将内在这些温暖安全的感受带到外面的世界,无论你人在哪里,这个安全的地方总是在你心里,而且非常丰富、满足,你只需要去注意它……

是的,看着它,接受它,喜欢它!

(三)应对生死恐惧:学习与肿瘤共存。

1. 放松

眼睛轻轻闭上,做几个深呼吸。慢慢地吸,慢慢地吐,想象你呼出的是体内的紧张与压力。再慢慢地吸气,想象你吸进的是美丽而充满能量的气体,整个能量笼罩着你。

而每一次的深呼吸,都会带你进入更深层、更深层而美妙的放松状态。

让呼吸放松你整个身体,现在放松你全部的肌肉,放松你脸部与下颌的肌肉,放松你的脖子延伸到你的肩膀,感觉你肩膀的压力慢慢地释放出来……放松你的手臂,延伸到你的手腕、手指头,整只手完完全全地放松。

现在放松你上背部的肌肉,由你的脊椎骨一直往下延伸到你的下背肌,整个背部肌肉完完全全地放松。

现在感觉你的呼吸,感觉你呼吸的节奏比之前刚开始时还要深而有规律,让你的呼吸继续保持平静与放松的状态。

放松你胸部的肌肉,让胸部紧绷的感觉完全地放松。

放松胃部与腹部的肌肉,放松你的臀部,特别是你的腿,放松你的大腿、膝盖、小腿一直延伸到脚踝、脚指头,整只脚完完全全地放松。

现在你的身体处于一个非常平静而放松的状态,整个身体非常地放松,非常地沉,沉到椅子里去。

现在若你有任何的想象、感觉、想法、感触都让它自由流动,尽量不要去禁止、审判、分析,倾听催眠指示之时,让你的经验自然呈现。不必在意那只是记忆、幻想、想象,一切都无所谓,只要你觉得更好就可以了。外界的任何噪音或干扰,都会让你进入更深层的放松状态。每吞一次口水,都会让你更加地放松。

2. 光照法

现在去想象,观想你的头上有一道美丽而充满能量的光,你可以选择光的颜色,这道光将深化你的层次,治疗你的身体。让这道柔和而充满能量的光,穿透你的头部,进入你的身体,这道充满能量的光,照亮你的头脑、照亮你的脊椎、照亮你所有疼痛的部位,光治疗这些组织,让你更深层地放松。

让这些充满能量的光往下流动,从头到脚。光用平静、爱,治疗、接触你身体里的每一个器官。

你的身体里,任何需要治疗的地方,让这充满平静、爱与能量的光走到这个区域,非常强大、非常有力量,你疼痛的部位越来越小、越来越小、终于消失……你的身体充满着这美丽的光。

现在,想象或感觉整个光笼罩你的身体,就像你的身体被一个美丽的大泡泡包裹着,这个大泡泡保护你、治疗你的皮肤,也让你更加地放松。

3.深化

现在我将由10数到1,每数一个数字你会进入更深更深的放松状态。

10、9、8……每数一个数字,都让你更深沉……更深沉……

7、6、5……更平静、更放松……

4、3……很宁静、很安详……

2、1,现在你的身心已进入更宁静更放松的状态,在这宁静、平和的奇妙境界里,请想象自己正走在一个美丽的楼梯上……往下走,每往下走一阶,你就更加地平静,更加地放松……往下……越平静、越放松……往下,越走越深入,深入……往下,再往下走,每往下走一阶,你就更加地深入

当你到达楼梯底部,在你面前是一座美丽的花园……那是你私人所拥有的美丽花园,平静、美丽、安全的花园,那是神圣的庇护所……

走入花园,你可以闻到花香,听到鸟叫声,看到灿烂的花朵盛开着,色彩鲜艳的蝴蝶飞舞着,整座花园充满宁静、祥和而又富有活力,你可以找一个地方好好地休息。

你的身体仍然充满着光,也被光包裹着,光继续地治疗你,让你复原。你的心灵最深处已经敞开,你可以想起任何事,你可以从各种层次经验多重角度的自己,你比自己的身体与头脑更加伟大。

如果任何的记忆、任何的感觉与经验,让你不舒服,请漂浮上去,保持距离观察一切,就像在看电影一样。如果仍然不舒服,飘向花园,在花园休息。或者睁开眼睛。

现在我将由5数到1,你会想起最近一次愉快的用餐经验,运用你所有的感官、视觉、听觉、味觉、触觉与嗅觉。回想起生动的经验,并注意细节。

5、4……你可以回想起任何事。

3……回想起最近愉快的用餐经验。

2……集中你的焦点与注意力。

1……现在花些时间,重新体验这愉快的用餐时光,好好地回想这一切……你和谁在一起?…… 在哪里? …… 想象一下,餐桌上有哪些东西? ……总共有几个人? ……感觉你所吃的东西? ……餐桌是什么颜色?

你做得非常的好,除了愉快的用餐经验外,你可以想起更多。等一下我将从5数到1,你可以回想起一个愉快的童年经验。

5……集中精神,回想出愉快的童年经验。

4……你可以想起任何事情。

3……精神非常集中。

2……等一下我数到1的时候,你会回想起这个童年经验。

1……到了,好好回味回味这个童年经验。

看看你跟谁在一起？

白天还是晚上？

室内还是室外？

穿着什么样的衣服？

除了童年经验你可以回想更多。现在不管你有任何的感觉，那都是好的，带着这份自信与美好的感觉，让时间飘浮过空间，等一下我将由 1 数到 3，你会离开这里，进入更放松的状态。

1……离开这愉快童年。

2……更放松。

3……进入更深层的放松状态。

现在想象你正走在一道美丽的长廊上，长廊的尽头有一道美丽的门，或者是一道美丽的光，穿过这道门或光，你可以经验门或光的那一边一切美妙的事物。

等一下我将由 3 数到 1，你可以用手打开那道门或者直接穿过那道光。

3……精神非常集中，摸到了那扇门，或者那道光。

2……门打开了，柔和的光笼罩着你。

1……你可以想起任何事，走进光里。

请感觉一下你的周围，是白天还是晚上？……室内还是室外？……你穿什么样的衣服？如果有穿鞋注意鞋子的细节……周围有没有其他人？注意看他们的脸、他们的眼睛……有你认识的人吗？……你可以看到对你有特别意义的景象或事件……看看你发生了什么事情？……你遇到了什么？……除了看之外，你还可以去感觉、去听、去认识，去体验这里的一切……等一下，我们随着光进入这一世的生命尽头……我们把时间飘浮到你临终的前十天，观察发生了什么事，有谁在旁边？……现在把时间飘浮到你临终的时候，经验生命结束的那一刻，有谁在旁边？现在往上飘浮，离开这一个景象。

回顾这一生，你学到什么？

这一世的功课是什么？

有没有你觉得遗憾或未完成的事？

你学习到的功课跟现在有什么关联？

想象出现一名充满爱与智慧的存在体，像是天使，你们可以沟通，不一定要靠语言文字，你们可以用意念、感觉或其他种种方式沟通。

你可以接收到对你有用的讯息，你也可以问她问题，倾听她的回答。

现在带着这份喜悦而慈悲的心，我们要回到那美丽的花园，在花园里，你的身体依旧充满着美丽而有能量的光，它一直在治疗你，一直让你神清气爽，现在，该是回到清醒状态的时候了……我将由 1 数到 10，每数一个数字，你就会越来越清醒，1、2、3……越来越清醒，4、5、6……更加清醒感觉非常舒服，7、8……现在即将清醒，9……10……

好的，睁开眼睛，动动你的脚，你已完全清醒，你可以完全控制自己的身体与心灵，一切都是那样的圆满，吉祥，如意。

第三节　一般心理支持治疗

一般心理支持包括社会支持系统及医护人员心理支持2大部分:社会支持系统及医护人员心理支持。两者相互配合,为患者贡献治疗的外部动力,在治疗过程中有非常重要的作用。

社会支持系统是指患者从自己的社会关系网中能获取的来自他人的物质和精神上的帮助和支援。一个完备的支持系统包括亲人、朋友、同学、同事、邻里、老师、上下级、合作伙伴及其他患者等。每个人的社会支持系统是有显著差别的:有人在社会支持系统中与他人共享生活,充满幸福感,遇到困难时总能获得及时而又有力的帮助;而有些人则不然,他们虽然和别人一样也拥有客观存在的社会关系网络,却与其中的人相处得很糟糕,在陷入困境的同时,也迅速陷入孤立无援的状态。癌症患者的心理都会出现波动,需要有人关爱,需要与人交流,宣泄负面情绪。良好的社会支持系统(尤其是亲人)对癌症患者的心理支持无疑是巨大,可以激发患者的斗志,让患者树立起战胜癌症的信心,对癌症治疗大有裨益。

医护人员的心理支持非常重要,不管是住院患者还是在家休养的患者,对于大部分患者来说,寻医意味着寻找希望,希望医生护士能提供优质的医疗服务,帮助患者缓解不适,战胜肿瘤。医护人员用冰冷的态度,生硬的交流方式,患者治病期望会降低,要是患者没有希望或治疗期望降低,病情会迅速恶化,而不断地让患者看到希望,患者通过心理免疫系统,往往能增强治疗效果。所以,医护人员在恶性肿瘤患者全病程中都应注重一般性心理支持治疗,秉承"尊重、热情、真诚、共情、积极关注"的理念,热情接待患者,积极主动关心患者,了解患者的心理感受,尽量站在患者及家属的角度考虑患者的困惑疑问,认真倾听并给予共情的反应,同时真诚地给予患者信息和知识上的支持,尊重及尽量满足需求,减轻患者的迷惘恐惧感,特别是在患者的诊断期、治疗期以及晚期伴有严重躯体症状的时候给予心理支持尤为重要。

医护人员可以采取个人或团体干预的方式为患者提供心理支持。医护人员应该根据患者的具体情况决定心理支持性治疗的方式、地点、时间和频次,一般来说,在查房的过程中在患者床边就可给予心理支持,注意查房过程中的语气语调、态度、微动作及微表情。对于出院的患者,可以是面对面的,也可以通过电话和书信;可以在安静的学习室,甚至是患者家中;根据患者的精力、体力和需求来安排治疗时间和频次。团体活动可以通过"抗癌俱乐部"及"健康教育"方式,频率通常为每周一次,每次90~120 min,团体的领导者应是包含了解疾病的医护人员,在团体活动中主要关注于患者遭遇的现实困难、对疾病的感觉和态度以及与家庭成员的关系。对于晚期患者团体来说,讨论还应涉及对死亡的看法,将来的缺失感以及对生存担忧等话题。

医护人员心理支持治疗的注意点包括以下几方面:

一、场地要求

①医院环境舒适整洁,光线适宜,温度适宜,通风良好,避免嘈杂的声音;②可配备播放音乐设备,定时播放轻柔音乐,也可以是佛经等患者感兴趣的音频资料;③可摆放绿色常青的植物,

墙壁可张贴激励性语句。

二、发泄疗法

疏导患者的情绪,绝大多数癌症患者有较明显的焦虑、抑郁、紧张、愤怒和担忧,医护人员应给患者提供合适的环境和表达机会,让患者多与他人聊天、沟通、交流经验等,让患者宣泄不良情绪,耐心倾听并加以引导,使其情绪问题得到缓解,保持良好的心情。

三、信心疗法

很多癌症患者存在悲观失望情绪,认为患了癌症等于被判了死刑,医护人员应向患者介绍现代医疗的进步,治疗理念的改变、治疗技术的提高及新药的使用,言语中尽量使用一些有希望的词汇,比如"目前这病治疗效果比以前好多了,通过您和我们一起努力是可以治好的,甚至可以让肿瘤细胞消失"。

四、转移注意力

患者往往集中精力于病情及可以带来不良情绪的问题,如经济负担、子女赡养、老人照顾、人际关系等,医护人员应根据不同的情况做好安慰、鼓励工作,让患者尽快不关注不愉快的事情,将其注意力转移到患者的兴趣爱好上面,比如读书、听音乐、唱歌、听广播等。

第四节　肿瘤患者专业心理治疗

一、痛苦筛查工具

不管做什么样的心理治疗,都要讲究"对症下药",因此,测评不能少,自评和他评的量表都需要,以便帮助我们了解肿瘤患者的具体情况,再决定有针对性地采用药物治疗？心理治疗？支持性治疗？一般来说,常用的量表如下:

(1)痛苦温度计。

(2)M. D. Anderson 症状量表。

(3)埃德蒙顿症状评估系统。

(4)焦虑自评量表。

(5)抑郁自评量表。

(6)生活质量测定量表。

(7)Kamofsky 功能状态评分。

(8)慢性疾病治疗功能状态评估。

(9)支持治疗需求调查问卷。

(10)社会困难问卷。

如果要协助患者更好地处理情绪问题,可能还需要用到 90 项症状清单、生活事件量表、防御方式问卷、人格问卷等。

二、常用心理干预方法

(一)CALM 疗法

CALM 是"managing cancer and living meaningfully"的缩写,即"癌症疾病管理与有意义地生活",是一种专门设计给癌症患者,特别是晚期癌症患者的短程心理治疗方法。而 CALM 这个词翻译成中文有镇定、安宁、从容自若的意思,这也是希望患者在面对癌症甚至是死亡时能够达到的一种心理状态。

癌症患者,特别是晚期癌症患者,除了要饱受疾病和各种治疗的痛苦煎熬,还要面对绝望和死亡的分离。CALM 治疗从 4 个方面入手:

(1)促进患者与医护人员之间的沟通与合作,通过控制和缓解症状达到对癌症患者最好的照顾。

(2)协助癌症患者面对疾病进行自我调整,改善与配偶、家人和身边其他人的互动关系。

(3)协助患者察觉人生意义、目的、期望。

(4)陪伴患者面对未来、希望及死亡的相关议题,预立医嘱。

通过 4~6 次会谈,运用专业的心理学方法帮助癌症患者更好地管理症状,发现人生的意义,从而活得更加充实而有质量。

此外,CALM 还能帮助经常面对生死的肿瘤医护人员,帮助他们提升医护人员自身的价值感,减轻情感耗竭。

(二)正念疗法

"正念"强调有意识、不带评判地觉察当下,是佛教禅修主要的方法之一。西方的心理学家和医学家将正念的概念和方法从佛教中提炼出来,剥离其宗教成分,发展出了多种以正念为基础的心理疗法。

正念是一项 ABC 技能:A(aware):觉知;B(being with):全然接受当下经历的,而不是意气用事;C(choice):更好地选择适应环境的方式。它意味着全然感受生命(即使有时很痛苦),对每一种体验都充满好奇心和勇气。正念也意味着任何时候都要保持淡定,只有接受了,我们才能做出冷静明智的决断,而不是批评、分辩和意气用事。它是有意识的,有活力的,谨慎的,精确的。正念也包括了接纳的,和蔼的,开放的,宽容的。

正念疗法是对以正念为核心的各种心理疗法的统称,目前较为成熟的正念疗法包括正念减压疗法、正念认知疗法、辩证行为疗法和接纳与承诺疗法。医学研究显示,坚持练习某些类型的正念练习在改善心血管系统问题、提升免疫力、缓解疼痛等方面也有助益。

正念减压训练最初用于患有一般疾病或存在心身症状的患者,处理他们与压力有关的问题,现已扩展到处理人们心理、生理和社会多个方面的问题。正念减压训练有许多分支,用于处理个别人群的特殊问题,每种分支都会使用特定的技术,除感受自身体验外,患者在正念减压训练或其他与正念相关的心理治疗中唯一要做的就是完全从认知上接受自己。因此,这种方法适用于所有类型和所有分期的癌症患者。

例：10种正念练习方法

（1）早晨醒来时，轻轻地微笑：在天花板、墙上挂一根树枝或其他标示，甚至可以是个"笑"字，好让你早晨醒来一睁开眼就能看到，这个标示有提醒你的作用。利用起身前的片刻掌握好呼吸，轻轻地吸进并吐出三口气，同时轻轻地微笑，随顺你的呼吸。

（2）闲暇时，轻轻地微笑：不管在任何地方坐着或者站着，记得轻轻地微笑。看着一个小孩、一片树叶、一幅墙上的画，或任何其他相对来说的静物，保持微笑。

（3）听音乐时，轻轻地微笑：听一段音乐，听上两三分钟，专注在歌词、曲调、旋律与音乐情境上。

（4）发怒时，轻轻地微笑：当你意识到自己在发怒，轻轻地微笑。安静地吸气、吐气三次，保持微笑。

（5）平躺，全身放松：背部平躺，不要用垫子或者枕头支撑。双臂放松，平放在身体两侧，双脚微微张开，向外舒展，轻轻地微笑。轻轻地吸气、吐气，专注于你的呼吸。放松全身每一寸肌肉，就好像它正要沉到地底下，或像悬挂在微风中的一片丝绸那般柔顺。完全地放松，只要专注于自己的呼吸和微笑。把自己想成一只猫，全身软绵绵地在温暖的炉火前，当猫的筋肉松弛下来，任何人的抚触，它都不会抗拒。持续呼吸十五次。

（6）深呼吸：背部平躺，平稳地轻柔地呼吸，把注意力集中在胃部的高低起伏。当你开始吸气时，让腹部鼓起，好将空气带进下肺部。当上肺部和胸腔开始充满空气时，你的胸腔会开始鼓起。腹部则会缩下去。继续练习呼吸十次。一般来说，呼气会比吸气来得久些。深呼吸可以帮助你更深地放松，清理身心的负面能量。

（7）数呼吸：全跏趺坐或半跏趺坐，或散散步。（跏趺坐为佛教术语，即互交二足，将右脚盘放于左腿上，左脚盘放于右腿上的坐姿。在诸坐法之中，以此坐法为最安稳而不易疲倦。又称交一足为半跏趺坐、半跏坐；交二足为全跏趺坐，此为圆满安坐之相，诸佛皆依此而坐，故又称如来坐、佛坐。又以为佛禅定时常用之坐势，故亦名"禅定坐"。）

吸气时，要保持正念：我正在吸气。呼气时，也保持正念：我正在呼气。记得要从腹部呼吸。开始第二次吸气时，要保持正念：我正在吸气。然后慢慢呼气，也同样保持正念：我正在呼气。像这样一直数到十，然后再从一开始数起。只要数错或忘了数，就回到一重新开始。

（8）听音乐时，随顺你的呼吸：听一段音乐，深长地、轻柔地、平稳地呼吸。随顺你的呼吸，但做它的主人，同时对音乐的旋律与情境保持觉知。不要迷失在音乐中，要继续做你的呼吸和自己的主人。

（9）谈话时，随顺你的呼吸：深长地、轻柔地、平稳地呼吸。在听朋友说话以及自己的回答时，随顺你的呼吸，就像听音乐时那样继续练习。

（10）随顺你的呼吸：全跏趺坐或半跏趺坐，或散散步。从腹部轻缓而平常地呼吸，并保持正念：我正像平常那样呼吸。呼气时，同样也保持正念：我正像平常那样地呼气。像这样继续呼吸三次。在第四次呼气时，拉长吸气，并保持正念：我正深深地吸进一口气。保持正念地呼气：我正深深地呼出一口气，继续呼吸三次。现在，用心地随顺你的呼吸，觉知你的腹部和肺部的每一个动作。跟着气息的出入，保持正念：我正在吸气，并自始至终都跟随着我的吸气。我正在呼气，并自始至终都跟随着我的呼气。像这样继续呼吸二十次。再回到平常的呼吸。五分钟后，重复方才的练习。记得呼吸时要保持微笑。一旦你能掌握这个练习,就可以继续下一个练习。

(三)艺术治疗

艺术治疗又称为艺术心理治疗,为心理治疗的形式之一,乃是以表现性艺术,如音乐、舞蹈、绘画、戏剧、诗歌等为媒介来完成心理诊断与治疗的科学,其中:

(1)音乐治疗是一个系统的干预过程,在这个过程中,治疗师运用音乐体验的各种形式,以及在治疗过程中发展起来的治疗关系作为改变的动力,来帮助病人获得健康。有个体音乐治疗和团体音乐治疗。

音乐在临床治疗中起着以下 3 方面的作用:

生理/物理作用:音乐可以引起各种生理反应,如使血压降低、呼吸减慢、心跳减慢,从而明显促进人体内稳态,减少紧张焦虑,使机体放松,产生明显的镇痛作用。

人际/社会作用:音乐是一种社会性非语言交流的艺术形式,音乐活动本身是一种社会交往活动,治疗师为来访者提供一个愉快的人际交往环境,让他们逐渐恢复和保持自己的社会交往能力。

心理/情绪作用:利用音乐对情绪的巨大影响力,通过音乐来改变人的情绪,最终改变人的认知。

音乐治疗的方法和技术有:接收式音乐治疗、再创造式音乐治疗、即兴演奏式音乐治疗。

(2)绘画治疗。

美国艺术治疗协会给绘画治疗所下的定义是:绘画治疗提供了非语言的表达和沟通机会。绘画治疗的基本原理:首先,绘画是表达我们潜意识的直接工具;其次,绘画是一种投射技术,人们通常对绘画的防御机制较低,通过简单、模糊和不确定的指导语引起人们的反应,给人们充分的想象空间,让其把深层次的动机、情绪、焦虑、冲突、价值观和愿望于不知不觉中投射在绘画作品上;最后,绘画所传递的信息量远比语言丰富,表现能力更强。绘画的过程本身就是思维再加工的过程,借助绘画,人们把自己思考的东西进一步深化。

(3)舞蹈治疗。

舞蹈治疗是运用舞蹈动作帮助人们整合个人的生理、情绪与认知。在个体舞蹈治疗中,治疗师为来访者提供一个安全的场所,让来访者将自己的问题呈现出来,表达情绪,宣泄情绪,以到达身、心、灵的统一。舞蹈治疗的基本原理:第一,舞蹈成为一种治疗的工具,是因为身心是不可分的,是相互影响的,所以身体的律动可以直接反映出人们的心理状态、内在的冲突与问题等。在治疗中,通过身体的律动又可以去带动心理,释放心理的各种困扰,从而解决心理问题。第二,舞蹈是对音乐和韵律的一种本能反应,来访者通过舞蹈,更了解自己的感情。治疗师避开防御机制直接进入来访者的潜意识。第三,治疗师以开发接纳的身体态度与来访者互动,无形中使来访者的肢体也受到影响。Shoop 相信人类是通过身体来表达的,身体会不断表达出他的感觉,且可以依照个人的状态无限制地改变与重新安排,任何发生在身体上的改变,都会影响心理,动作上的成就会反映到心灵,使人们超越自我和克服自卑感。

(四)园艺疗法

园艺疗法(horticulture therapy,园艺治疗)是一种辅助性的治疗方法(职能治疗、代替医疗),借由实际接触和运用园艺材料,维护美化植物或盆栽和庭园,接触自然环境而纾解压力与复健心灵。包括植物疗法、芳香疗法、花疗法、园艺疗法、药草疗法、艺术疗法之一（插花、押花，组合花园制作）等。

园艺疗法对众多疾病患者都有"沉默的帮助"，例如精神方面，园艺疗法能帮助患者消除不安心理与急躁情绪、增加活力、刺激调节松弛大脑、抑制冲动、培养忍耐力与注意力、增强行动的计划性，还能增强责任感和树立自信心；社会方面，园艺疗法帮助提高社交能力、增强公共道德观念；身体方面，能够帮助患者刺激感官、强化运动机能。

第十七章　肿瘤患者死亡教育

　　肿瘤治疗不再有效的条件下,患者会经受器官衰竭、内心挣扎痛苦直至生命结束,其常常是在恐惧、担忧中走向人生最后的旅程。患者一般越接近死亡,对于死亡的恐惧越会加重,因此除了降低患者身体痛苦外,关注心理变化也非常关键,科学合理的死亡教育不仅可以让人们正确认识生活,提高患者生活的价值,而且可以保证患者死得更有尊严,使患者无惧于死亡。死亡教育是结合护理学、医学、精神学、心理学等多个学科的生与死教育,死亡教育是给予患者的一种人性化关怀方式,与医学技术不同,人文关怀体现的是一种人文医学精神,在真正意义上给予患者生命的尊重。死亡教育可以增加对于生与死的理解,认识到生与死是属于不可抗拒的自然规律,认识到死亡是一种伟大的平等,我们追求的是"优生优逝"。对患者家属进行死亡教育,使家属可以真正接受死亡的到来,告知家属避免在患者面前表达对死亡的恐惧,应当为患者营造更加温馨、舒适的环境,引领患者正确面对死亡。由于受到我国传统文化的影响,人们常常认为提及死亡是不礼貌的行为,且一旦提起意味着死亡即将来临。因此加快对死亡教育的研究和分析,是当前临床刻不容缓的事情。本章将从姑息治疗、临终关怀和哀伤辅导这 3 个部分进行阐述。

第一节　姑息治疗

一、姑息治疗的概念

　　姑息治疗医学的基本概念来源于肿瘤学,经过 40 余年的发展,姑息治疗已经迅速成为肿瘤综合治疗中的重要内容,不论是国际还是我们国内,姑息治疗领域的专家同时也是肿瘤治疗专家。姑息治疗是通过对患者疼痛等症状以及其他生理、心理和精神方面问题的早期诊断和正确评估,来缓解和处理患者痛苦的治疗措施。肿瘤患者的姑息治疗可分为 3 个阶段,一是疾病早期为肿瘤患者提高对应的支持治疗;二是疾病早期帮助患者提高生存率和生活质量;三是疾病晚期为患者通过必要的临终关怀,同时做好家属的相关工作。

二、姑息治疗的起源及延续

　　姑息治疗起源于公元 4 世纪罗马时代的 hospice 运动,即临终关怀。1967 年,在英国伦敦建立世界上首个现代化的 Hospice。我国"姑息"一词最早出自《礼记·檀弓上》,曰"君子之爱人也以德,细人之爱人也以姑息"。我国恶性肿瘤姑息治疗方案是 1985 年李同度教授在全国肿瘤防治经验交流会上发表的;1987 年中国癌症基金会安徽肿瘤康复医院创立;1994 年中国抗癌协会癌症康复与姑息治疗专业委员会建立,紧接着多个省市级癌症康复姑息治疗专业委员会接踵创立。姑息治疗是肿瘤临床综合诊治的关键构成部分,其地位不断上升。

三、姑息治疗的临床应用

1. 什么样的患者需要姑息治疗?

肿瘤治疗的失利使我们触到医学的"边界"。姑息治疗的基本原则是控制患者临床症状,是帮助癌症患者治疗疼痛及躯体、社会、心理等其他不适症状,从而改善面临致命疾病威胁的患者及其家属的生存质量的学科。姑息治疗包括:①恶性肿瘤的疼痛控制;②恶性肿瘤姑息治疗手段的实施;③预防、诊断和治疗非肿瘤伴随症状;④患者、患者家属及医护人员的心理疏导;⑤姑息治疗领域相关的科研、教学和医疗宣传;⑥终末期肿瘤患者的临终身心关怀、居丧支持。

2. 姑息治疗的最佳选择时机?

让晚期肿瘤患者"优逝"姑息治疗不仅实施于肿瘤的晚期,还应尽早地用于疾病的早期,与手术、放疗、化疗等手段相结合,让患者有一个良好的心理状态、营养知识、诊疗常识,同时缓解疼痛及其他造成痛苦的症状。即姑息治疗可与疾病缓解或治愈性治疗同步进行。国际指南中已经推荐早期姑息治疗,推荐一旦确诊为恶性肿瘤,就开始早期姑息治疗。为什么要早期转诊姑息治疗? 其理由是:当前我国恶性肿瘤姑息临床治疗的主流仍以三阶梯止痛为主,对中晚期恶性肿瘤患者给予包含止痛在内的全盘姑息治疗及临终人文关怀服务,早期姑息治疗改善患者的生活质量并减轻症状负担、减少患者抑郁症和增加总生存时间、改善患者亲属的生活质量、减少生命终末期的侵袭性护理、减少医疗保健费用。对晚期患者应全身心照顾,使其在病情缓解时尽可能地主动生活,既减轻家庭及社会的负担,也使患者获得道义与精神、心理满足;姑息治疗是在积极提高生命质量,其目标是缓解患者的痛苦,为患者及其家人提供最佳的生活质量。当肿瘤处在终末期不得治愈阶段时,可以缓解患者的精神压力及痛苦并延伸无病症生存时期,姑息治疗是整个恶性肿瘤治疗的不可缺少的一部分,姑息治疗开始得越早,病人的生活质量和满意度将会越高,从而最大限度地缓解社会、家庭压力,减少医患冲突。

3. 姑息治疗的理念推广

尽早开始姑息治疗的理念还需要卫生专业人员进一步向患者推广。为了建立全面的姑息治疗服务体系,需要针对相关人员开展培训,具体包括早期肿瘤治疗引起的不适症状的护理等,以及中后期患者的情绪护理等。出台相关的法律法规,将姑息治疗纳入医疗保险范围。为了促进姑息治疗在我国的发展,首先必须促进其走上制度化的道路。通过制订相关的法律法规,使得姑息治疗的发展得到法律保障。将姑息治疗纳入医疗保险,可以有效提高姑息治疗的覆盖面;同时需要对姑息治疗的治疗操作进行规范,保证其质量,提高患者的满意度,最终促进姑息治疗的健康发展。做好姑息治疗的宣传工作,提高群众认识。为了改变人们对姑息治疗的认知,需要结合实际情况开展相关的宣传工作,通过各种方式的教育提高患者对姑息治疗的认识,同时促进患者改变对死亡的态度,促使患者能够以一种平静、坦然的方式接受诊断结果。

完善姑息治疗志愿者服务制度,建立志愿者岗前培训。通过对志愿者的培训,提高其护理技能,使得其护理操作达到标准化、规范化,从而从根本上提高志愿服务的质量。

4.现代姑息治疗

现代姑息治疗强调整体干预,重点强调物理、运动疗法和药物治疗并行,强调早期姑息治疗。其中,康复治疗可以减轻疾病的伴随症状,提高患者及其家人的生活质量,无论是在门诊护理、机构护理还是在家庭护理中,康复治疗都是非常重要的治疗组分。美国将恶性肿瘤的姑息治疗方案分级化,以全面的姑息诊疗与医学专业相关的姑息医治相互联合,进行个性化的评估及选择。美国医疗保险体制的完善,也是加速姑息治疗可行性的原因,大多数癌症患者可享受医保优惠,姑息治疗已成为该国公民的一项最基础的生活健康庇护,能够满足患者的需求。俄罗斯的儿科肿瘤医师首次在莫斯科某医疗机构提出"肿瘤疾病儿童居家临终关怀"。随后在此根本上应运而生了相对独立自主的非商业性机构"肿瘤疾病儿童第一临终关怀医院",其科学研究本部是俄罗斯肿瘤中心儿童肿瘤学研究所,该机构提供儿童姑息治疗,让肿瘤患儿对生命有了无限的期待。

我们需要面临的不仅是治疗方案的选择,还包括医疗费用的支出。目前,医疗负担重同时也是我国癌症患者家庭焦虑最多的事,如何最大限度地减轻其家庭的经济负担?医学病例实践已经有效地证明姑息治疗不仅能改善和提升患者的预后及生活品质,还可以强有力地减少患者治病及营养恢复成本。临床指南推荐在实行医疗保险改革的同时,放宽医疗服务支付的条款,确保重症患者得到高水准的姑息治疗,从而减轻家庭负担。姑息治疗的加大应用及相关医疗保险制度的完善,能较有利地减轻患者家庭的经济包袱,节省并有效分配优质医疗资源。生是偶然,死是必然。中国不断老龄化的进程,不仅需要提高人们对死亡的认知、敬畏、坦然,也是医疗制度发展的必然化,从而不断加强"以患者为中心"的姑息治疗方案的实施。针对一些慢性疾病及轻症患者采取初级的姑息治疗,主要负责减轻疼痛、缓解临床症状、控制焦虑及抑郁等情绪变化,同时通过疾病上报系统监测病情变化、早期发现并治疗。对于晚期肿瘤患者及重症患者则给予规范化的姑息治疗,当然也包含疼痛及临床症状的控制、心理健康的重塑、为患者及其家属提供轻松及高效的治疗方案。给予家属死亡教育。患者家属多伴有绝望、悲伤等情况,而且部分家属因自身恐惧会出现疏远患者的情况,因此需要及时向患者家属进行死亡教育,消除患者悲伤、恐惧以及自责等不良情绪,勇敢面对死亡,给予患者充分的陪伴,使患者可以有尊严地离开。老年癌症患者,随着全球老龄化及人均寿命的提高,现代姑息治疗需要对该趋势进行更广泛的研究。在发达国家社会福利负担加重甚至带来社会动荡的同时,发展中国家更要合理处理未富先老的问题。在现代肿瘤治疗中,随机临床试验往往是各大指南推荐的终末期治疗之一。现代肿瘤和姑息治疗相结合的随机临床试验可给患者带来健康方面的获益,包括改善生存率、控制症状、减少焦虑和抑郁、减少生命终末期某些徒劳无功的化疗、提高家庭满意度和生活质量、优化配置健康护理资源。

5.姑息治疗并非放弃治疗

大多数人不愿意谈论死亡、无法接受死亡,甚至是生命末期的临终关怀。当患者或家属听闻患癌症时,大多希望能接受手术根治治疗,不愿意接受姑息治疗,甚至有人认为姑息治疗就是"摒弃"医疗、"等死"医疗,是"没有希望"的医治,是不积极主动的诊疗,有专家学者以为也许把"姑息治疗"变为"支持治疗"或"综合治疗"可能更加得当,也有医院将"肿瘤科"更名为"综合内科"，从而能够最快速和容易地获得患者及家属的理解和认可。在世界范围也存在普遍的误解，即姑息治疗仅是临终护理而被贬低，是对死亡（death）和垂死（dying）的污名化。治愈性治疗并非所有癌症患者的最佳选择，治疗方案需因人而异，体现个体化的精准治疗。姑息治疗并非放弃治疗，乃是临床医生、患者家属对患者的关爱体现，让患者能轻松、体面而有尊严地离开这个世界。姑息治疗是患者医治过程中的有机组成部分，针对肿瘤患者的个体化病情，与其他诊疗方案（如化学治疗、放射治疗、中医治疗和心理疏导治疗等）相辅相成，不可或缺。姑息治疗专业团队应该及早提供以患者为导向的护理和以肿瘤导向的治疗。系统评估和使用患者报告以及患者积极参与治疗的决策，可以更好地控制症状，改善患者身心健康，并更好地利用医疗资源。

第二节　临终关怀

临终关怀（hospice care）运动最早起源于英国的圣克里斯多费医院。20 世纪 50 年代，这场运动的创始人，英国护士桑德斯（Cicely Saunders）创立了第一家现代临终关怀医院——圣克里斯托弗临终关怀医院（St Christopher's Hospice），决心帮助生命垂危的病人缓解痛苦。为了使更多的病人从中获益，桑德斯通过理解病人，了解他们的需求，不断完善着临终关怀这一治疗模式。70 年代后期，临终关怀传入了美国。直到 80 年代后期，天津医学院临终关怀研究中心的建立推动了中国临终关怀事业的进一步发展，也标志着中国对于医护职业道德的重视到达了新的高度。

在 2012 年，美国临床肿瘤学会（American Society of Clinical Oncology，ASCO）倡议临终关怀与姑息治疗应成为肿瘤综合治疗，即为疾病末期的病人提高生活质量的主要护理模式。在 2016 年出版的中国肿瘤心理治疗指南中提出，在病人以及医护人员共同决定抗肿瘤治疗已失去原有治疗作用，且终止治疗后，对于预期生存小于 6 个月的患者应启动临终关怀模式。此模式包含：①以团队为导向的专家医疗护理、积极的疼痛管理；②根据病人需要和愿望量身定制的情感和精神支持，其中包括身关怀、心关怀以及灵性关怀；③向病人的亲人提供必要的心理支持，如居丧关怀。

一、道德和价值观问题

美国国家社工协会（National Association of Social Workers，NASW）在其道德规范（NASW，2000）中提到临终关怀与姑息治疗的道德规范标准应作为相关人员在道德决策和实践方面的重要指南之一。临终关怀和姑息治疗的核心应秉承着：我们每个人都有权利有尊严地在痛苦中活着和死去，我们的家人也应该得到必要的支持，使我们能够这样做。

作为临终关怀运动的先驱者，桑德斯认为，垂死的人也需要尊严、同情和尊重，并获得在治疗测试中经过严格的科学方法验证的治疗手段。她提出了"完全痛苦（total pain）"这一概念，即病人以及其医护人员在抗癌过程中身体上、情感上、社会上和精神上所能感受到的所有痛苦。她废除了当时盛行的伦理观念，即认为那些不能被治愈的人是失败的标志，对他们的预后撒谎是可以接受的,甚至是可取的。她驳斥了垂死的人应该等到第一剂止痛药效过后再服用另一剂这一观点,并驳斥了阿片类药物成瘾风险是疼痛管理中的一个问题。

对于刚接触临终关怀以及姑息治疗的医护人员来说,相比于理论知识,在实际操作上很有可能遇到更大的道德以及观念挑战。这也是新的模式在与新的文化与医疗系统的融合过程中不可避免的。

在一项调查临终关怀和姑息疗法护士所经历的伦理困境的研究中,Cheon 等概括了统计于临终关怀及姑息护理协会(The Hospice and Palliative Nurses Association,HPNA)的叙述资料数据,并整理出了 6 个主题用来概括所收集到的信息,包括:①缺乏沟通;②无效治疗;③患者的主观意愿被篡改/受到威胁;④症状管理和阿片类药物使用方面的问题;⑤与决策有关的问题;⑥停止延缓生命类的治疗有关的问题。

这些主题是临终关怀服务者在工作过程中常见的。Cheon 等发现,为了解决这些问题,大部分医护人员选择去咨询其他专业人士或者接受有关教育,而另一部分则提到了个人或者体制性障碍的存在。在另一篇讨论临终关怀过程中可能遇到的文化差异问题的研究里,Coolen 总结,沟通困难是临终护理期间医护人员与患者及其家人之间存在的最大障碍。对于存在沟通困难的医患关系,Coolen 发现医患之间的信任感是有效沟通的必要条件之一。而导致沟通困难的因素却不仅仅是不信任感,患者对于死亡的态度,对于疼痛的理解,以及对于临终关怀的理解等都会影响医患关系,进而影响到姑息治疗和临终关怀的质量。临终关怀的意义不只是治疗身体上的症状,而是延伸到病人的心理、生存和精神方面的需求。

推荐意见:

(1)医院可以提供额外的项目和服务来为临终关怀医护人员提供心理与技术上的支持。

(2)因为临终关怀的服务点往往包含多个地点、多种家庭模式、文化差异等,而这会导致服务的流程与内容不完全相同。因此,教育计划和支持系统也需要有足够的灵活性来适应一些特殊情况。

(3)医院内可设置生物伦理/道德兴趣小组供不同专业的人员共同讨论遇到的困境,用以增强各专业人员之间的沟通与决策制订。

二、家庭纠纷

(一)背景

家庭是一个充满复杂关系而独特的社会单位。在面对生命攸关的问题时,家庭成员所感受到的压力,以及发生冲突的可能性也将成倍增加。目前,中国提供安宁疗护服务的机构和组织主要有:①隶属于医院和其他医疗机构的安宁疗护病房或单元;②居家临终关怀服务;③第三方安宁疗护中心。无论是上述哪一种关怀形式,都不能忽略家庭矛盾和争吵给临终关怀质量、患者病情以及患者家属陪同带来的巨大影响。

由于国内临终关怀的需求与供给能力存在巨大差异,患者往往大部分时间都需要居家接受临终关怀服务,如:接受医护人员的定期探望、配合非专业临终关怀人员的日常照料、定期前往医院检查或补给止痛药等。而随访人员预判、了解以及处理与疾病相关的,或从疾病衍生的家庭纠纷的能力都将决定临终关怀的服务质量与完成度。美国一项研究针对 120 名预期生存小于 6 个月的老年患者、其家属陪护以及临终关怀团队,进行了围绕家庭纠纷在临终关怀中的角色的主题,进行了采访和问卷调查。调查研究结果显示 55％的患者家庭在临终关怀期间出现过家庭矛盾,并表示这些矛盾在中等—很大程度上与 44％的死亡有重要联系。Kramer 等建议,为了更好地理解并解决家庭矛盾,临终关怀人员应逐步分析:①冲突的性质;②患者家庭背景;③患者家庭条件;④影响因素;⑤干预过程;⑥矛盾产生的后果。

（二）证据

在一项随机的临床试验中,Chi 等对于 15 个临终关怀家庭照顾者进行了访谈,并总结出了几人类临终关怀家庭照顾者在帮助患者进行疼痛管理的过程中遇到的挑战:①以照顾者为中心的问题;②照顾者的用药技能和知识;③沟通和团队合作;④组织能力;⑤以病人为中心的问题。临终关怀团队应通过提供实用的护理知识、心理辅助经验等,来帮助家庭照顾者建立信心面对这些挑战,管理来源于这些挑战的压力,从而降低家庭矛盾发生的风险。

Kramer 等在他们的研究中发现了除上述挑战之外的其他的,围绕家庭照顾者这个身份的问题:①时间冲突;②情感压力;③沟通障碍/理解错误;④被忽略的自我。因此,临终关怀团队应在保证患者接受高质量的关怀的同时,也关注到这些问题。

（三）推荐意见

（1）对于临终关怀团队的培训,可考虑增加家庭矛盾预演模块。

（2）为疼痛管理设置专门兴趣小组,用以讨论病人家属在管理期间会遇到的问题。

（3）设置专门课题小组讨论家庭护理人员在面对压力与挑战时/后,可增加心理回弹性/恢复力的手段。

三、心理医生在临终关怀阶段起到的作用

（一）背景

人们通常会寻求各种各样的方法与方式,来消化接收到的关于亲人病情的诊断结果,以及其预期生存的判断。而对于被诊断为癌症的患者本身来说,生理、心理、社会和精神方面的问题往往是互相牵制的。临终关怀的本质是护理工作,在现有医疗技术无法治愈患者时,临终关怀者需要在最大限度上考虑到患者在临终关怀过程中,直至生命尽头的心理与精神体验。

在得知自己的病情后,诊断书对于患者以及患者家属来说都是一个创伤性打击,美国心理学协会（American Psychological Association,APA）建议在临终关怀过程中注意医院环境带给心理创伤高风险的患者的影响。对于在医院接受临终关怀的,且被诊断为创伤后应激障碍的患者来说,除身体伤痛外,每一次的血压测量、给药、急救等,都有极大的可能引起恐慌反应,而这将会很大程度上降低临终关怀服务的质量。

在患者开始姑息治疗时,就可以考虑心理介入。直到患者预期生存小于 6 个月时,关怀团队中的心理医生应考虑与团队其他成员讨论适当修改其治疗方案,以适应新的护理阶段。对于拒绝临终关怀服务但有临终关怀需求的人群,心理医生能起到分析阻力产生原因,和破除阻力的作用,从而使更多的家庭可以从临终关怀服务中获益。对于有极端家庭矛盾的患者来说,心理介入能够帮助患者及其护理人员建立连接,以更好地解决家庭矛盾,从而使患者和护理人员都从中受益。

（二）证据

许多的临终关怀服务会提供线上或线下的互助小组。在信息交换的过程中，患者以及患者家属可能找到其他的心理辅助替代方案。通过倾听别人如何处理特定问题的故事，患者家庭可以找到最适合自己的介入方法，或者帮助患者家庭消化困难信息。

2010年，通过3个多月的临床实践，Breitbart等开发了一种专门为晚期肿瘤患者以及癌症病人设计的心理/精神疗法——以意义为中心的团体心理治疗（meaning centered group psychotherapy，MCGP）。这一革新式疗法被证明能够有效地缓解患者心理和情感痛苦、改善患者的精神状态、提升人生价值感。不同于以往的心理疗法，MCGP专注于患者的精神体验，并希望通过调节精神状态来改善患者面对死亡的心理状态。

（三）推荐意见

（1）为患者家庭提供多样化的心理治疗选择，如MCGP、互助小组、家庭矛盾咨询等。

（2）对临终关怀团队的心理医生与负责关怀住院患者的医护人员，进行统一的关于临床心理需注意事项的培训。

（3）在医院设置心理支援区域，以及时满足住院患者的心理疏导需求。

第三节　哀伤辅导

一、哀伤的概念

哀伤在英文中有bereavement、grief和mourning三个词可以表达，但其内涵和外延略有不同。Bereavement和grief都描述陷入丧失时的情绪，两者也常可互换使用。但bereavement更强调丧失的状态，而grief强调面对丧失的反应，例如被夺去心爱的人或物时所产生的一种悲哀、愤怒、遗憾和内疚的感觉。Mourning通常翻译成哀悼，表现为逐渐适应丧失的一个过程，其表现方式与社会、文化和习俗有很大的关系。哀伤辅导中的哀伤主要指grief，因此，哀伤是指一个人遭遇失落或被夺去心爱的人或物时所产生的、以悲哀为主调的复杂情绪。

二、哀伤的分类

哀伤可被分为正常哀伤和非正常哀伤。正常哀伤又称"自然哀伤"（natural grief）或"非复杂的哀伤"（uncomplicated grief），非正常哀伤在英文中常被称为"复杂哀伤"（complicated grief）。美国哈佛大学的精神科教授威廉·沃登（William Worden）从情感、生理、认知和行为4个方面，论述了正常哀伤和非正常哀伤的表现。

其中，正常哀伤包含以下几种表现：

（1）情感方面（feeling）：忧愁、愤怒、罪恶感（自我谴责）、焦虑、孤独、疲乏、无助感、怀念、解放、解脱及麻木等。

（2）生理感受（physical sensation）：胃部不适、胸部不适、喉部不适、对声音过分敏感、呼吸短促、自身解体感(sense of depersonalization)、肌肉衰弱、浑身乏力及口干等。

(3)认知方面(cognition):无法接受死亡事实、混乱、全神贯注思念死者、强烈感觉死者的存在及幻觉等。

(4)行为方面(behavior):失眠、食欲缺乏、心不在焉的行为、避免提及死者、寻找、叹息、坐立不安、过度活动、哭泣、停留在死者常去的地方、保留死者遗物以及佩戴一些物品以怀念死者等。

相比正常哀伤,非正常哀伤是由于某些因素使哀伤者难以走出或无法完成哀伤过程,导致社会或日常功能受损。非正常哀伤大体可分为4类:

(1)长期的悲伤(chronic grief):时间持续过长,仍不能基本缓解。

(2)延迟的悲伤(delayed grief):悲伤没能充分表达出来,而受到压抑,哀伤的情感显露较晚。

(3)过度的悲伤(exaggerated grief):居丧者能认知其对死者去世的反应,但其反应相当激烈,甚至达到非理性的程度,甚至可表现为对死亡的极大恐惧。

(4)掩饰的悲伤(mask grief):哀伤者体验到了令其困扰的行为与症状,但不能意识这些行为和症状与丧失有关,造成适应不良的行为、生理反应和精神症状。这通常是因为哀伤者采取了原始的自我防御,不让悲痛情绪在外显行为中表露出来。

三、哀伤辅导的概念

广义的哀伤辅导包括2方面:一是哀伤咨询(grief counselling),其任务是帮助人们处理正常的哀伤,使其在合理的时间范围内走过哀伤的过程,适应所爱的人的失去,在没有他或她的情况下适应新的现实。二是哀伤治疗(grief therapy),主要针对表现出非正常哀伤的幸存者,帮助其以适应性的方式表达哀伤情绪,恢复社会功能。哀伤治疗需要有执照的专业心理治疗人员进行,本文涉及的哀伤辅导仅以哀伤咨询为主,有关哀伤治疗的知识可以查阅罗伯特·内米耶尔的《哀伤治疗·陪伴丧亲者走过幽谷之路》,中文译本由机械工业出版社出版。

四、哀伤的相关理论

(一)哀伤的阶段论

1.帕克(Parkes)的哀伤过程四阶段模型

帕克是最早提出哀伤阶段论的理论家之一。他认为,哀伤过程会大约持续1年时间。麻木(numbness)和震惊是丧失亲友的第一反应,尤其是意料之外的丧失。接下来是渴望(pining),生者无比希望死去的人能够回来,反复思考死者去世前发生的事,渴望发现和纠正自己的错误。在这一阶段,很可能会出现强烈的内疚和自责。随着时间流逝,悲痛的程度逐渐减轻,但丧亲者会感到人生空虚,没有意义,陷入抑郁(depression)。在最后的恢复期(recovery),悲痛被削减到可以接受的程度,丧亲者开始积极探索所面对的世界。

2.库伯勒-罗丝(Kübler-Ross)的五阶段模型

库伯勒-罗丝以帕克的理论为基础,进一步发展了哀伤的阶段模型。罗丝认为,面对令人悲伤的变故(特别是死亡)时,人们将依次经历5个心理阶段。第一阶段是否认(denial),然后是愤怒(anger)、讨价还价(bargaining)、抑郁(depression),最后是接受(acceptance)。这一模型是最广为人知的哀伤阶段论,并被推广到各种各样的失去状态,包括孩子对父母分居的反应,成年人对失恋、离婚和分居的反应,还有临床工作人员对病人死亡的反应。

3. 雅各布(Jacobs)的综合阶段模型

雅各布综合了帕克和库伯勒-罗丝的理论,提出了一个综合性的阶段理论。面对丧失时,人们正常的哀伤过程会经过以下几个阶段:刚开始是麻木-不相信(numbness-disbelief),随后丧亲者会经历分离焦虑(separation distress),其中包括渴望-愤怒-焦虑(yearning-anger-anxiety)。强烈的情绪反应过后,是抑郁-哀悼阶段(depression-mourning),最后是接受和恢复(recovery)。

4. 关于阶段论的争议

综上可见,几乎所有的哀伤阶段理论都认同一个基本的过程轨迹:刚开始的否认和不相信,到强烈的悲伤情绪(其中可包括愤怒、渴望、自责、焦虑等),然后进入慢性的抑郁心境,最后慢慢接受和恢复。然而近年来,关于阶段论也出现了许多争议,实证研究的证据似乎不足以证明哀伤阶段的普遍性。例如,耶鲁大学的研究发现,许多个体(尤其是老人)其实从一开始就接受了亲友的死亡,并且没有报告愤怒或抑郁等情绪,而是更多表达了对死者的怀念。

另外,哀伤是一种极为复杂的情感过程,其发展过程也因人而异。哀伤的阶段理论可以为哀伤辅导提供参考,但我们需要记住,每个人都是一个独一无二的世界,5种阶段远远无法概括人面对丧失时千回百转、复杂多变、萦绕起伏的切身感受。不同的人会因其不同的性格、成长经历、文化环境、与所丧失的人与物之间的关系,而表达出不同的哀伤程度、类型和过程。怀疑、麻木、怀念、震惊、愧疚等情绪都是哀伤的正常表现,甚至愉悦也可以是失去挚爱时的反应之一。庄子在妻子死后鼓盆而歌,认为妻子完成了自身的"季节更迭",顺应自然规律,是一件喜悦的事情。同样,有宗教信仰的人也可能对死亡抱有积极态度。

(二)哀伤的轴理论

为了替代机械化的阶段论,学者们发展出了许多理解哀伤的新式理论。这些新理论的特征是,不再采取固定的阶段划分,而是聚焦于哀伤的轴系特征,不同的人于不同的时刻位于轴上的不同位置,我们可以通过在不同轴上的定位来理解此刻哀伤的性质、程度和过程,从而更好地了解自己或实施干预。

1. 西蒙·鲁宾的双轨模型(Simon Rubin's two track model)

鲁宾和其同事发展出的双轨模型聚焦于两点:哀伤者的个体生物心理社会功能,以及哀伤者和死者在死前和死后的持续的情感依恋关系。

按照鲁宾的理论,理解哀伤的第一条轨道是哀伤者的功能(functioning),它关注以下主题:哀伤者目前经历的情绪症状(如焦虑、抑郁和躯体化),哀伤者的家庭及其在人际交往中发挥的作用,哀伤者是否能正常参与生活工作,哀伤者如何看待死亡,死亡对其自尊的影响等。

第二条轨道是人际关系(relationship),它着眼于哀伤者和与死者的距离,考虑哀伤者接受丧失的能力和面对丧失的矛盾态度。该轴关心的问题有:哀伤者如何处理面对丧失的情感?用什么方式纪念他或她失去的爱人?所爱之人的死亡对哀伤者的自我概念有何影响?

鲁宾指出,哀伤辅导者往往过于关注第一条轨道,而对第二条没有给予足够的重视。鲁宾还开发了一种测量工具来评估哀伤者在两条轨道上的位置,对哀伤的临床工作和研究有重要的实用价值。

2.斯特罗比的双轴模型(Stroebe's two process model)

斯特罗比的模型将重点放在了人们面对丧失之痛的应对方式(coping)而非结果之上。其假设是,应对方式(coping styles)的差别影响人们对丧失的适应。斯特罗比将与丧失相关的压力源分成了 2 类:一是和丧失(loss)相关的压力,包括负面情绪的处理和与死者依恋关系的重组;第二种是与恢复(restoration) 有关的压力,涉及丧失之后生活的变化,和哀伤者如何面对没有死者的世界。

振荡(oscillation)是这一理论的关键概念,也是使其有别于以往理论的独特之处。振荡这一概念表明,失去所爱之人会在有时面对失去和恢复的某些方面,而在其他时候则会避免。处理丧失之痛是一个对抗与逃避不断反复的、复杂的调节过程,而处在 2 种压力源之间的振荡对于适应是必要的。

五、哀伤辅导的过程

(一)辅导关系与目标

辅导者与哀伤者是一种协助与被协助的关系。如果是针对非正常哀伤的哀伤者,辅导者也需要进行一些治疗的工作,但无论是咨询还是治疗,辅导者切记不要把自己的价值观强加在哀伤者的身上,也不要急于求成,而是尊重哀伤者的情感,帮助其一起渡过难关。辅导者要做的是协助人们在合理时间内,表达正常的哀伤,并健康地完成哀伤任务,以增进重新开始正常生活的能力。其终极目标是协助生者处理因逝者引发的各种情绪困扰,并完成未竟的事务。

沃登(Worden)提出了 4 个哀伤辅导的具体目标:增加丧失的现实感;协助当事人处理已表达的或潜在的情感;协助当事人克服失落后再适应过程中的障碍;鼓励当事人以健康的方式向逝者告别,并坦然地重新将感情投注在新的关系里。

(二)辅导的原则与程序

对应这四项目标,沃登列出了辅导者在协助过程中需要注意的原则和可参考的程序:

1.帮助哀伤者接纳丧失的事实,也就是死亡在事实上已经发生

如果否认死亡或死亡的意义,常会导致延长、不健康的哀恸以及偶尔有病理学的哀恸出现。强化死亡的真实感的最好方法之一,是鼓励生者面对死亡和谈论丧失。例如:灾难发生时你在哪里? 当时的情况怎样? 如何发生的? 葬礼怎么举行的? 亲友们是如何谈这件事的? 谈论而不是逃避,可以让哀伤者更快走出悲伤。但如果哀伤者一时难以接受,需要循序渐进,可以先以隐喻的形式谈论死亡,走近哀伤者的内心,再慢慢引导其面对现实。

2.帮助哀伤者识别和接纳自己的感受

哀伤者可能使用抽烟、喝酒、服用药物、过度工作和草率的性行为等方式避开愤怒、悔恨和悲伤的感觉,还有些人拒绝看到死者的照片,或拒绝在周围保留任何能让人想起死者的东西。责备、否认、社交退缩和物质滥用可能会让人在短期内感觉更好,但这些都不是长期的有效策略。辅导者可以帮助哀伤者觉察自己原始的防御机制和回避型的情绪处理,评估它们的有效性,并协助哀伤者直面自己的感受,用健康的方式去体验和接纳。

3.识别正常哀伤、非正常哀伤和精神障碍

许多哀伤者会因强烈的情绪而感到自己变得"疯狂",担心自己是否患上了精神疾病。辅导者要懂得鉴别正常的哀伤和非正常的哀伤,理解注意力的分散、感到死者还健在、行为的明显改变都很可能只是正常哀伤的表现。如果对哀伤者是否存在精神障碍感到不确定,也请及时转介到精神科医生处进行专业诊断,不要做自己能力范围之外的事情。

4.帮助哀伤者寻找丧失的意义

为所爱之人的逝去赋予意义,可以让哀伤者的情绪得到缓解和寄托,例如孩子在意外车祸中丧失,父母参与交通安全的公益活动;为纪念癌症去世的亲人设立慈善基金会,或成为抗癌爱心志愿者。

5.帮助哀伤者找到纪念死者的方式

很多哀伤者(尤其是失去配偶的哀伤者)会害怕自己忘掉死者,或担心自己与死者的关系被玷污而不愿进入新的关系。辅导者要帮助哀伤者认识到,一份新的关系并不会否定失去的关系,也不意味着死去的人被遗忘了。因此,找到纪念死者的方式并作为一种仪式保持,有利于哀伤者安放自己对死者的情绪,更好地面对新的生活。

6.帮助哀伤者适应已无死者存在的环境

帮助哀伤者接纳新的角色改变,承担以前死者所负的任务,并投入新的关系和生活。这并非对死者怀念的背叛,而是面对人生更有意义的追悼。但辅导者要注意,不要鼓励还处在剧痛期的悲伤者做任何重大改变生活的决定,如变卖财产、改行、换工作、领养孩子,或很快跳入一个新的亲密关系。因为在极为悲伤的时刻,情绪尚未稳定,很难有好的判断力,并且容易产生不良适应而影响到未来新情境的适应或新关系的建立。

7.给予哀伤者足够的哀悼时间

哀伤是一个漫长的、渐进的过程,无论是哀伤者自己、哀伤者周围的人和辅导者,都要给予哀伤者足够的时间,耐心等待最终的适应,不要催促、责备和急于求成。不同的人哀伤的过程都不一样,辅导者也要注意尊重个体差异。逝者一周年的纪念日和节假日都是哀伤中的重要节点,辅导者要注意和哀伤者保持联系,关注哀伤者的内心世界。

(三)哀伤辅导的技巧

1.注意语言措辞

应该避免的陈词滥调	可以替换的话
时间能治愈一切	你感到这痛苦似乎永远没法忘却
想开点,你深爱的人已经安息了	这真是难以承受的痛苦,你深爱的人不再痛苦,但我知道你在遭受痛苦
上天不会再给你更难以承受的打击了	这对你来说一定很难面对
别再哭了	哭吧,哭出来会好受一点。我在这里陪着你
我了解你的感受	我无法想象你此时此刻的感受,但我想让你知道我很在乎你
一切都会好起来的	请允许我帮助你,我们一起渡过难关

2.符号的使用

可以让哀伤者带上死者的照片、死者写的信件,音频或录像带、死者的衣服或珠宝等代表死者的符号参加咨询。这不仅能让辅导者更清楚地了解死者是谁,还能创造一种与死者直接相关的感觉,为交谈提供一个具体的焦点。

3.写信

让哀伤者通过写信来表达对死者的想法和感受。信件将经历和感受转化为语言,对事件进行连贯的叙述,帮助逝者表达自己想说的话,处理未完成的事件。这可以促进思维和感受的整合,缓解哀伤者的悲痛情绪。

4.绘画

绘画不像谈话那样容易受到防御性扭曲的影响,更能直接反映一个人对死者的感情和自己的经历。绘画对失去亲人的孩子是个很好的方法,对成年人也同样有效。绘画有助于促进情感表达,识别哀伤者没有意识到的冲突和自己在哀伤过程所处的位置。

5.角色扮演

帮助哀伤者扮演各种他们会感到害怕、焦虑或尴尬的情况。咨询师可以进入角色扮演,或作为一名推动者,或为来访者示范可能出现的新行为。

6.认知重构

我们的思想会影响自己的感觉,尤其是头脑中不断产生的隐蔽想法和自言自语。通过利用认知行为疗法相关的技术,帮助哀伤者识别这些想法,评估它们的现实和逻辑性,可以帮助减轻由某些非理性想法所引发的不安情绪。

7.引导想象

帮助哀伤者想象死者,让他们闭上眼睛,或者想象死者坐在一张空椅子上,然后鼓励他们对死者说他们需要说的话,这是一种非常有力的技巧。这种力量不是来自想象,而是来自活在当下,直接和死者交谈而不是谈论死者。

第十八章　肿瘤患者周围人群的心理

一、肿瘤科医务人员心理

随着社会经济的高速发展和我国卫生保健体制改革的深入,人们生活水平的不断提高,人们对健康的概念有了全新的认识,对医疗服务质量的要求也更加丰富和广泛。医护人员的工作关系到人的生命,以救死扶伤为己任,医疗服务的高风险决定了医护人员职业的高风险性,医护人员工作负担重,整天面对的是遭受疾病折磨的痛苦病人,使医护人员面临着严重的心理压力。医学模式的转变和医学知识更新的加快,不仅要求医护人员不断地提高技术水平和能力,而且要求具备很好的处理人际关系的能力。作为治病救人的医疗单位,为各种疾病提供了有效的医疗保障,但是我们往往忽略了作为实施医疗服务的主体——医护人员的心理健康。尤其在我国,近年来,随着医患冲突的增加、病人的维权意识增强、医学发展有限与患者过度要求之间的矛盾,医护人员的职业心理健康问题不容忽视。

(一)医务人员的心理状态

随着经济的迅速发展,人们的生活、工作条件得到改善,营养水平提高,用于教育和医疗保健的投资增加,人类健康状况有很大提高。同时经济的发展导致环境污染和生态破坏严重,大量化学合成物进入人类的生活,而且高节奏的生活环境导致心理压力突出和不良行为如吸烟、酗酒、不良饮食习惯等的产生,这些因素都会导致肿瘤病人的数量迅速增加。病人多、工作负荷大,经常需要超时工作,在一定程度上都扰乱了自身的生物节律,造成了肿瘤科医护人员的心身紧张,增加了他们的心理压力。医患关系是医疗人际关系中的核心,良好的医患关系有助于医护人员赢得病人的尊重和信任,增进双向的交流沟通,调动病人的积极性和配合,提高临床的疗效,同时还可以使病人形成良好的心境,有利于疾病的康复。新的医疗事故处理条例实施后,病人的自我保护意识及法律意识提高,医学发展的有限与患者过度要求之间的矛盾,导致医患之间的冲突增加,不利于病人的疾病康复,同时间接地增加了医护人员的心理压力。近年来,医疗事故发生的频率也在增加,社会舆论的负面报道给医护人员带来很大的心理压力。

医护人员的工作关系到人的生命,以救死扶伤为己任,医疗服务的高风险决定了医护人员职业的高风险性,肿瘤作为一种特殊的疾病,在治疗过程中,由于手术创伤给病人形体和功能带来的损害,以及放疗、化疗造成的毒副作用,常常加剧病人的情绪应激,许多病人会失去治疗信心,甚至感到绝望,可能出现攻击行为或自杀行为。癌症的诊断和治疗给病人带来的焦虑、愤怒和恐惧,手术的创伤及放疗、化疗引起的副反应给癌症病人带来的痛苦,医护人员都能够替代性地体验心理应激,影响医护人员的心理行为反应。面对晚期肿瘤病人的无奈,经常接触死亡病人,肿瘤科医护人员长期处在这种环境中工作,耳濡目染癌症病人的种种不幸,如果自己不能适时进行调整，会给自己的心理蒙上一层阴影。另外多种抗肿瘤药物对人体正常组织及细胞均具有抑制作用，医护人员由于职业关系经常接触到这些致癌物质，使其身体健康受到危害，而且这种危害有可能是长期的，且在短期内不易察觉，从而加重了医护人员的心理负担。

医务人员由于长期高风险、高强度、高压力的工作，相当一部分人员产生心理问题。近些年来，医师协会及一些相关团体调查发现，医务人员因压力导致的心理问题是常见的，大约有15％～21％的医务人员不同程度地存在心理问题，主要涉及外科、心内科、重症监护病房、肿瘤科及急诊科的医务人员。其心理障碍的表现类型大致可分为以下几种：抑郁症、焦虑症、恐惧症、偏执症、强迫倾向、躯体形式障碍和人际关系敏感，其中焦虑症发生率最高，其他依次为强迫倾向、抑郁症、偏执症、躯体形式障碍、恐惧症及人际关系敏感。在现实生活中，医务人员心理障碍的表现形式是不同的。多数医务人员的心理障碍为一种心理类型，但是也存在多种心理障碍类型叠加发生在同一人身上的情况。

（1）焦虑症：焦虑症又称焦虑性神经症，它是以持续性紧张、担心、恐惧或发作性惊恐为特征的情绪障碍。常伴有自主神经功能紊乱、运动性不安、肌肉紧张、躯体不适感等。其焦虑并非由实际威胁所引起，或紧张、惊恐程度与现实情况很不相称。患者多以睡眠障碍为主诉，经常或持续地出现无明确对象或固定内容的紧张不安，对事物过度担心和烦恼，无时无刻不处在警惕状态，常常伴有抑郁和神经衰弱等神经症。焦虑症与正常焦虑情绪反应不同：①它是无缘无故的、没有明确对象和内容的焦急、紧张和恐惧；②它是指向未来的，似乎某些威胁即将来临，但是自己说不出究竟存在何种威胁或危险；③它持续时间很长，如不进行积极有效的治疗，几周、几个月甚至数年迁延难愈。

（2）强迫性神经症：是一种以强迫观念、强迫情绪和强迫动作为主要临床表现的神经症。其特点是有意识的自我强迫和有意识的自我反强迫并存，两者的尖锐冲突使患者痛苦不堪。患者明知强迫症状的持续存在毫无意义，而且不合理，却不能阻止它的反复出现。以反复出现强迫观念和强迫动作为基本特征的一类神经症性障碍，简称强迫症。强迫观念主要表现为：强迫性怀疑、反复锁门、反复查对。强迫性回忆，对一些过往的事情反复回忆，明明知道没有实际意义，但仍旧无法摆脱；强迫性思考，对一些无实际意义的问题，无休止的思考；强迫动作主要表现为强迫性洗涤，如反复洗手、洗澡，明知已清洁却无法自控。当患者心情欠佳、傍晚、疲劳或体弱多病时，强迫症症状较为严重，女性患者在月经期间强迫症状可加重。而在患者心情愉快、精力旺盛或工作、学习紧张时，强迫症状可减轻。

（3）抑郁症：抑郁症是目前危害人类健康和情感行为的主要疾病，其发病率正迅速上升。在中国，有超过2600万的人患有抑郁症，约10％～15％的抑郁症患者死于自杀。抑郁症是一种常见的情绪障碍性疾病，以心情显著而持久的低落为主要症状，并且伴有相应的思维、行为改变。抑郁性神经症是临床常见的精神障碍，属神经症范畴，除了有神经症的共同特征（如痛苦、焦虑、易激惹、恐怖、强迫等）外，还有抑郁引发的认知、躯体、情绪等方面的症状。抑郁症是情感性障碍的主要类型，以情绪低落、自我评价低、自卑，有无用感和无价值感，有悲观厌世和自杀打算。隐匿性抑郁症是一种不典型的抑郁症，主要表现为反复或持续出现的各种躯体不适和自主神经症状，如头疼、头晕、心悸、胸闷、气短、四肢麻木和恶心、呕吐等症状，抑郁情绪往往被躯体症状掩盖，故又称为抑郁等位症。患者多不找精神科医生，而去其他科室就诊。躯体检查往往无阳性表现,易误诊为神经症或其他躯体疾病。

(4)偏执症:是指长时间地、固执地坚持自己偏颇性的看法,因他人没有遵从自己的看法而对他人充满敌意的一组精神障碍。偏执型人格障碍是一种以猜疑和偏执为主要特征的人格障碍。主要症状为过分敏感:在没有充分依据时,便预感自己会遭人伤害和摧残;未经证实便怀疑朋友或同事的忠诚与诚实;从温和的评价和普通的事件中就看出羞辱与威胁的意向;不愿信任别人,无端地害怕别人会利用他的信任来反击他;很容易感到自己受轻视,并且立即予以反击。

(5)躯体形式障碍:患者均以躯体症状为主诉,这类躯体症状经仔细的病史询问、体格检查、必要的实验室检查,不能证实有器质性损害或明确的病理生理机制存在。患者常反复陈述躯体不适,四处求医却未发现器质性病变;或即使有某种躯体疾病,也不能解释其主诉症状的严重程度、性质及由此产生的烦恼。此类患者大多辗转于内外各科,且做过很多的检查,仍不能找到与其痛苦相一致的阳性结果。患者对将他们的躯体不适与心理问题做任何联系都非常反感,很少主动到精神科就医。躯体形式障碍的症状可能涉及各个系统,多表现为各种各样的胀痛不适,但不能找到器质性损害,常伴有焦虑、抑郁情绪。

(6)恐惧症:是对某种物体或某种环境的一种无理性的、不适当的恐惧感。面对这种物体或环境时,患者就会产生一种极端的恐惧感,害怕自己无法逃脱,于是会千方百计地躲避这种环境。患者知道这种害怕是过分、不应该、不合理的,但这种认识仍不能防止恐惧发作。青年与老年发病者居多,女性更多见。恐惧症可分为3种类型:

①单纯性恐惧症:即对某特定环境或某特定物体恐惧,如畏高、畏乘电梯、怕蛇、怕虫等。②社交恐惧症:即对公众的注视或与他人交往感到一种毫无根据的恐惧,害怕自己的行为会带来羞辱。害怕被人注视,一旦发现别人注意自己就不自然、脸红、不敢抬头、不敢与人对视,甚至觉得无地自容,因而不愿社交。③广场恐惧症:是恐惧症中最常见的一种,约占恐惧症的60%。对公众场所的恐惧,让患者害怕离开自己熟悉的"安全的"地方,例如家里。患者主要怕自己无法实现自我控制,无力逃往安全的地方。

恐惧症的病因有生物学上的因素,即遗传性的性格脆弱、天生紧张而显神经质,这类人最易产生恐惧感;另一因素是无能力解决自身承受的精神压力。上述2种因素互相冲击,当某一阶段精神压力过大时,就可能诱发恐惧症的发生。引发恐惧症的因素还有强烈的不良心理刺激,如长期心理不平衡,心理矛盾、压抑,人际关系紧张,工作矛盾冲突,家境变迁等。

(7)人际关系敏感:相互往来是人的社会存在方式,这种相互往来的结果就形成了人与人之间心理上的关系和心理上的距离,即人际关系,或亲近或疏远或敌对,表现为情感上的相亲或相斥。人际关系是指人们在各种交往活动中体现出来的人与人之间比较稳定的方式。受距离的远近、交往的频率、态度的相似性及需要的互补性4个方面因素的影响。研究发现:"智慧""专门技术"和"经验"只占一个人成功因素的15%,其余85%取决于良好的人际关系。建立良好的人际关系是每个人的基本社会需要,也是个体适应环境、适应社会生活、担当一定社会角色、形成丰富健全的个性的基本途径。人际关系问题是社会心理学的重要研究对象,甚至有人提出社会心理学就是关于人际关系的心理学。人际关系敏感是指自卑、懊丧以及在人际关系中明显相处不好,主要表现是不能正确处理个人与社会的相互关系,在人群中感到不自在,与人相处时有着较强的戒备、怀疑和嫉妒心理,在人际关系上存在着种种困惑。

(二)不同群体医务人员心理状况的差异

1.性别差异

研究表明,肿瘤科医护人员的心理应激存在显著的性别差异,女性医护人员的心理应激显著高于男性。随着时代的发展,女性的社会地位和社会分工都发生了一些变化。女性面临着和男性同样的竞争环境,在家庭和工作2方面肩负重要责任,在有限的时间、精力下,更可能经历工作家庭冲突,带来更大的心理压力。同时可能由于女性在面临压力时感受性更强,因此女性在情感和压力的体验上都较男性强烈。一般来说病人对男性医生比较尊重,对护士和女性医生的态度比较冷淡甚至恶劣,病人的不信任和不尊重也能给女性医护人员带来更多的压力。

2.工作角色差异

我国医护比例失调问题严重,同时护理事业的发展对护理服务工作提出了更高的要求,如"以人为中心"的整体护理模式要求护士不仅要做好日常护理工作,还要做好病人的心理护理,同时还负责大量护理文件的书写、录入,大量医嘱的整理等工作,这些都导致了护士工作量的增加,工作负荷加重,工作压力增加。护理行业实行夜班制度,倒班不仅干扰了人体的正常生物节律,影响睡眠,而且也扰乱了社会活动和家庭生活,有研究证实,在上班工作期间,睡眠不足和睡眠节律紊乱与注意力不集中和反应时间的延长有密切关系,往往导致工作中出现差错的增加。从所从事的工作性质上讲,医生的工作更具有挑战性,可以在工作中体验到自我实现;从社会地位上来讲,医生具有更高的社会地位和认同度,通常将医疗过程的主体知觉为医生和患者之间的,而将护士知觉为协助者,并非重要角色。所以,在医院护士的社会的地位相对较低。此外,在薪酬的比例上,医生显著地高于护士,导致护士的工作满意度低于医生。由于各种原因,我国高等护理教育起步较晚,大多数护士学历偏低,再加上临床护士严重缺编,临床护士接受培训及学习深造的机会比医生少,晋升机会也不多。目前我国职称晋升用"指标"来控制,护士所占比例非常小,让大部分护理人员感到职称晋升困难重重,前途渺茫。综上所述,在医院护士的心理应激水平要远远高于医生。

3.年龄差异

研究表明,不同年龄阶段的肿瘤科医护人员在心理应激上存在一定差异。20～30岁年龄段的肿瘤科医护人员一般是参加工作时间不长的医护人员,工作学习压力大,在面对病人的治疗和护理时缺乏丰富的临床经验,需要不断学习和更新自己的知识和技能,对事业成功的渴望比较强烈,工作期望值高,工资及福利待遇较低,投入多回报少,人际关系的处理经验少。由于晚婚的原因,30岁以下的被试大多处于单身状态,外在因素如恋爱、婚姻尚需进一步巩固,经济上不断增长的生活需求等多方面的原因使他们很难保持一种平衡的生活态度。社会期望、职业和生活的压力使该阶段的医护人员面临相对高的心理压力。40岁以上的医护人员处于事业发展的平稳期,他们是医院的骨干力量,业务已较成熟,所掌握的知识和技能完全能应对工作的需要,因此感受到来自工作的压力较小。

4.学历差异

研究表明,不同学历的肿瘤科医护人员在心理应激上存在显著差异,在医护人员中研究生学历是较高的学历,学历层次提高的过程中,职称晋升的压力较小,知识经验和阅历在不断发展,对周围事物的看法能更客观地认知,个人价值的内心期望与现实能较好符合,所以工作的心理应激水平最低。而大专及以下、本科学历的医护人员要花费更多的时间接受继续教育,提高自身的学历,在面对科研、职称晋升时的压力比研究生学历的医护人员大。工作的忙乱、学习的压力使其个人价值的内心期望与现实产生了较大的反差,从而更易形成工作压力,大专及以下、本科学历的医护人员的任务压力显著高于研究生学历的医护人员。

5. 职称差异

研究表明,随着职称的升高,临床经验的积累,病人对其的认可度得到提高,对工作的满意度在升高,心理压力在递减。这可能与医护人员在医院工作岗位要求、自身发展要求相关。初级职称的医护人员一般工作时间短,工作学习压力大,需要不断积累临床经验,更新自己的医学专业知识和科研能力,在短时间要独立承担医疗任务,在肿瘤科密切接触剧烈疼痛濒死和死亡的病人对上班时间不长的医护人员来说心理刺激较大,病人对其认可度不是很高,多方面的原因导致初级职称医护人员的心理压力是最大的。但是中级职称医护人员的责任压力是最大的。临床医护人员担负着"健康所系、性命相托"的重大职责,中级职称医护人员是科里的专业技术骨干,承担较重的工作与教学任务,要负责病人的诊断、治疗和手术,肿瘤化疗和放疗方案的制订,每一个治疗方案,每一个手术操作,轻则关系到患者病情的缓解和康复,重则关系到病人的生命安全,任何疏忽与意外都可能会产生严重的后果。而高级职称医护人员在病人的诊断和治疗过程中主要起指导作用。肿瘤是一种特殊的病症,对病人造成的心理压力和情绪困扰会影响医护人员,在肿瘤治疗过程中要告知病人诊断结果和病情,担心病人的病情发生恶化,担心病人突然死亡,担心病人出现攻击行为和自伤行为,担心出现医疗事故。因此在肿瘤科中级职称医护人员的责任压力是最大的。

(三)应对的策略

1. 心理疏导及药物治疗

应对医务人员出现的抑郁症、焦虑症、恐惧症、偏执症、强迫倾向、躯体形式障碍、人际关系敏感等7个方面的心理障碍,在精神科医生的指导下进行合理的心理疏导及必要的药物治疗。

2. 重视自我调节

医务人员应具有较强的自我调节、自我控制能力,保持稳定的情绪。不要把工作及个人生活中的不愉快发泄到患者身上,这不仅是一种职业的道德要求,也是医务人员保持身心健康的一个重要的途径。医务人员必须重视自我调节,积极采取适合自己的放松技巧,正确面对心理压力,保持良好的心理状态。只有通过自我调节摆正心态才能缓解压力。

自我调节是除了轻松呼吸和放松肌肉方法以外的一种利用"自我"的有关感觉及轻松的意念来放松自己,达到减轻焦虑、缓解心理压力的方法,也是一种自我暗示疗法。医务人员必须学会改变引起压力的行为模式,避开压力源。对医护人员来讲,来自工作方面的压力很难通过回避的方式躲开,但是来自人与人之间的矛盾,个人生活当中的困难、上下班耗时过长等压力源可以通过采取一些必要的措施加以解除。避开烦恼,学会转移并释放压力。首先判断一下你能控制和不能控制的事情,然后把事情分开,归为2类,并列出清单。开始一天的工作时,首先为自己约定,不管是工作中的还是生活中的事情,只要是自己不能控制的就由它去,不要过多地考虑,给自己增添无谓的压力;其次,当出现烦恼时,可以分出一些时间给家庭、朋友等,适当地娱乐是处理压力的关键。也可以做一下体育运动,体育运动能使你很好地发泄,运动完之后你会感到很轻松,不知不觉间就可以把压力释放出去。进行心理健康的自我维护,对提高医务人员的整体健康水平是十分必要的。学会分散压力,千万不要认为你是唯一一个能够做好这项工作的人,否则就可能把所有工作都加到你的身上,工作强度大大增加了。从某种意义上讲,要学会厚脸皮,不要把受到的批评个人化,更不要把上级医生或主任批评的普遍问题硬往自己头上安,即使自己受到批评时,你也要把它当成是能够改进工作的建设性批评。从心理角度来说,人的情绪总有一种处于平衡状态的需求。当心理平衡时,心理健康状况较好的医护人员,角色扮演成功率高,人就会感到心情愉快,精力充沛,信心百倍,有较强的自我控制能力和耐受力;而当心理失调时,心理健康状况较差的医务人员,则情绪不稳定,喜怒无常,紧张、焦虑、忧郁、易与他人发生冲突。因此,医务人员的心理素质不仅对医患关系、人际关系有影响,对医疗技术的发挥也至关重要。作为医院的主管部门,应注意培养医务人员保持积极向上的愉悦心境的能力,注重培养医务人员对挫折的承受能力,指导医务人员合理地宣泄消极情绪、升华积极情感、创造良好的职业形象,注重培养医务人员在诊疗工作中严格按照规范调整自己的医疗行为。指导医务人员强化法律意识,加强自我防护。

3.加强医患沟通,培养良好的人际交往能力

良好的医患关系,不仅是医患双方所盼望的,而且也是社会安定团结和发展所需要的。人际沟通是一个双向的过程,医患双方加强心理沟通是建设和谐医患关系的主题,有效的人际沟通是建立良好人际关系的重要途径。其实,医患双方是有共同基础的,每一个医务人员都希望自己的患者尽快康复,这是他们的天职,而患者及其家属也更希望患者尽快痊愈。因此,医患关系的实质是一种特殊的人际关系。医务人员在工作实践中,要以良好的沟通化解医患冲突,要尽量多接触各类患者及其家属,了解他们的心理需要和个性特点,从而有针对性地对患者及其家属进行引导和疏导,通过实践来提高自身的人际交往能力。医务人员只有尊重、亲近、关心和了解患者,患者才会愿意和医务人员说知心话,建立一种互相信任的良好的医患关系。在相互尊重的前提下,探究有效的医患沟通方式,赋予其更新的含义和更深层次的理解,是构建和谐医患关系的必然要求。现代医学模式已从以医疗为中心转向以病人为中心。医患关系的形式从主动—被动型转为指导—参与型,这种新型的医患关系形式把医生与患者置于平等地位,要求医生在提供医疗服务的同时必须尊重患者,平等相待。只有确认这样的服务角色,才能架起医患之间沟通的桥梁。如果医患双方能够互相尊重、互相理解、有效沟通,医疗纠纷必然不会产生,和谐的医患关系也必然会建立起来。患者及家属要充分理解医疗工作的特殊性,由于医疗服务工作的复杂性、高风险性以及不确定性,任何治疗方案都不可能保证百分之百的准确,任何医生都不可能包治百病,所以患者对医务人员的技术水平和治疗效果要有一个合理的期望值。当治疗效果达不到满意的时候,患者要有充分的心理准备,不能只是一味地指责、谩骂甚至攻击医务人员。

医患之间的沟通艺术是处理好医患关系的一个重要手段。事实上,许多医疗纠纷是因为医务人员缺乏与患者或家属交往、沟通而引起的。服务态度好的医务人员,即使工作中出现一些差错,也会得到患者谅解,从而阻止了事态的进一步发展。要提高医务人员的"通情能力",站在患者的角度看问题,体验患者的情绪反应,即通常所说的"换位思考法"。当医护人员能运用"换位思考法"从患者的角度去分析、思考,就容易理解患者和家属,这样也容易帮助医护人员改变

自己原有的行为和观念,采取一些更容易让患者接受的方式、方法实施治疗,这样会大大地减少医患矛盾。在医患交往中,不仅需要医务人员换位思考,同时也需要患者及其家属学会换位思考,双方多替对方着想,体谅对方的难处与苦衷。医务人员不应该因为患方提出了与自己不同的观点而加以指责,患方也不应该因为医务人员没有完全满足自己的需要而妄加指责。如果医患双方宽容相待,都能以广阔的胸襟去包容对方的过失和错误,都能以宽容的心态去调整医患关系,那么许多医患冲突也许本来就不会发生了。即使发生了,解决起来恐怕也不会很困难。医务人员应加强沟通技巧的学习,沟通技巧是医务人员与患者交流所必需的一种重要能力,医务人员要加强人文知识特别是心理学知识的学习,提高自身的人文素养和人际交往的能力,并将所学知识尽快灵活应用于工作之中。与患者及同行之间进行良好的沟通,不仅可以减少人际冲突带来的压力,还可以为自己建立广泛的社会支持网络。

4.呼吁舆论

公正良好医患关系的形成,不仅有赖于医患双方的努力,同时也有赖于新闻媒体和社会其他各方面的共同努力。归属于服务行业的医院,既需要舆论的监督,更需要媒体客观公正的评说。要扩大对医疗行业的正面宣传,多宣传医疗成就及医务人员的先进业绩,说明医疗行业的特殊性,呼吁全社会理解医务人员。媒体从构建和谐社会的大局出发,弘扬主旋律,讴歌真善美,多多宣传无私奉献的白求恩式的医务工作者。媒体要在尊重事实和法律的基础上,以有利于缓解医患矛盾调整医患关系、增进医患理解为出发点和归宿,对医患纠纷与冲突进行全面、客观的报道,成为沟通医患心灵的桥梁。社会各方要团结一致,努力营造一个有利于和谐医患关系建设的良好的社会心理氛围。大家共同努力,为缓和医患矛盾、维护安定团结、促进大众的身心健康以及推进我国医疗卫生事业的发展贡献一份力量。

二、癌症患者家属及亲友的心理

癌症严重威胁着人类健康,癌症患者在经受身体上的痛苦之外,还经受着巨大的精神上的创伤。同时,患者的家庭及亲属也承受了难以解脱的压力。癌症患者家属及亲属都不可避免地要面对患者的医疗、护理等问题,其中最为严峻的是心理承受力的问题。患者病在身,家属及其亲属痛在心,癌症患者家属及其亲属承担着联系医院和安排患者住院期间生活的繁杂劳务;承担着漫长治疗过程中的坎坷和沉重的经济负担;承担着来自社会、家庭、自身工作和发展的压力;家属及其亲属承受着可能失去至亲的恐惧和伤痛;承担着更多的义务与责任,他们的心理压力之大是可想而知的。面对这些压力,多数家属及亲属会产生无助、无奈、恐惧、抑郁、焦虑等心理不适,这种心理不适如得不到及时疏导,会导致严重的心理问题。这不但有损家属及亲属的自身健康,还会影响癌症患者的情绪及治疗效果。因此,癌症患者家属及亲属的心理问题应该成为医护人员关注的焦点。

(一)癌症患者家属及亲属的心理状况

1.癌症诊断明确时家属及亲属的心理状态

(1)癌症诊断明确时家属及亲属的心理状况:在患者的诊断明确后,患者家属及亲属面对突如其来的打击可出现不安、惊慌、恐惧、紧张、难过、抑郁、忧虑、焦虑等心理改变。由于患者家属及亲属的年龄、性别、性格、经历、所受教育程度等不同,其心理状态大致可归纳为焦虑型、怀疑型、稳定型 3 种类型,各类型的反应各不相同。

①焦虑型:表现为不同程度的不安、紧张、焦急、忧虑、担心和恐惧,甚至表现为消极、易怒,此种情绪很容易感染患者。研究发现,女性家属较男性家属的焦虑发生率高。这是由于我国女性和男性虽然承担着同样的社会责任,但传统的观念对女性又有着特殊的要求,一旦家中有人生病她们或自愿或不得不承担照顾患者的重任。繁重的工作和生活,使她们在心理、生理上处于一个超负荷运转状态。又由于生理上的差异,女性较男性更易对痛苦进行预想,由自身预想而产生的痛苦可能会和事情真正发生后的痛苦一样强烈。另外,女性比男性在情感方面更为细腻,情绪波动明显,在受到与男性一样的刺激时,女性更易出现不安、恐惧、紧张,进而产生焦虑、抑郁。②怀疑型:家属及亲属不能面对现实,怀疑癌症诊断的准确性,抱有侥幸心理。为了不影响患者情绪,将自己的心理反应封闭起来,反复向医护人员了解患者的各种检查结果,幻想出现诊断错误。③稳定型:家属及亲属能够面对现实、承认现实,能够稳定自己的情绪,积极配合医护人员治疗,择机告知患者病情,与患者一起面对现实。此型患者家属及亲属所受到的心理影响相对较小。

(2)癌症诊断明确时家属及亲属的应对方式:由于癌症患者家属及亲属的心理状态、年龄、性别、职业、文化程度、接受能力等方面的不同,癌症诊断明确时家属及亲属的应对方式也有所不同。

①当家属及亲属被告知患者患癌时,部分家属及亲属十分震惊、担忧和恐惧,害怕被传染上癌症,或者怕癌症具有遗传性,害怕自己及家人也会患上癌症,并为此四方求医。到目前为止,癌症是否具有传染性尚无定论。在癌症的遗传方面,虽然已对某些家族性癌症进行了一些研究,但仍未明确是否所有癌症都具有遗传性。因为引起癌症的因素是多方面的,如精神心理因素、免疫功能、不良生活习惯、生活环境、污染等,所以,完全不必担心癌症遗传或被传染。如果家属及亲属在较长时期内处于紧张和恐惧中,可能会使自己的内分泌功能紊乱、免疫功能下降,对健康不利。②有部分患者家属及亲属不能面对现实,对诊断持怀疑态度,怀疑医院误诊。表现为烦躁、紧张、焦虑,四处求医,进行重复检查,以至于浪费了时间,丧失了治疗的宝贵时机。③不让医务人员告诉患者真实病情。知情权是患者的一项基本权利,但由于恶性肿瘤病情特殊,是让患者“知情”好,还是“不知情”好,有时难以抉择。在临床实践中,肿瘤患者家属及亲属多半采取对患者保密的方式,其理由是“知情”后患者思想负担重,难以承受,不利于治疗。因此,争取家属的支持与配合很重要。医务人员要多和家属及亲属沟通交流,让家属及亲属明白,知情权不仅有利于患者的康复,而且是患者的需要,也是法律的规定。事实上,当患者刚刚知道自己患癌症时,表现为消极的应对行为,呈无效性反应,其结果是焦虑、抑郁程度加重。通过健康教育促进癌症患者的适应性反应,有利于患者了解自己的病情,便于安排生活,配合治疗,表现为积极有效的应对行为,其结果是焦虑、抑郁程度显著减轻。而始终不知道自己病情的癌症患者,医务人员不能很好地对其实施干预措施以促进适应性反应,随着病程进展和治疗手段的实施而表现出明显的消极应对行为,其焦虑、抑郁程度呈不断加重的趋势,不利于患者的身心健康及治疗。④不相信现代科学,而相信一些报纸、杂志上吹嘘的能根治癌症的偏方、灵验药方,其结果是延误病情、丧失治疗时机。患者家属及亲属应能够正确面对现实,协助医务人员及时告知患者病情,并正确对待患者生活中的各种变化。

2.面对癌症患者的治疗方案,家属及亲属的心理状况

治疗期间患者家属及亲属的心理问题可出现在对疾病治疗方案的评估及选择上。目前,对癌症的治疗方法颇多,有手术、化疗、放疗、介入、基因等治疗方法,但仍以手术为主。因此,患者家属及亲属在治疗期间的心理问题是综合了手术、化疗、放疗及其他治疗方法的效果、副作用、治疗的费用、患者心理及身体承受能力、医院的技术力量、治疗后的护理、康复效果及其预后等多方面的担心。

3.发现癌症扩散或癌症复发时家属及亲属的心理状况

癌症扩散或癌症复发从某种意义上说意味着癌症已到晚期,意味着患者将面临死亡。这些患者大多为经历了手术、放疗和化疗等治疗之后病情反复者。癌症患者步入的临终期是一个比其他疾病的临终期更为痛苦与恐惧的过程,癌症患者逐渐感觉到治愈已经没有可能,他们表现出各种各样的精神和心理异常。精神心理异常主要表现为焦虑、抑郁和恐惧,尤其是对死亡的恐惧以及对其他不堪忍受的痛苦的恐惧。此时患者的躯体不适症状越来越多,各种主诉也越来越重。而患者家属及亲属所经受的苦难、精神和心理异常相应地也要大大超过其他疾病临终者的亲属。此期间患者精神和心理异常无处发泄,只能对家属及亲属百般挑剔,使家属及亲属无端受责怪,深感委屈,造成许多难以言表但又时刻存在的忧愁和苦恼。对此时的患者家属及亲属,医务人员应耐心聆听他们的诉说,体谅他们的心情。可专门提供一个让他们发泄的场所,任凭他们大声哭闹,释放内心的不满情绪,从而调整心态,继续做好陪护这个角色。当患者癌症扩散或复发时,患者家属及亲属的焦虑状态有所回升。原因在于患者经历了一系列艰难的治疗后,病情仍不断恶化,到了无法挽救的境地。当家属及亲属面临失去亲人的威胁时,会感到无助、难过、恐惧而使焦虑增强。此时家属及亲属已经身心疲惫,还要承受人财两空的巨大悲伤,家属大多心力交瘁。这时医务人员应针对患者家属及亲属的焦虑、抑郁心理给予疏导安抚,分散其注意力,减轻其焦虑、抑郁水平,为患者提供更好的亲情支持。医务人员还应当平静地向患者家属及亲属说明生老病死乃是自然规律,向他们提供更多的方便,让他们具有豁达的心境,引导患者家属及亲属走出悲伤。

4.患者去世家属及亲属的心理状况

一旦患者去世,医务人员应协助家属及亲属做好尸体料理工作,并尊重家属当地的习俗,尽可能满足其合理要求。癌症患者去世,对家属及亲属来讲是达到了悲哀的顶峰,会感到悲伤、痛苦、无助、恐惧,使焦虑、抑郁增加,其悲伤的过程将持续很长一段时间。一般来讲,患者去世后,其家属及亲属经历悲伤痛苦的时间达2周左右;通常在失去亲人2~4周内家属及亲属处于分离、焦虑及怀念死去亲人的情感反应期;而后在失去亲人5~9个月内家属及亲属处于消极、麻木的情感中;家属正视现实,振作起来,重建生活的信心,往往发生在失去亲人1年以后。因此,医务人员连同患者单位领导、亲属等通过家庭访视,向患者家属提供社会心理支持,这对肿瘤患者家属情感功能、认知功能、社会功能以及整体健康状况的提高都有现实意义。

(二)造成患者家属及亲属心理异常的因素

1.与年龄有关

照顾患者的家属及亲属多数是中年人,而中年人所受到的事业、经济、家庭等各方面的冲击比较集中,易发生心理冲突。

2.与癌症的不同时期病情有关

研究结果表明,患者不同时期的病情对家属造成很大的压力,癌症患者家属及亲属的心理压力显著高于一般疾病的患者家属。家属及亲属是癌症患者的最亲近者,也是患者力量的源泉和强大的精神支柱,家属及亲属所能起到的作用在某些方面是任何人取代不了的。癌症患者家属及亲属在护理癌症患者时的任务是繁重和艰苦的。有时患者因为心境不好,尤其是在癌症晚期,往往会因一点小事,无端指责家属及其亲属照顾不周,会对家属及其亲属发脾气。家属及亲属应该理解患者的做法,如果顶撞和反驳患者,只能是火上浇油,不利于癌症患者的身心健康和治疗。

3.与医疗费用有关

癌症的治疗是一个长期的过程,其医疗费用十分昂贵。随着我国医疗卫生改革的启动,患者家属及亲属对经济的关注日益突显。家属及亲属更倾向于将有限的费用投入到能有效治疗癌症、能提高患者生活质量或延长生命等方面。医疗费用作为家庭的一项重大的计划外开支,使家属承受着很大的经济压力,容易产生心理压力。

4.负荷工作有关

调查发现,多数患者需要亲友陪护,癌症晚期患者更需要家人 24 小时照顾,多数家属及亲属长期处于超负荷工作状态,身体健康状况逐渐下降,造成情绪波动及不良心理的发生。

5.与家属或家中其他成员、亲友的相互关系有关

当家庭中某一个成员得了癌症,无论是患者本人还是家中其他成员、成员间的彼此关系或相处方式、整个家庭系统及其功能均直接或间接地受到影响。也就是说,整个家庭原来的生活方式均被打乱,全部的精力均放在癌症患者身上,家中所有的运作都是在为此人生存或维持其家庭功能而努力。面对癌症患者,他们立即重新安排平日在家中的工作及职责,改变了原来互动的方式。这种压力情境造成了心理内环境的失衡,并激发了与之相联系的基本的和本能的需求。这些需求如果得到满足则能减轻压力,保持心理健康,当个体在这些方面中的一个或几个需求没有得到满足或可提供补充和支持的资源不够时,那么压力情境就变成危机情境。

6.与医院的设备、管理、医疗及护理水平有关

由于癌症患者的性别、年龄、社会背景、文化层次、经济状况、所患肿瘤恶性程度以及求生欲望的不同等,癌症患者及其家属对医院的设备、管理、医疗及护理水平的要求也有所不同。这些要求包括:①期盼医院具有先进的设备及理想的管理水平;②期盼得到医护人员尽最大能力的及时治疗;③期盼延长生命;④期盼减轻疼痛;⑤期盼得到目前最先进技术的治疗;⑥期盼家属陪伴;⑦期盼有一个安静舒适的环境;⑧期盼减少化疗药物的不良反应;⑨期盼受到人格的尊重。一旦上述要求达不到满意,癌症患者及家属易产生情绪波动及不良心理,也易引起医疗纠纷。因此,医院和病房内应努力营造一种充满人情味的,以关心、尊重患者,以患者利益和需要为中心的人文环境。

(三)应对患者家属及亲属进行适度的心理干预

在一个家庭系统中,各个成员作为整体的一部分是相互关联、相互影响的,因而在发生生活事件或处理健康问题时,成员之间的情绪也是相互影响的。家属及亲属是患者最重要的看护者和社会支持来源。家属及亲属对患者精神上的支持和鼓励,对患者的治疗效果和疾病的转归常常起着重要作用。患者家属及亲属良好的心理状况和行为表现,对稳定患者情绪,使其配合治疗,从而提高疗效,延长生命,起着积极的作用。医务人员应及时了解患者家属及亲属的内心变化,及时对家属及亲属进行合适的心理干预,让家属及亲属能始终保持较好的心态,时刻做好协助治疗的角色,使患者安心接受治疗,让患者感受到平静和温暖。

(1)学习与压力有关的健康知识,提高认知水平,增强信心,降低心理压力。癌症患者的家属及亲属在社会支持中发挥着不可替代的作用,但因受癌症的打击及其他因素的影响,患者家属及亲属常常不知道他们能发挥什么作用,不知道怎样给患者提供支持。为了使患者家属及亲属消除恐惧心理,正确认识家庭成员所患癌症的诊断、治疗、预后,学会有效地向癌症患者提供支持,与患者相互鼓励,共同分担心身痛苦,提高生活质量,对患者家属及亲属实施癌症健康教育是十分必要的。

(2)建立心理支持系统,合理宣泄消极情绪,提高心理调适能力。对存在焦虑、恐惧心理的患者家属及亲属,医务人员主要通过交谈了解其产生焦虑、恐惧的原因,通过解释、鼓励和安慰,使其察觉到其痛苦是一种没有明确对象及具体内容的恐惧不安。还可通过放松训练、发泄疗法等减轻家属及亲属的精神负担,消除焦虑和恐惧心理。

(3)对患者家属及亲属进行应对指导,使其能够适时释放压力。医务人员应帮助癌症患者家属及亲属认识家庭成员相互间应承担的义务及责任,帮助患者家属及亲属增强心理适应能力,控制和调整好自己的心态,能认识和表达个人的情感;教给他们疾病护理的知识和技巧等,以提高其应对能力,减轻情绪反应,适应与患者共同生活的新感受。

(4)教家属及亲属有效调节情绪的方法,减轻心理压力。运用积极的自我交谈和积极的心理暗示等方法,使患者家属及亲属积极地应对压力,自觉地从认知角度改变压力对身心的影响。对存在抑郁心理的患者家属及亲属,可采用疏导的方法,引导其讲出内心的苦闷,然后给予鼓励和支持,提高其信心。并通过反复教育和认知重建,使家属及亲属对癌症有比较正确的认识,驱除"癌症不可治"观念,帮助家属及亲属树立正确的态度对待患者的疾病,做好陪护工作。医务人员要善于引导患者、家属及亲属正确对待癌症,树立癌症是可防可治的信念。

(5)应对癌症患者家属知情同意权和自主选择治疗方式的权利给予尊重。在临床工作中,应尊重家属的意愿,了解家属对告知患者实情的顾虑,协助家属做好保护性医疗,并对家属给予更多的心理关怀和支持。根据患者的心理承受能力、家庭背景、文化程度,一方面鼓励家属将诊断和病情分阶段地告诉患者,以减轻家属的压力;另一方面使患者自己了解自身的病情,可使患者正确面对癌症,更好地配合治疗和护理,与家属一起系统地安排工作、生活、治疗、医疗费用等。

(6)鼓励家属及亲属陪伴患者适当进行活动,如散步、听音乐、看书、分散对不良反应的注意力等。病情许可时,做点有益的事情,使患者感受到生命的价值,提高生存的信心。

(四)尽力寻求和获得社会支持

癌症患者不同于其他疾病患者,需要经过一个较长的治疗过程,在这个过程中,还需要社会的关怀。社会支持可以降低癌症患者及其家属的负性心理反应。努力为患者及其家属创造充满亲情的社会环境,使其得到更多的家庭、社会和亲朋好友的支持,这对维持患者及其家属的最佳心理及身体健康状态有着十分重要的作用。在这样的环境中,患者及其家属能够体会到大家庭的温暖,相互鼓励,从而增强了战胜疾病的信心。使患者及其家属克服心理障碍,保持良好的心理状态,对患者的身心健康及治疗能够起到非常好的作用。

第十九章　肿瘤心身治疗中的 MDT 模式

肿瘤治疗的复杂性，往往使其在治疗中需要多学科的参与及协作，如肿瘤外科、内科、放疗科、介入科等。目前，多学科协作诊疗（MDT）已经成为恶性肿瘤治疗模式的首选，通过多学科的临床讨论，提出系统的诊治方案，实现准确诊断与科学施治。消除了因单个学科专业局限性导致的治疗方法片面性。

MDT 不是一种药，也不是某种治疗手段或医疗设备，MDT 究竟是什么？要解答这个问题，首先必须回到 MDT 概念诞生的地方——M. D. 安德森癌症中心（MD Anderson Cancer Center）。M. D. 安德森癌症中心是一家位于美国休斯敦的肿瘤专科医院，也是世界公认的最权威的肿瘤医院。1941 年建院之初，这家医院就很重视肿瘤病例讨论会（tumor board conference），医院强调各学科、各亚专业之间的协作，到了 1997 年，MDT 概念和模式得以明确和完善。在 M. D. 安德森癌症中心，所有的器官组织系统都有 MDT。每个 MDT 组由包括肿瘤内科、肿瘤外科、肿瘤病理、肿瘤影像、肿瘤放射、肿瘤遗传咨询、肿瘤护理、肿瘤临终关怀等专业人员参加。一般每个 MDT 组每周进行 1 次讨论会，每次讨论 5~8 个病例，大约 1~1.5 小时。参会人员对每个病例的病理诊断、影像学特征、临床现状及家族史、外科手术指征、放化疗的利弊等做全面的评估，在此基础上医生们达成治疗的共识，即先采用什么治疗方式，后采用什么治疗方法，或不应该采用何种方式，为病人提供"一站式"服务。在采用具体治疗方案之前，相关医生还需与病人沟通提供细致的咨询服务并要得到病人的确认。

21 世纪初，信息技术的发展给 MDT 提供了技术上的基础，M. D. 安德森率先应用电子病历及信息化医学将 MDT 推入全新的时代。利用信息化医学综合公共平台，各亚专科医生随时随地可了解病人的全部医疗资料，包括病历、用药、实验室结果、病理报告、影像图片、手术过程、内镜图像、遗传咨询报告等。M. D. 安德森在 MDT 上积累了丰富的经验，其他医院纷纷前往学习，这一模式逐渐被各国医疗界同行效仿。

MDT（multidisciplinary team）多学科协作诊疗是指 2 个以上相关学科（包括外科、内科、放疗科、影像科、病理科、介入科等）组成固定的工作组，针对某种疾病进行定期、定时的临床讨论会，以提出更好的临床治疗方案为主要任务，从而避免过度诊疗和误诊误治，使病人受益最大化，同时也节约医疗资源。MDT 是一种综合诊疗模式，这种模式利用现有治疗手段为患者选择最合适的治疗方案，起着明诊断、定方向、细方案的重要作用。肿瘤的 MDT，即由来自外科、肿瘤内科、放疗科、影像科、病理科、心理科等科室专家加上护理人员组成工作组，针对某一肿瘤类型，通过会诊形式，提出适合患者的最佳治疗方案，继而由相关学科单独或多学科联合执行该治疗方案。尤其肿瘤也是心身疾病，在肿瘤患者中，存在患病后的心理变化；患者在患病之前及患病后的心理状态也是必须要重视，这也会直接影响肿瘤的治疗进展，所以肿瘤的 MDT 模式中,需要心理科医师的协作、支持。

国际上肿瘤患者的治疗,MDT 一直扮演着多学科协作先行者的角色,从而保证高质量的诊治建议和最佳的治疗计划,为肿瘤患者提供全方位个体化的诊疗。

美国肿瘤 MDT 对美国肿瘤患者做出了巨大的贡献,美国是全球肿瘤患者五年生存率最高的区域之一,患者五年生存率高达 80%。2012 年美国临床肿瘤学会的年会主题是"合作战胜癌症",认为恶性肿瘤的多学科综合诊断与治疗是永恒的主旋律。美国国家综合癌症网络(NCCN)根据 SCI 最新报道成果更新的肿瘤诊治指南中,MDT 已经成为多数肿瘤治疗模式的首选。

2000—2010 年的欧洲,法国、英国、德国等医疗中心相对集中的国家,MDT 模式已经成为医院医疗体系的重要组成部分,其中英国最规范高效,已经建立 MDT 国家质量标准,2000 年将MDT 写入国家癌症计划政策,要求所有的癌症患者在确诊为恶性肿瘤后都要求由专家团队进行正式评审确定治疗方案。2010 年英国有 1500 多个会诊组。

在中国,2007 年个别医院在单病种癌症诊疗中心实施多学科联合会诊,我国卫生部也在2010 年开始组建全国肿瘤规范化诊疗委员会,推出肿瘤诊疗规范,提倡恶性肿瘤患者应采用多学科综合治疗模式。越来越多的三甲医院逐渐开展多学科联合会诊,尝试为疑难重症患者提供综合会诊。MDT 解决了肿瘤治疗中的"盲人摸象"困局,这种新的治疗模式,建立起外科、内科、放疗科、病理科、影像科等相关学科的有效沟通,对病例进行多学科讨论,为患者制订最"合适"的治疗方案。2015 年 12 月 25 日海口召开的中国抗癌协会肿瘤医院(研究所)管理专业委员会二届五次会议暨肿瘤医院院长论坛上得出结论——多学科专家联合会诊(MDT)是肿瘤治疗的"最佳途径",更是美国、英国、法国、德国等国家近 20 年的肿瘤治疗实践经验总结。

近 10 年来,国内各大医院权威专家也组织了成熟的 MDT 团队,其中许多已经非常成熟,包括:季加孚教授领导的北大肿瘤医院胃癌组,沈琳教授领导的北大肿瘤医院胃肠肿瘤组,协和医院胰腺肿瘤多学科会诊,邵逸夫医院肿瘤多学科会诊,瑞金医院胃肠肿瘤多学科会诊。

MDT 的目的是在多学科讨论论证的基础上为病人提供一个最有效、副作用最小、生活质量最好的个性化医疗方案。MDT 的目的不是给医生带来高收入,而是给患者带来高生存率。在 MDT 中,每个亚专科医生的话语权都是平等的,但针对每个病人因为其临床病例特征及侧重点不同,某一个或两个亚专科的医生会对某一个病人的医疗方案有更大的影响。MDT 是实现有计划地、合理地应用现有治疗手段进行肿瘤个体化综合治疗的组织保障。

MDT 最重要的 2 个原则,一是多学科综合协作,二是规范化治疗。

MDT 在肿瘤治疗中的主要任务:①明确诊断和鉴别诊断。②制订个体化的、最佳的综合治疗方案和流程,并动态评估疗效和不良作用,适时调整治疗方案,包括必要时终止治疗等。③基于患者的支持性护理,需要完善患者护理方案。

MDT 的工作流程:①主管医师:可以是实习医师、住院医师、进修医师、研究生等汇报病例、提出 MDT 讨论的目的。②上级医师:可以是主治医师、副主任医师等补充,提出治疗的见解和困难。③影像科医师等:讲解影像及其他辅助检查结果。④术者或第一助手:介绍术中所见。⑤病理科医师:提供相关的病理诊断、必要的分子和标记物检测结果以及相关知识介绍。⑥多学科医师:基于现有的医学证据和经验,发表各自的诊治意见,进行充分的讨论。⑦主持人总结：包括诊断、治疗方案的制订、下一步接诊科室、预估治疗效果、提出下一步提请 MDT 的节点等。⑧记录人员：打印出书面会诊意见，包括简单的病历、诊断（诊断不明确者给出明确诊断的建议）、治疗方案（包括主管科室或医师）、注意事项、下次随诊时间等，一式三份，由主要参与科室副高级及以上人员签字后分别交患者、上报医务处和病历留存。

MDT 为肿瘤患者带来的好处：

1. MDT 诊疗模式针对性制订最佳治疗方案

传统看病，都是患者到院挂号然后选择医生，是"病人围着医生转"。而 MDT 诊疗模式却是"医生围着病人转"。肿瘤患者一旦进入 MDT 诊疗模式，他面对的就不仅仅是一个接诊医生，而是多个顶级专家组成的"智囊团队"，包含其所患疾病可能涉及的内科、外科、放化疗专科、影像科、病理科等专科。专家团队共同制订科学、合理、规范化、个体化的诊疗方案，最大限度减少了误诊误治。

2. 增强患者战胜疾病的信心，提高患者对治疗方案的依从性

传统治疗模式中，往往因多次转诊、反复检查以及各个专家解释的差异，引发患者对治疗方案的不信任。MDT 诊疗模式，多位专家共同制订的合理治疗方案，可以增强患者战胜疾病的信心，稳定的情绪能提高患者对治疗方案的依从性，主动配合治疗，有利于疾病的转归。同时，明确的治疗方案也为临床护理工作指明了方向。

3. MDT 诊疗模式缩短患者治疗等待时间，改善预后

传统诊疗模式中，肿瘤患者从诊断到治疗可能经历多个科室，每到一个科室又要重新制订适合本科室的治疗方案。比如患者确诊肿瘤并在外科完成手术后，下一步才会考虑化疗还是放疗，而后转到相应科室重新制订治疗方案，无形中增加了时间成本和人力成本。而在 MDT 模式中，患者会在治疗前得到外科、化疗科、放疗科、病理科、介入科、影像科的医生做出的综合评估，确定是做手术前化疗或者放化疗结合，还是手术后进行放疗或化疗，并且制订出放化疗具体方案，术后直接在手术科室进行治疗，无须转科。最终患者得到的是连续的治疗，减少了等待时间。

MDT 模式从始至终采用正确合理的治疗方案，避免了患者从一种治疗方案转向另一方案的过程，抓住了最佳治疗时机，从而大大提高了预后。

4. MDT 诊疗模式显著减少患者治疗费用

传统诊疗模式中，患者难以获得综合性的治疗方案。面对多科医生不同的意见，多数患者都无所适从，在不同科室之间反复检查、重复治疗，浪费了大量的时间成本并产生了很多不必要的费用支出。而 MDT 诊疗模式能制订出的最佳治疗方案，精确掌握患者病情可能的进展方向，在最合适的时机采用最佳治疗手段，除了通过减少治疗等待时间节省费用外，更避免了重复检查、重复治疗给患者家庭带来的经济负担。

通过 MDT，可以有效提高肿瘤患者的生存率，减少患者等候、治疗时间，降低费用，改善晚期肿瘤患者的生存质量。现在，很多常见肿瘤治愈率的提高，多数是通过多学科诊疗实现的，其中最主要的有乳腺癌、大肠癌、胃癌、肺癌、卵巢癌、肾癌、淋巴瘤、骨及软组织肉瘤等。

通过 MDT 诊疗模式的不断深入推进，为患者制订出了一系列既系统化、标准化，又具有个性化的诊疗方案，提供了更加精细、精准、规范和专业的医疗服务。MTD 模式在肿瘤医院推

行,从治疗效果、患者就医感受、促进学科发展上都已体现出明显效果。当然,在肿瘤 MTD 的推广应用中,仍需要不断地探索,如 MDT 的制度及规范化管理,以及探索适应信息化时代发展新的 MDT 模式。如以现行完善的 MTD 模式作为基础,结合互联网、5G、AI 技术和大数据等打造病历数据采集、影像、检验、病理、远程会诊、手术演示和远程学习等为一体的互联网医联体云平台,提供远程会诊、联合门诊、移动查房和教学培训等远程服务;融入便捷的移动医疗,使云平台成为能够支持多人、多终端(PC、手机、PAD 等)融合和多场景应用的远程医疗平台;可前移到诊室、患者床前、移动手机端的在线会诊、多人多学科会诊和随时随地移动会诊,方便不同医疗机构间会诊业务的开展。使 MDT 在信息化的时代中,肿瘤患者有更多的获益。

参考文献

[1]郑全辉.肿瘤免疫学进展[M].上海:上海交通大学出版社,2018,

[2]曹雪涛,姚智,熊思东,等.医学免疫学[M].北京:人民卫生出版社,2018.

[3]唐丽丽.中国肿瘤心理治疗指南[M].北京:人民卫生出版社,2016.

[4]中国抗癌协会肿瘤心理学专业委员会.中国肿瘤心理治疗指南[M].北京:人民卫生出版社,2016.

[5]李凌江,马辛.中国抑郁障碍防治指南[M].第2版.北京:中华医学电子音像出版社,2015.

[6]沈雁英.肿瘤心理学[M].北京:人民卫生出版社,2010.

[7]姚树桥.医学心理学[M].北京:人民卫生出版社,2008.

[8]黄丽,罗建.肿瘤心理治疗学[M].北京:人民卫生出版社,2000.

[9]徐俊冕,季建林.认知心理治疗[M].贵阳:贵州教育出版社,1999.

[10]成敬,程自立,王高华.女性生殖器官恶性肿瘤心身相关研究进展[J].中国心理卫生杂志,2001(03):174-175.

[11]王晶,李桂香,叶兰仙.心理干预对恶性肿瘤疗效影响的研究进展[J].西北国防医学杂志,2018,39(08):550-555.

[12]毛晓红,李玉红,李雅婷,等.心理调节及应激干预护理模式对恶性肿瘤患者心理状态及其远期预后的影响[J].辽宁中医杂志,2013,40(05):1002-1003.

[13]顾晓雯,崔磊,江建芹,等.CT灌注成像评估肺癌疗效的研究进展[J].中华放射学杂志,2016,50(10):804-806.

[14]付修威,陈元园,倪红艳.基于不同模型的多种新型MR扩散成像的原理与临床应用[J].中华放射学杂志,2017,51(11):883-886.

[15]陈永晔,张恩龙,张家慧,等.磁共振功能成像在肿瘤放化疗疗效评价中的应用进展[J].磁共振成像,2019,10(03):218-222.

[16]中华医学会放射学分会腹部学组.肝胆特异性MRI对比剂钆塞酸二钠临床应用专家共识[J].中华放射学杂志,2016,50(9):641-646.

[17]梁长虹,田捷,孙应实,等.积极开展影像组学研究,推进影像组学的发展和临床转化[J].中华放射学杂志,2017,51(12):897-898.

[18]王敏,宋彬,黄子星,等.大数据时代的精准影像医学:放射组学[J].中国普外基础与临床杂志,2016,23(6):752-755.

[19]何毅,唐丽丽.癌症患者谵妄:评估与管理[J].医学与哲学,2017,38(14):59-62.

[20]曾一琼,马莉,赖静.三级联合护理干预对农村老年COPD患者在家庭康复中的认知与心

理健康研究[J].护理管理杂志,2019,19(06):424-428.

[21]王进松,刘晓君,侯宜坦,等.高龄老年人心理健康状况及影响因素[J].中华疾病控制杂志,
    2019,23(03):308-312.

[22]林兆淑.个性化心理护理对晚期肺癌患者心理健康的影响分析[J].临床医药文献电子杂
    志,2019,6(14):98.

[23]何燕玲,庄文旭.全科心理健康服务能力建设内容建议[J].中华全科医师杂志,2019,(02):
    114-116.

[24]梁美珊,谭红梅,常后婵,等.单孔胸腔镜肺癌根治手术的围手术期护理[J].广东医学,
    2013,34(24):3835-3836.

[25]汪春雨,汪志美,王秋临,等.心理干预对肺癌晚期患者负性情绪及生活质量影响分析[J].
    现代中西医结合杂志,2013,22(33):3750-3751.

[26]王莉,李益民.我国癌症患者延续性护理研究现状的文献计量学分析[J].护理与康复,
    2018,17(07):26-30.

[27]钟小华,宋金美.延续性护理对肺癌术后出院患者生活质量及治疗依从性的影响[J].重庆
    医学,2020,49(05):746-749.

[28]曹燕华,侯黎莉,李玉梅,等.商调音乐对肺癌患者化疗期间睡眠状况的影响[J].上海护理,
    2015,15(06):26-29.

[29]余怡,许青.音乐疗法治疗癌痛应用进展概述[J].现代肿瘤医学,2016,24(22):3667-3669.

[30]谢娟.音乐治疗在晚期乳腺癌化疗中的应用效果观察[J].当代护士(学术版),2006(05):
    76-77.

[31]朱渊,刘晓芯,陈娟,等.放松训练对肺癌患者围手术期康复的效果[J].中华护理杂志,
    2013,48(05):465-467.

[32]张萍,赵云,孟爱凤,等.恶性肿瘤患者营养不良与心理痛苦的现状及其相关性[J].中国医
    药导报,2020,17(27):70-73.

[33]应丽美,陈芳芳,陈艺丹,等.国内肿瘤患者的营养风险及营养不良研究现状分析[J].肿瘤
    代谢与营养电子杂志,2017,4(2):226-231.

[34]毕研霞,洪忠新,张立红,等.肿瘤化疗患者营养风险评估及影响因素分析[J].中国食物与
    营养,2018,24(003):66-70.

[35]于康,周晓容,郭亚芳.恶性肿瘤住院患者营养风险和营养不足发生率及营养支持应用状况
    调查[J].肿瘤学杂志,2011,17(006):408-411.

[36]杨永,王笑民,许炜茹,等.肿瘤康复的研究进展[J].医学综述,2018,24(07):1324-1328.

[37]鄢薇,卢宏达,王纯.恶性肿瘤患者的心理状态与康复对策[J].中国老年学杂志,2013,33
    (07):1649-1650.

[38]赵晓翠,许成琼.癌症患者心理问题与心理护理机制的探讨[J].中国实用护理杂志,2013,
    29(26):66-68.

[39]丁娜,胡成文,陶艳,等.恶性肿瘤患者死亡焦虑与焦虑、抑郁的相关性研究[J].医学与哲学
    (B),2015,36(09):78-81.

[40]张文颖,姜斌.癌痛发生机制的研究进展[J].现代肿瘤医学,2019,27(10):1845-1848.

[41]贾晓琴,杨芳,孙玉倩,等.乳腺癌住院患者自我管理效能感和心理弹性对创伤后应激障碍发生的影响[J].中华行为医学与脑科学杂志,2016,25(04):323-327.

[42]黎银焕,周燕斌.肿瘤相关睡眠障碍的研究现状[J].国际内科学杂志,2009,36(06):337-342.

[43]龚湖萍,魏清风,周振萍,等.头颈癌术后患者自我形象现状及其与社会支持应对方式的相关研究[J].重庆医学,2018,47(28):3639-3642.

[44]赵茹,乔群,岳颖,等.乳腺癌术后乳房缺损患者的心理调查[J].中华整形外科杂志,2003(04):53-55.

[45]郑晓娜,杨晓玲,欧志修.乳腺癌改良根治术后患者病耻感的调查研究[J].中国医学创新,2014,11(27):69-71.

[46]徐芳芳,于卫华,王胜琴.肠造口患者病耻感与生活质量的相关性[J].中国心理卫生杂志,2016,30(02):97-101.

[47]于媛,刘均娥.肺癌患者病耻感的研究进展[J].中华护理杂志,2014,49(11):1386-1390.

[48]史健,袁梦.肿瘤患者精神心理障碍及其评估[J].中国临床保健杂志,2016,19(05):451-455.

[49]傅伟伟,柳善刚.晚期恶性肿瘤患者心理痛苦的相关因素研究[J].实用临床护理学电子杂志,2018,3(41):45+48.